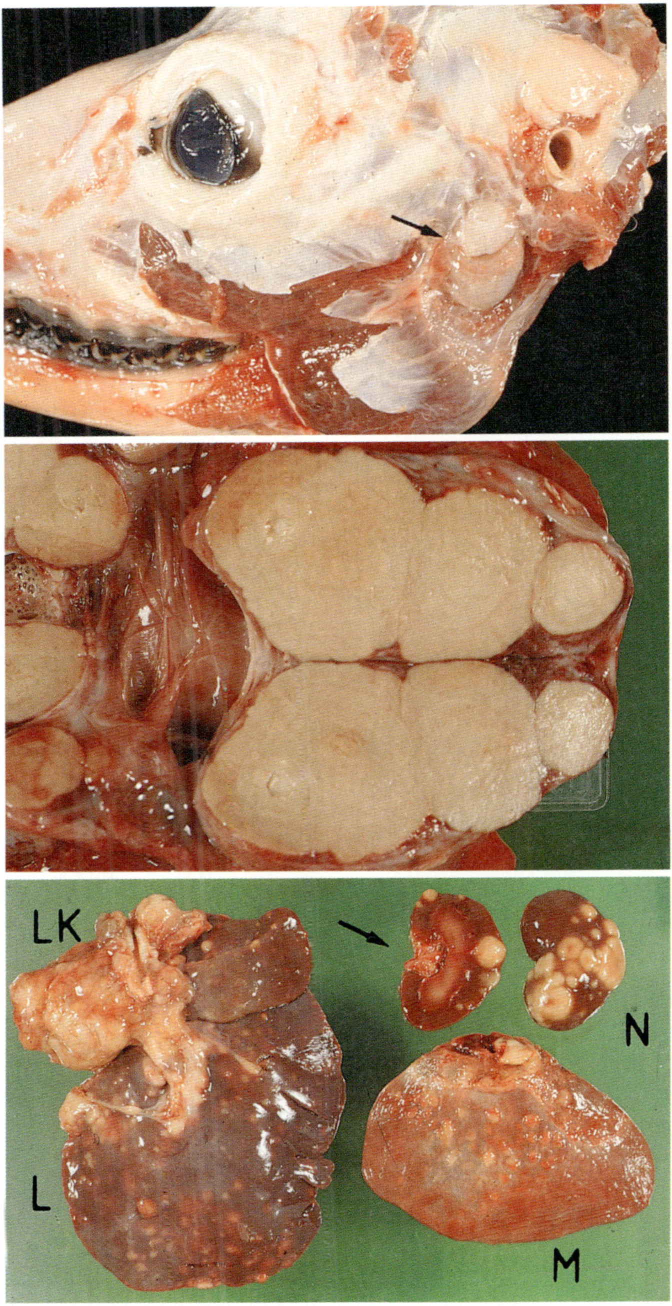

LK
N
L
M

Vorwort

Die Artikelserie »Wildbrethygiene« in der Jagdzeitschrift »Die Pirsch« ist von der Jägerschaft, aber auch von vielen Tierärzten begrüßt worden. Sie wurde als ein praxisnaher Beitrag zur Fleischuntersuchung am erlegten Wild geschätzt. Schon wiederholt während, noch mehr aber nach Auslaufen der Serie wurde der Wunsch nach einer zusammenfassenden Darstellung geäußert. Das erforderte allerdings eine anders geartete Konzeption und die Ergänzung bestimmter, in den Zeitschriftenartikeln nicht berücksichtigter Themenbereiche. Dankenswerterweise fand die Idee einer Buchausgabe im Verlag ein positives Echo, so daß der thematisch bunt gewürfelten Serie nunmehr eine systematisch geordnete Sammlung folgen kann.

Mit diesem Buch wird dem Jäger und dem in der Fleischbeschau tätigen »amtlichen« Tierarzt erstmals ein reich bebildertes Nachschlagewerk über krankhafte Veränderungen an Tierkörper und Organen des Wildes an die Hand gegeben. Das Ziel ist eine Hilfestellung beim Erkennen zahlreicher Abnormitäten und bei der Beurteilung, wie in diesen Fällen die gesetzlichen Vorschriften anzuwenden sind. Im übrigen soll das Buch nicht die Werke über Wildtierkrankheiten ersetzen, sondern stellt ausschließlich eine Ergänzung aus der Sicht der pathologischen Anatomie dar. Zur Orientierung über die derzeit im Handel erhältliche Literatur über Wildtierkrankheiten ist deshalb im Anhang eine entsprechende Liste eingefügt.

Von besonderem Vorteil ist die Wiedergabe der farbigen Fotografien, wodurch die Aussagekraft gegenüber dem schwarzweißen Abdruck bedeutend erhöht wird. Die Vorlagen sind der Bildsammlung des Münchener Instituts für Tierpathologie entnommen, zu der im Laufe vieler Jahre außer dem Autor zahlreiche weitere wissenschaftliche Mitarbeiter ihren Beitrag geleistet haben.

Problematisch erschien die Entscheidung, welche Diktion für die textliche Gestaltung gewählt werden soll. Nachdem der Inhalt außer den Jägern mit ihrer ältesten deutschen Kultursprache auch interessierten Nichtjägern verständlich sein sollte, fiel die Entscheidung letztlich

zugunsten der allgemein verständlichen hochdeutschen Umgangssprache. Andererseits werden Tierärzte die gewohnte medizinische Terminologie weitgehend vermissen, die nur dort ergänzend eingefügt worden ist, wo definierte Begriffe unumgänglich erschienen.

Die pathologisch-anatomischen Befunde sind in zahlreichen Fällen durch die Untersuchungsergebnisse aus anderen Instituten der Tierärztlichen Fakultät der Ludwig-Maximilians-Universität zu München ergänzt worden. Zu erwähnen sind das *Institut für Medizinische Mikrobiologie, Infektions- und Seuchenlehre*, in dem virologische, bakteriologische und mykologische Untersuchungen durchgeführt wurden, das *Institut für Vergleichende Tropenmedizin und Parasitologie*, von dem die parasitologischen Befunde stammen, und das *Institut für Pharmakologie, Toxikologie und Pharmazie*, wo fragliche Vergiftungsfälle untersucht wurden. Den Leitern dieser Institute und ihren Mitarbeitern gebührt hierfür großer Dank! Zu danken ist auch allen Jägern, die mit ihrer Materialeinsendung zu der Vielfalt der hier dargestellten krankhaften Veränderungen beigetragen haben.

Weiterhin möchte ich besonders herzlich dem Leiter des Instituts für Tierpathologie, Herrn Prof. Dr. *Walter Hermanns*, danken, der die Mühe nicht gescheut hat, das Manuskript durchzusehen und wertvolle Hinweise und Anregungen zu geben. Hochgeschätzten fachkundigen Rat erhielt ich auch von Herrn Prof. Dr. *Andreas Stolle* vom Institut für Hygiene und Technologie der Lebensmittel tierischen Ursprungs für die Darstellung der gesetzlichen Vorschriften, und von Herrn Prof. Dr. *Helmut Waibl* vom Anatomischen Institut der Tierärztlichen Hochschule Hannover für die anatomischen Textteile, wofür ich den Herren sehr dankbar bin.

Schließlich danke ich den Mitgliedern des Redaktions-Stabes im Verlag, die meine Idee von einem Atlas krankhafter Veränderungen an Wildtierorganen aufgegriffen und dafür als äußere Gestaltung die vorliegende praxisgerechte Form vorgeschlagen haben. Für die hohe Abbildungsqualität, die sehr gut gelungenen Grafiken und die gesamte verlegerische Betreuung bin ich zu besonderem Dank verpflichtet.

München, im Mai 1995 — Dr. Odward Geisel

Gesetzliche Vorschriften für die Wildbrethygiene

Für welche Tierarten gelten Fleischhygiene-Gesetz und Fleischhygiene-Verordnung?

Seit 1980 beziehen die Gesetze und Verordnungen für die Schlachttier- und Fleischuntersuchung auch das Haarwild ein.

Im Fleischhygienegesetz wird der Begriff Haarwild erläutert: *»Säugetiere, die üblicherweise nicht als Haustiere gehalten werden und nicht ständig im Wasser leben«*. Aus dem Gesetzestext geht indirekt hervor, daß damit natürlich lediglich die jagdbaren, d. h. die in den Bundes- und Länder-Jagdgesetzen aufgeführten Säugetiere gemeint sind. Demnach gehören alle Schalenwildarten, die Hasenartigen, einige Nagetierarten und unser Haarraubwild dazu, auch die Robben, nicht aber die Wale.

Der Gesetzestext gilt für *»erlegtes Haarwild«* und *»Haarwild, das auf andere Weise als durch Erlegen getötet wird«*. Das Erlegen wird als *»Töten von Haarwild durch Abschuß nach jagdrechtlichen Vorschriften«* definiert.

Als erlegtes Haarwild gelten also die nach dem Jagdrecht getöteten Wildtiere. Der Gesetzgeber bezieht hier *»auch durch andere äußere gewaltsame Einwirkungen getötetes Wild und Fallwild«* ein.

Mit jenen Wildtieren, die *»auf andere Weise als durch Erlegen getötet«* werden, sind vor allem Tiere aus Gehegen oder Gattern gemeint, die für die Erhaltung von landwirtschaftlichen Kulturflächen und zur Produktion von Wildbret gehalten werden. Sie werden entweder geschlachtet (nach dem Einfangen mit Bolzenschuß betäubt und durch Entbluten getötet) oder – was aus tierschützerischen Gründen bevorzugt wird – mittels Schuß getötet. Die Tötung mit einer Jagdwaffe gilt dann aber nicht als Erlegen, weil sie nicht nach dem Jagdgesetz erfolgt und – auch für Jäger – einer besonderen behördlichen Genehmigung bedarf.

Fleischuntersuchung an erlegtem Haarwild: Wann ist sie erforderlich, wann nicht?

Das erlegte Haarwild unterliegt grundsätzlich der Pflicht zur Untersuchung, wenn das Wildbret als Nahrungsmittel für den Menschen verwendet werden soll. Dies gilt insbesondere für die Fälle, bei denen das erlegte Stück an den Wildhandel geliefert wird.

Das Gesetz sieht eine Reihe von Ausnahmen zur Befreiung von der vorgeschriebenen Fleischuntersuchung vor. So ist sie nicht erforderlich, wenn

- *»keine Merkmale festgestellt werden, die das Fleisch als bedenklich zum Genuß für Menschen erscheinen lassen«* (sogenannte bedenkliche Merkmale) und
- *»das Fleisch zum eigenen Verbrauch verwendet oder unmittelbar an einzelne natürliche Personen«* (Bekannte oder Freunde) *»zum eigenen Verbrauch abgegeben wird«*, oder
- *»das erlegte Haarwild unmittelbar nach dem Erlegen in geringen Mengen an nahegelegene be- oder verarbeitende Betriebe«* (Metzgerei, Gastwirtschaft, Kantine) geliefert wird, um *»an Verbraucher zum Verzehr an Ort und Stelle oder zur Verwendung im eigenen Haushalt«* abgegeben zu werden. Die Begriffe *»unmittelbar nach dem Erlegen«* und *»nahegelegener Betrieb«* sind im Gesetzestext bislang nicht erläutert.

Zum Schutz vor der Trichinose

Zwingend vorgeschrieben ist die Untersuchung auf Trichinen. Außer für Hausschweine und Einhufer gilt die Vorschrift auch für *»Wildschweine, Bären, Füchse, Sumpfbiber, Dachse und andere fleischfressende Tiere, die Träger von Trichinen sein können, wenn das Fleisch zum Genuß für Menschen verwendet werden soll«*. Diese Untersuchung kann bei Hausschweinen, Einhufern und Sumpfbibern unterbleiben, wenn deren Fleisch unter behördlicher Aufsicht einem zugelassenen Gefrierprozeß unterzogen wird. Die Untersuchung auf Trichinen wird an bestimmten Fleischteilen (Zwerchfellpfeiler, Unterarmmuskulatur, beim Sumpfbiber nur zwei Proben aus den Zwerchfellpfeilern, jeweils mindestens 2 Gramm) durchgeführt. Die Entnahme der Proben ist der untersuchenden Person (amtlicher Tierarzt, Fleischkontrolleur) vorbehalten, darf also nicht vom Jäger vorgenommen werden.

Wer meldet Wildbret zur Fleischuntersuchung an und wo?

Zur Anmeldung ist derjenige verpflichtet, der erlegtes Haarwild in Eigenbesitz nimmt. Wird das Wild an be- und

verarbeitende Betriebe oder an Jäger weitergegeben, geht die Anmeldepflicht an diese über. Dabei muß der Abnehmer allerdings über festgestellte bedenkliche Merkmale unterrichtet werden.
Die für die Untersuchung erforderlichen Organe sind mitzuliefern, nachdem sie so gekennzeichnet worden sind, daß ihre Zugehörigkeit zu dem betreffenden Tierkörper festgestellt werden kann. Sie müssen bis zum Abschluß der Untersuchungen beim Tierkörper verbleiben, das heißt bis zur endgültigen amtlichen Beurteilung und Stempelung des Tierkörpers.
Die Anmeldung für die Fleischuntersuchung erfolgt bei der für den Erlegungsort oder für den Wohnort zuständigen Behörde (Veterinäramt) beziehungsweise bei dem für die Fleischuntersuchung zuständigen Tierarzt. Vor Abschluß der Untersuchung darf eine Weiterverarbeitung des Wildbrets nicht vorgenommen werden.

Der Jäger beurteilt die »bedenklichen Merkmale«

Dem Jäger fällt die Aufgabe zu, beim Ansprechen des noch lebenden und beim Versorgen des erlegten Wildes auf die in der Fleischhygiene-Verordnung aufgelisteten »bedenklichen Merkmale« und auf weitere krankhafte Organveränderungen im Hinblick auf den Verzehr des Wildbrets durch den Menschen zu achten.
Der entsprechende Abschnitt der Verordnung hat folgenden Wortlaut:

»1.3 Beim Erlegen, Aufbrechen, Zerwirken und weiteren Behandeln ist auf Merkmale zu achten, die das Fleisch als gesundheitlich bedenklich erscheinen lassen. Diese liegen insbesondere vor bei:

1.3.1 abnormen Verhaltensweisen und Störungen des Allgemeinbefindens;

1.3.2 Fehlen von Anzeichen äußerer Gewalteinwirkung als Todesursache (Fallwild);

1.3.3 Geschwülsten oder Abszessen, wenn sie zahlreich oder verteilt in inneren Organen oder in der Muskulatur vorkommen;

1.3.4 Schwellungen der Gelenke oder Hoden, Hodenvereiterung, Leber- oder Milzschwellung, Darm- oder Nabelentzündung;

1.3.5 *fremdem Inhalt in den Körperhöhlen, insbesondere Magen- und Darminhalt oder Harn, wenn Brust- oder Bauchfell verfärbt sind;*

1.3.6 *erheblicher Gasbildung im Magen- und Darmkanal mit Verfärbung der inneren Organe;*

1.3.7 *erheblichen Abweichungen der Muskulatur oder der Organe in Farbe, Konsistenz oder Geruch;*

1.3.8 *offenen Knochenbrüchen, soweit sie nicht unmittelbar mit dem Erlegen in Zusammenhang stehen;*

1.3.9 *erheblicher Abmagerung oder Schwund einzelner Muskelpartien;*

1.3.10 *frischen Verklebungen oder Verwachsungen von Organen mit Brust- oder Bauchfell;*

1.3.11 *sonstigen erheblichen sinnfälligen Veränderungen außer Schußverletzungen, wie z. B. stickige Reifung.«*

Wird auf Grund bedenklicher Merkmale eine Fleischuntersuchung eingeleitet, *»müssen neben dem Tierkörper auch Zunge, Speiseröhre, Lunge einschließlich Luftröhre und Kehlkopf, das Herz, die Leber, Milz sowie Nieren samt Nierenfett«* vorgelegt werden.

Qualifizierte Wildbret-Beurteilung durch den Jäger

Die Verpflichtung des Jägers, nach diesem Katalog die Lebend- und Fleischuntersuchung durchzuführen, setzt eine bestimmte Qualifikation voraus. Er muß beurteilen können, ob im Verhalten des beobachteten Tieres und in der Organbeschaffenheit des erlegten Stückes die angegebenen krankhaften Veränderungen vorliegen.

Die Voraussetzungen für das erforderliche Wissen müssen zunächst in der Jägerausbildung geschaffen werden, denn in der Jägerprüfung sind gemäß Bundesjagdgesetz § 15 Abs. 5 Kenntnisse *»in der Beurteilung der gesundheitlich unbedenklichen Beschaffenheit des Wildbrets, insbesondere auch hinsichtlich seiner Verwendung als Lebensmittel«* nachzuweisen.

Es hat sich als vorteilhaft erwiesen, wenn das Fach Wildbrethygiene in einem Lehrgang durch qualifizierte Fachkräfte vermittelt wird, insbesondere durch amtliche Tierärzte, die in der Fleischhygiene tätig sind. Es kann heute nicht mehr als ausreichend betrachtet werden, wenn man hierfür nur auf die Vermittlung der Erfahrung

älterer Jäger zurückgreift, auch wenn sie auf eine langjährige Jagdpraxis verweisen können und sich auch laufend weiterbilden sollten.
Die theoretischen Grundlagen sind schon während des Jägerkurses durch die praktische Demonstration und Übung an erlegtem Wild zu ergänzen. Nach erfolgreicher Jägerprüfung ist es dann in die Hände des Jägers gelegt, sich verantwortungsvoll weiterzubilden und vor allen Dingen einen reichen Erfahrungsschatz anzueignen.
In der Diskussion ist eine Pflicht-Weiterbildung für Jäger, analog jener, welcher sich die in der Schlachttier- und Fleischuntersuchung tätigen Personen, auch die amtlichen Tierärzte, in regelmäßigen Abständen unterziehen müssen. Bei derartigen Fortbildungsveranstaltungen wäre dann die Gelegenheit zu nutzen, um

1. den neuesten Stand der gesetzlichen Bestimmungen, insbesondere bezüglich des Wildbrethygiene- und Tierseuchen-Rechts bekanntzugeben und zu erläutern,
2. eine gegenständliche Demonstration krankhaft veränderter Organe durch entsprechend qualifizierte Ausbilder im Hinblick auf die Durchführung einer verantwortungsvollen Untersuchung beim Versorgen des erlegten Wildes vorzunehmen und
3. Informationen zum aktuellen Kenntnisstand über Wildkrankheiten zu geben, die möglicherweise für die Wildbrethygiene relevant sind.

Diese Pflicht-Weiterbildung könnte eine der Voraussetzungen sein, die zu der im Dreijahresrhythmus erfolgenden Verlängerung der Jahresjagdscheine vorzuweisen wären.

Fast jedes ältere Wildtier hat krankhafte Organveränderungen

Wiederholt kann beobachtet werden, daß sich der Jäger gar nicht auf die Möglichkeit krankhafter Organveränderungen einstellt, wenn das zu erlegende Wild beim Ansprechen ein normales Verhalten zeigt und äußerlich gesund erscheint. Es wäre natürlich wünschens- und begrüßenswert, wenn ein unverdächtiges Aussehen und das Fehlen abnormer Verhaltensweisen ein Indikator für einen durch und durch gesunden Körper und ebenso gesunde Organe wäre.

In Wirklichkeit muß aber davon ausgegangen werden, daß unter den älteren Wildtieren kaum eines völlig frei von krankhaften Organveränderungen ist und oft auch schon die Jungtiere davon betroffen sind. So haben zum Beispiel Untersuchungen ergeben, daß regional unterschiedlich bis zu 96% der erlegten Rehe einen Befall mit kleinen Lungenwürmern aufweisen.

Die Fehleinschätzung des Gesundheitszustandes aufgrund eines unverdächtigen Erscheinungsbildes des durch das Fernglas angesprochenen Wildes kann beim Versorgen des erlegten Tieres zu einer nur oberflächlichen Betrachtung der inneren Organe, insbesondere des Gescheides, verleiten, abgesehen vielleicht von den Teilen des sogenannten Kleinen Jägerrechts oder Aufbruchs, die meist genauer untersucht werden, wenn sie in der Küche zubereitet werden.

So entgehen viele Organveränderungen der Beobachtung, namentlich wenn sie kleinherdig sind und durch eine kaum vom Normalen abweichende Farbe und Konsistenz nicht sonderlich auffallen. Es muß jedoch bedacht werden, daß auch wenig auffällige Veränderungen auf Infektionen beruhen können, die auf den Menschen oder andere Tiere übertragbar sind und deren Gesundheit gefährden.

Wildbrethygiene – Verantwortung der Jäger

Die Verantwortung des Jägers im Rahmen der Wildbrethygiene ist demnach hoch. Man kann nicht eindringlich genug darauf hinweisen, daß die Gesundheit, vielleicht sogar das Leben der Menschen, die Wildbret als Speise zu sich nehmen, primär von den Kenntnissen des Jägers und seiner Sorgfalt bei der Untersuchung und Beurteilung des Wildkörpers und der Organe abhängen. Es möge bedacht werden, daß Wildfleisch bei der Zubereitung häufig nicht richtig durchgegart wird und somit manche Bakterienarten sowie deren Gifte ihre schädliche Wirkung für den Menschen nicht verlieren!

Eine wichtige Voraussetzung ist natürlich die Kenntnis des normalen Verhaltens der Tiere in ihrem natürlichen Lebensraum sowie der normalen Struktur und des normalen Aussehens von Organen und Geweben. Es gibt in der Jagdpraxis reichlich Gelegenheit, sich diese anzueig-

nen, so daß Abnormitäten in Gestalt, Größe, Farbe, Geruch und Festigkeit dann um so leichter bemerkt werden. Dabei wird freilich derjenige Jäger im Nachteil sein, der das Aufbrechen im fragwürdigen Licht seines Autoscheinwerfers vornimmt und auf die gewissenhafte Betrachtung der Innereien verzichtet.

Das Verwirrende ist die große Fülle unterschiedlicher Veränderungen, deren Bestimmung auch dem geübten Tierarzt nicht immer gelingt. Deshalb ist es ratsam, bei der geringsten Unsicherheit in der Beurteilung der gesundheitlich unbedenklichen Beschaffenheit des Wildbrets zu entscheiden, ob das erlegte Stück entweder gleich ohne nähere fachmännische Untersuchung unschädlich beseitigt oder dem zuständigen amtlichen Tierarzt zur Fleischuntersuchung angemeldet werden soll.

Wildbret vom Haarwild im Gehege (Gatter)

»Haarwild, das auf andere Weise als durch Erlegen getötet wird«, unterliegt vor der Tötung wie Schlachtvieh grundsätzlich einer amtlichen Untersuchung. Diese wird *»in Form einer regelmäßigen Gesundheitsüberwachung des Haarwildbestandes durch einen amtlichen Tierarzt vorgenommen«*. Einer Schlachterlaubnis bedarf es dann nicht, wenn die Tiere zum Schlachtzeitpunkt gesund erscheinen. In Anlage 1 der Fleischhygiene-Verordnung ist für die Fleischuntersuchung von Gatterwild genau festgelegt, wie die amtlichen Tierärzte dabei vorzugehen und welche Organe auf welche Weise bei wiederkäuendem Schalenwild und bei Schwarzwild zu untersuchen sind.

Die Beurteilung des Wildbrets

Ergibt die Untersuchung des Wildbrets durch den amtlichen Tierarzt keine Beanstandung wegen krankhafter oder nach dem Tode des Tieres entstandener Veränderungen, ist das Fleisch als tauglich zum Genuß für Menschen zu beurteilen.

Vielfach liegen jedoch Veränderungen vor, deren Beurteilung erst nach zusätzlichen Untersuchungen, beispielsweise nach einer bakteriologischen Untersuchung, möglich ist. Vor deren Einleitung wird der amtliche Tierarzt aber mit dem Verfügungsberechtigten abstimmen, ob das

Wildbret zweckmäßigerweise nicht besser gleich als untauglich beurteilt werden soll. Hierbei sind im Interesse des Eigentümers natürlich auch die Kosten zu berücksichtigen.

Zur Einleitung einer bakteriologischen Untersuchung führen am Wildpret bestimmte Merkmale, von denen einige in der Fleischhygiene-Verordnung aufgeführt sind:

1. *»akute Entzündungen;*
2. *Leber- und Milzschwellung;*
3. *offene Knochenbrüche, die nicht mit dem Erlegen in Zusammenhang stehen;*
4. *fremder Inhalt in den Körperhöhlen, wenn Brust- und Bauchfell verfärbt sind;*
5. *erhebliche Abmagerung;*
6. *erhebliche Abweichungen in Farbe, Konsistenz oder Geruch, ausgenommen artspezifischer Geschlechtsgeruch.«*

Das Ergebnis zusätzlicher Untersuchungen liegt in der Regel erst frühestens nach zwei Tagen vor. Das Wildbret wird bis dahin beschlagnahmt, das heißt, es darf nicht zerwirkt und verarbeitet werden, sondern ist gut gekühlt aufzubewahren.

Den Abschluß der amtlichen Fleischuntersuchung bildet die Endbeurteilung. Es ergeben sich dafür drei Alternativen:

1. Das Wildbret erweist sich als tauglich zum Genuß für Menschen und kann ohne Einschränkung verzehrt werden.

2. Es weist Veränderungen auf, die es für den Verzehr durch den Menschen untauglich machen. Das Fleisch darf nicht als Lebensmittel in Verkehr gebracht werden. Es wird beschlagnahmt und unschädlich beseitigt.

3. Das Wildbret kann, sofern ein Grund zur Beanstandung vorliegt, aber gesundheitliche Bedenken nicht entgegenstehen, brauchbar gemacht werden. Die Brauchbarmachung erfolgt durch bestimmte, amtlich überwachte Behandlungsverfahren und ist kenntlich zu machen.

Ist die Untersuchung abgeschlossen, wird die Endbeurteilung gemäß der Anordnung des amtlichen Tierarztes durch Stempelabdrücke auf dem Wildbret dokumentiert. Die Stempel haben eine unverwechselbare Form, ihre Abdrücke sind an bestimmten Stellen am Tierkörper anzubringen.

Organkrankheiten

Herz und Kreislauforgane

Das **Herz** ist das zentrale Pumporgan des Blutes. Die vom Herzen aus in den Körper und in die Organe ziehenden Blutbahnen werden als **Arterien**, die vom Körper und von den Organen zum Herzen hinziehenden Blutbahnen als **Venen** bezeichnet. In den Geweben ist diesen beiden Blutbahnen ein Geflecht aus haarfeinen Äderchen, den **Kapillaren**, als Verbindungsröhrchen zwischengeschaltet. Man unterscheidet in diesem System einen großen von einem kleinen Kreislauf. Der **große Kreislauf** versorgt über die Arterien im wesentlichen alle Organe und Gewebe mit sauerstoffreichem Blut, in den Kapillaren werden Blutbestandteile mit dem Gewebe ausgetauscht, und in den Venen fließt dann das sauerstoffarme Blut zum Herzen zurück. Im **kleinen Kreislauf** wird dieses Blut über Arterien in die Lunge gepumpt und in den Lungenkapillaren mit Sauerstoff angereichert. Es fließt dann über die Lungenvenen zum Herzen, von dem es wiederum in den großen Kreislauf gelangt.

Das **Herz** wird durch eine Scheidewand in das linke und das rechte Herz zweigeteilt. Beide haben eine deutlich kleinere Vorkammer. Bei gesunden Tieren hat das linke Herz im Vergleich zum rechten die größere Ausdehnung und bildet auch die Herzspitze und ist muskelkräftiger.

Das Herz wird von einem dünnen, teilweise durchscheinenden, jedoch derben **Herzbeutel** umhüllt, der wenig klare Flüssigkeit enthält und am Brustbein angeheftet ist. Bei gut genährten Tieren ist ihm reichlich Fettgewebe eingelagert.

Von den **Adern** fallen beim Aufbrechen am deutlichsten die vom Herzen abgehende und unter dem Rücken nach hinten ziehende Hauptschlagader und die Schlagadern am Hals neben der Luftröhre auf. Sie haben eine derbe, weißliche Wand und sind beim erlegten Tier meist nahezu blutleer. Die Venen hingegen sind dünnwandige Schläuche. Sie enthalten auch beim ausgebluteten Tier oft noch reichlich Blut. Zum besseren Entbluten sind deshalb die von den Hinterläufen zur Hauptvene unter der Wirbelsäule ziehenden, am vorderen Rand des Beckens aufzufindenden »**Brandadern**« durchzuschneiden.

Herz

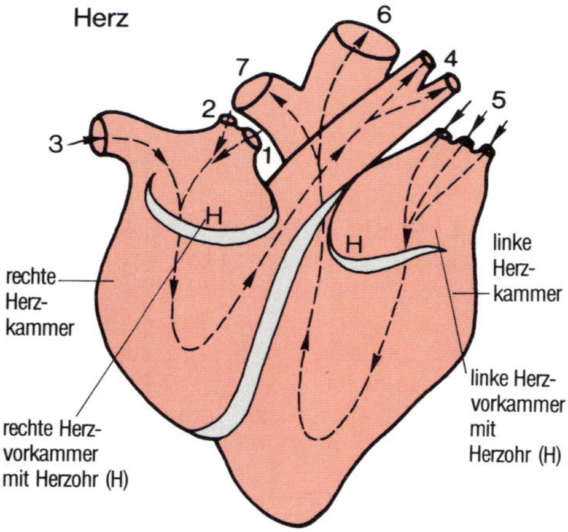

Strömungsrichtung des Blutes

1 venöses (sauerstoffarmes) Blut aus dem Kopf und den Vorderläufen
2 venöses Blut aus dem Brustraum
3 venöses Blut aus dem hinteren Körper
4 venöses Blut in die Lunge
5 arterielles (sauerstoffreiches) Blut aus der Lunge
6 arterielles Blut in den Körper (Hauptschlagader)
7 arterielles Blut in Hals und Kopf (Halsschlagader)

Brandader

1 hintere Hohlvene
2 Brandadern
3 aufgebrochene Beckenhöhle

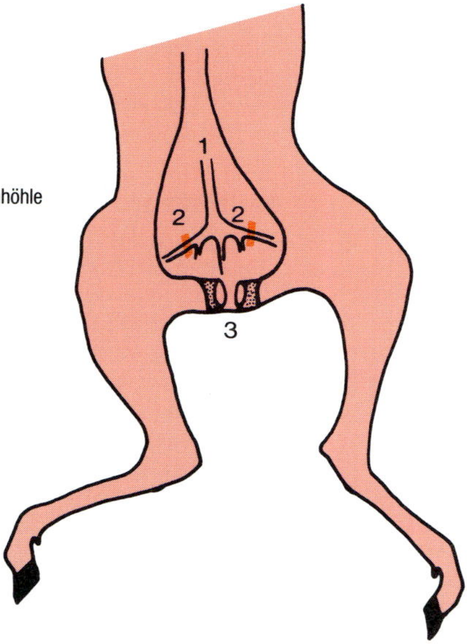

Blutungen am Herzen

Bild: Ausgedehnte Blutungen unter der Herzinnenauskleidung eines Damtieres infolge Kopfschusses.
Befunde: Punkt-, strich- oder fleckförmige Blutungen, entweder am Überzug oder an der Innenauskleidung einschließlich der Klappen des Herzens, auch in der Muskulatur.
Ursachen: Diese Veränderungen sind unspezifisch, d.h. man kann nicht auf eine bestimmte Ursache schließen. In Frage kommen: Vergiftung; bakterielle Infektion mit Blutvergiftung (sogenannte Septikämie); Herzmuskelentzündung; Gewalteinwirkung (Schuß mit Reizung des Nervensystems); Schock.
Beurteilung: Das Herz ist untauglich. An Tierkörper und übrigen Organen auf »bedenkliche Merkmale« achten!

Herzinfarkt, Herzklappenentzündung

Bild: Älterer vernarbter Infarkt (links, Pfeil) in der Wand eines Steinmarderherzens; Folge einer Embolie durch Herzklappenentzündung (rechts, Pfeil).
Befunde: Akut: scharf umschriebene fleckige, rot umrandete Aufhellung der Herzmuskulatur; chronisch: Vernarbung mit Verdünnung der Wand; mitunter an den Klappen im linken Herzen oberflächlich rauhe Auflagerungen mit Klappenverdickung.
Ursachen: Bei Tieren selten vorkommende Blutgefäßverschlüsse (Embolien), ausgehend von Entzündungsherden an den Herzklappen oder in der Lunge, gelegentlich auch als Folge einer Arteriosklerose.
Beurteilung: Es handelt sich um eine »erhebliche sinnfällige Veränderung«, daher ist eine Fleischuntersuchung einzuleiten.

Verkalkungen am Herzen

Bild: Fleckige Verkalkungen der Muskulatur an der Herzspitze und an der Herzlängsfurche (Pfeile) eines älteren männlichen Hasen.
Befunde: Umschriebene weißliche Aufhellungen im Herzmuskel, beim Anschneiden ist, abhängig vom Grad der Verkalkung, eine sandartige Beschaffenheit feststellbar.
Ursachen: Einer Verkalkung läuft in den meisten Fällen ein nichtentzündlicher Gewebeschaden (eine sogenannte Degeneration) voraus, die Folge von Durchblutungsstörungen, Vergiftungen oder Vitamin- bzw. Mineral-Mangelerkrankungen sein können. Auch eine Überdosierung mit Vitamin D (gegen Rachitis) ist in Betracht zu ziehen.
Beurteilung: Das Herz ist untauglich; an Tierkörper und Organen auf »bedenkliche Merkmale« achten!

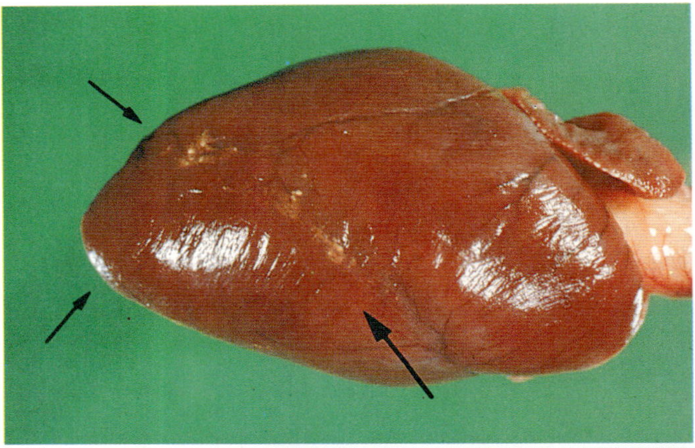

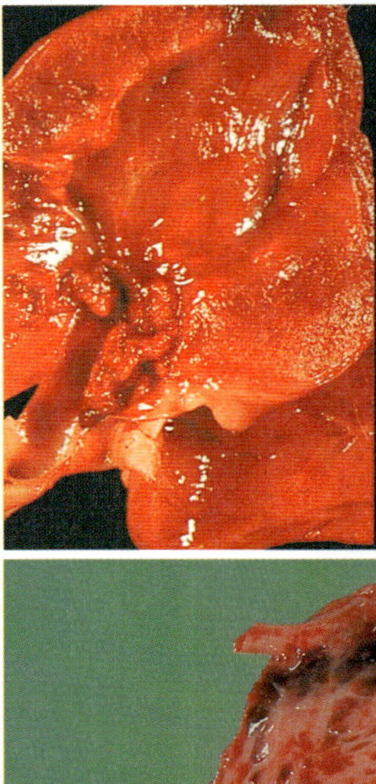

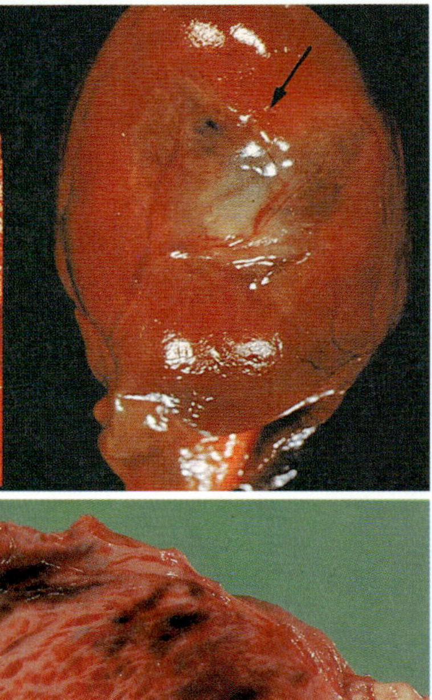

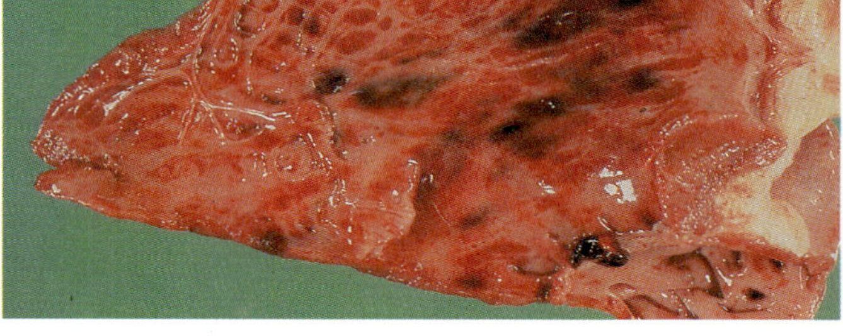

Weißmuskelkrankheit

Bild: Untergang von Herzmuskelzellen mit entzündlicher Reaktion im rechten Herzen eines Damkalbes (rechts): links Vergleichsherz eines anderen Tieres.
Befunde: Umschriebene, unscharf begrenzte fleckige graugelbliche Aufhellungen der Wandmuskulatur, in diesem Bereich brüchige und auf der Schnittfläche trockene Beschaffenheit des Gewebes. Oft ist auch die Skelettmuskulatur in gleicher Weise betroffen. Das Herz ist ausgeweitet.
Ursachen: Mangel an Vitamin E und Selen, der vor allem in Moosgebieten vorkommt.
Beurteilung: Da es sich um eine »erhebliche sinnfällige Veränderung« handelt, ist eine Fleischuntersuchung einzuleiten.

Herzbeutelerguß

Bild: Hochgradige Füllung und Ausweitung des Herzbeutels infolge Ansammlung einer wäßrig-trüben Flüssigkeit mit flockigen Bestandteilen bei einem alten Damtier.
Befunde: Der Herzbeutel nimmt einen großen Teil der Brusthöhle ein, in der sich weitere Flüssigkeit befindet. Die Lunge ist teilweise zusammengedrückt und in diesem Bereich luftleer. Der Herzmuskel ist fleckig und streifig aufgehellt. Häufig liegt am Tierkörper auch eine sulzig-wäßrige Durchtränkung der Unterhaut vor.
Ursachen: Chronische Entzündung der Herzmuskulatur oder des Herzbeutels mit Vernarbungen. Ursächlich kommt auch ein Tumor am Ursprung der großen Gefäße in Frage.
Beurteilung: Es handelt sich um eine »erhebliche sinnfällige Veränderung«: Eine Fleischuntersuchung ist einzuleiten.

Chronische Herzmuskelentzündung

Bild: Innenansicht der Scheidewand eines alten Damtieres mit hochgradigem Herzbeutelerguß (s. vorige Abb.)
Befunde: Die eisblumenartige Aufhellung (an einer Stelle eingeschnitten) beruht auf einer chronisch-entzündlichen Herzmuskelveränderung mit Bindegewebs- und Fettzubildung (sog. Vakatwucherung). Folgeerscheinungen s. vorige Abb.
Ursachen: In diesem chronischen Stadium kann die Ursache nicht mehr bestimmt werden. In Frage kommt eine Virusinfektion, die – wie im vorliegenden Fall – in dem Herkunftsgehege des betroffenen Tieres verschiedentlich zu Krankheits- und Todesfällen geführt hatte. Es müssen aber auch andere Krankheiten mit Schädigung der Herzmuskulatur in Betracht gezogen werden.
Beurteilung: wie bei mittlerer Abb.

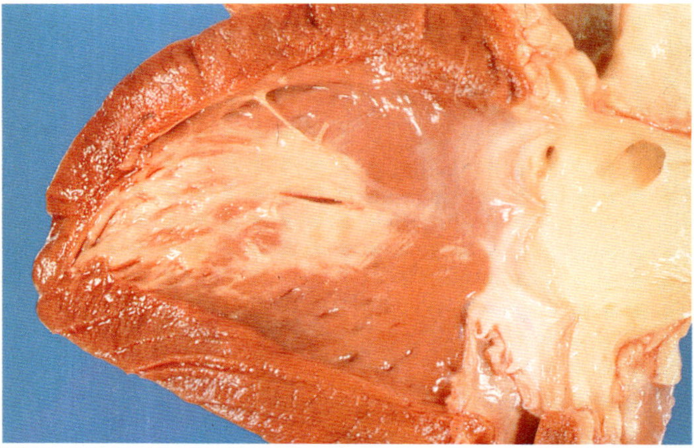

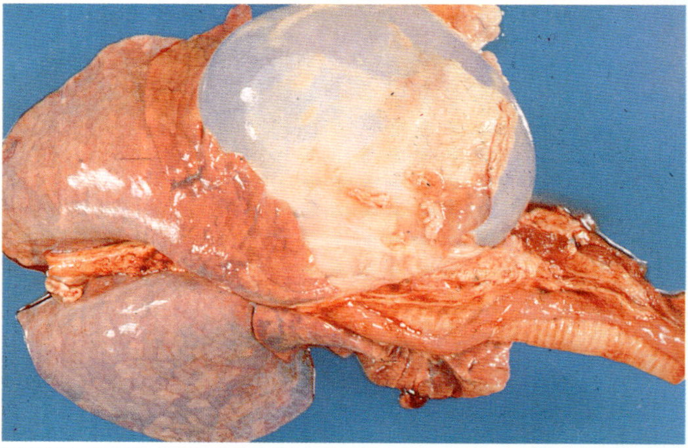

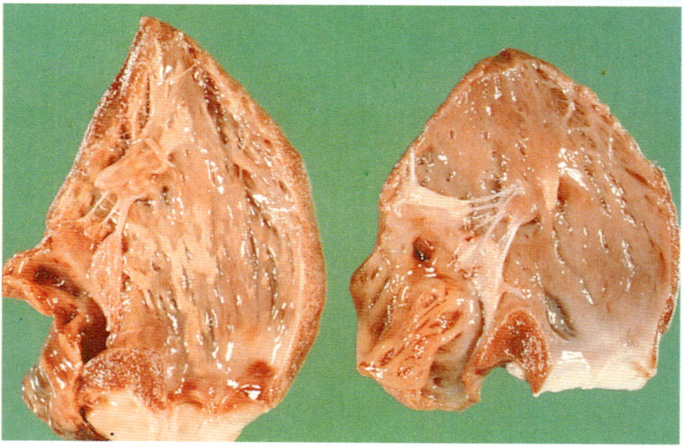

Entzündung am Herzüberzug

Bild: Schwielige Entzündung des Herzüberzuges (Pfeil) bei einem Dam-Schmaltier.
Befunde: Umschriebene schwartenartige derbe weiße Zubildung, die sich nicht ablösen läßt. Derartige »Schwielen« sind in der Regel mit dem Herzbeutel verwachsen.
Ursachen: Entzündung durch Krankheitserreger, die in diesem chronischen Stadium nicht mehr bestimmbar sind. Es ist auch an eine örtliche Blutgefäßerkrankung zu denken, bei der es zum Austritt von Blutbestandteilen gekommen ist.
Beurteilung: Wenn keine weiteren »bedenklichen Merkmale« vorliegen, steht einer Verwertung des Wildbrets nichts entgegen. Die kranke Stelle ist auszuschneiden und zu beseitigen.

Herzklappenverdickung

Bild: Knotige Verdickung der Herzklappen (Pfeile) im linken Herzen eines älteren Dachsrüden.
Befunde: Die Klappen sind sowohl am freien Rand als auch an ihrer Basis unregelmäßig knotig aufgetrieben. Die Vorkammer (V) ist hochgradig ausgeweitet und ihre Innenauskleidung bindegewebig umgebaut, wodurch sie weißlich verfärbt erscheint. Meist ist in derartigen Fällen das Lungengewebe verfestigt, gelegentlich auch die Leber; in den Körperhöhlen kann vermehrt Flüssigkeit enthalten sein.
Ursachen: Nichtentzündliche, beispielsweise toxische Einflüsse oder Entzündung; im Alter gehäuft vorkommend.
Beurteilung: Zu achten ist auf Folgeerscheinungen an den anderen Organen. Im Zweifelsfall ist eine Fleischuntersuchung einzuleiten. Das Herz ist untauglich.

Rehfinnenbefall

Bild: Hochgradiger Befall des Herzens mit Finnen bei einem erwachsenen Reh.
Beschreibung: An der Herzoberfläche und auf der Schnittfläche sind die parasitären Herde als helle, runde bis ovale, etwas vorgewölbte Knötchen erkennbar. Im Anschnitt erkennt man kleine Hohlräume, die von einer bindegewebigen Kapsel umgeben sind. Gleichartige Herde können auch in der Körpermuskulatur vorkommen (s. Abb. Seite 140).
Ursache: Zwischen- bzw. Larvenstadium (Finnen) des im Endwirt Fuchs vorkommenden Bandwurmes *Taenia cervi*.
Beurteilung: Es ist eine Fleischbeschau einzuleiten. Das Wildbret wird bei Schwachfinnigkeit bedingt tauglich (weiteres bestimmt der amtliche Tierarzt), bei Starkfinnigkeit untauglich beurteilt.

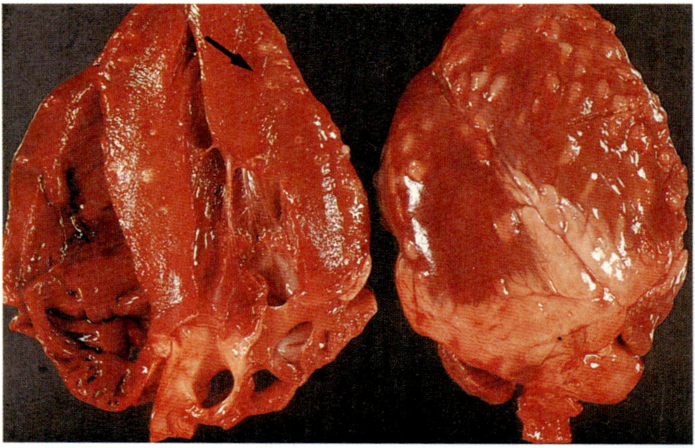

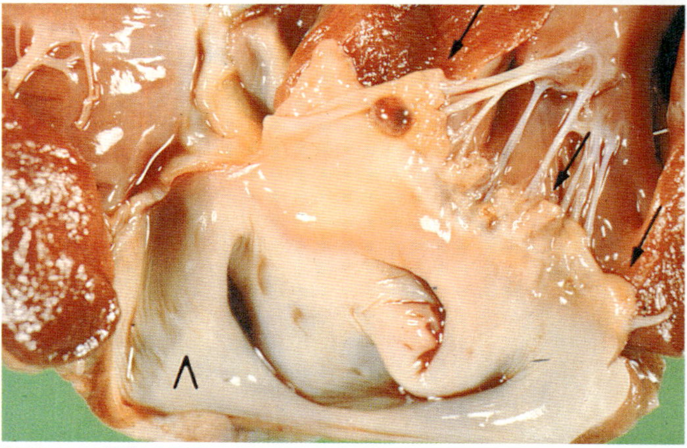

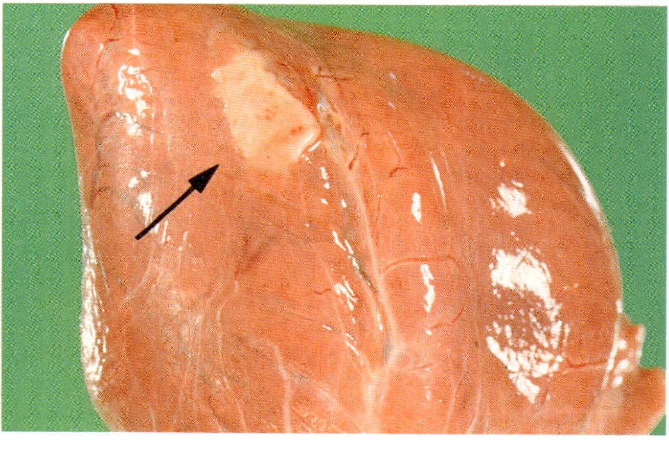

Arteriosklerose

Bild: Fortgeschrittene Arteriosklerose in der herznahen Hauptschlagader (Aorta, gesprochen A-orta) einer alten Häsin (links) und in der Bauchaorta einer alten Dachsfähe (rechts).
Beschreibung: An den Blutgefäßen erkennt man innen statt der normalerweise glatten Auskleidung eine hochgradige Rauhigkeit und Starrheit. Oft sind derartige Herde verkalkt. Die von den sklerotischen Blutgefäßen versorgten Organe können infolge Durchblutungsstörungen verändert sein.
Ursachen: In aller Regel beruhen die Veränderungen auf nicht-entzündlichen Schädigungen der Blutgefäßwände, die mit zunehmendem Alter der Tiere gehäuft auftreten.
Beurteilung: Die veränderten Organe sind untauglich.

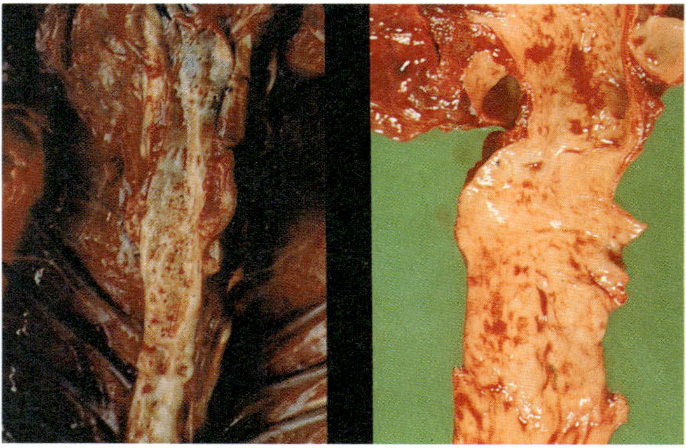

Blutbildende Organe

Die roten und ein Teil der weißen Blutkörperchen, z. B. die sogenannten Eiterzellen, die Freßzellen und auch jene Zellen, die für die Blutgerinnung notwendig sind, entstehen im **Knochenmark**, der andere Teil der weißen Blutkörperchen, vor allem die Abwehrzellen des Immunsystems, wird im wesentlichen im **Thymus** (Bries), in der **Milz** und in den **Lymphknoten** gebildet.
Das **Knochenmark** kann am leichtesten sichtbar gemacht werden, wenn man einen Röhrenknochen aufschlägt. Bei jungen Tieren hat es zumeist ein rotes Aussehen, bei älteren besteht es überwiegend aus Fett, das allenfalls am Rand zum Knochen rot umsäumt ist. Bei bestimmten Krankheiten, z. B. bei einer Blutarmut, wird es aktiviert und kann sich auch bei alten Tieren wieder zum roten Knochenmark umwandeln. Ist das Tier hochgradig abgemagert, schwindet das Fett und wird durch eine durchscheinend-gelbe Flüssigkeit ersetzt, wodurch das Knochenmark ein gallertiges Aussehen erhält.
Der **Thymus (Bries)** ist vor allem bei jungen Tieren ausgebildet. Man findet ihn in der Brusthöhle vor dem Herzen, von wo er sich bis zur Halsunterseite ausdehnt. Mit zunehmendem Alter bildet er sich zurück.
Die **Milz** hat außer der Produktion von Abwehrstoffen (Antikörpern) und Immunzellen wichtige Funktionen sowohl im Abbau von roten Blutkörperchen als auch in der Bildung von Blutfarbstoff und dient als Blutspeicherorgan. Die Milz des wiederkäuenden Schalenwildes hat eher eine rundliche Gestalt und ist mit dem Pansen verwachsen, die des Schwarzwildes, der Hasenartigen und des Haarraubwildes ist zungenförmig und mit dem Netz verbunden.
Lymphknoten finden sich im ganzen Körper sowie an allen Organen. Sie kontrollieren stets einen bestimmten Bereich des Körpers. Sie sind zumeist von weißlich-grauer bis bräunlicher Farbe. Die Lymphknoten können sich bei einer Entzündung erheblich vergrößern. Das wiederkäuende Schalenwild hat außerdem noch rote, milzgewebsähnliche Lymphknoten entlang der Hauptschlagader unter Brust- und Bauchfell.

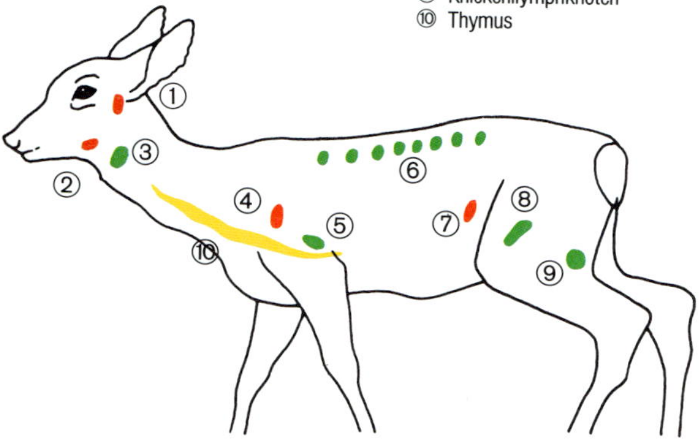

① Lymphknoten an der Ohrspeicheldrüse
② Unterkieferlymphknoten
③ obere Halslymphknoten
④ Buglymphknoten
⑤ Achsellymphknoten
⑥ Lymphknoten entlang der Hauptschlagader im Körper
⑦ Kniefaltenlymphknoten
⑧ Leistenlymphknoten
⑨ Kniekehllymphknoten
⑩ Thymus

- wichtige tastbare Lymphknoten (rot)
- die wichtigsten, nicht tastbaren Körperlymphknoten (grün)
- Thymus (Bries) (gelb)

Wichtige Lymphknoten im Tierkörper

Knochenmark eines Jungtieres

Bild: Aufgeschlagener (oben) und längs durchgesägter (unten) Oberschenkelknochen einer gesund erlegten jungen Rehgeiß.
Befunde: Das Mark im Röhrenknochen und im schwammigen Knochengewebe am Ende des Oberschenkelbeines ist infolge der bei jungen Tieren intensiven Blutbildung diffus rot und feuchtglänzend. Fettmark hat sich noch nicht entwickelt; es entsteht, wenn das Tier erwachsen ist und nicht mehr so viel Blut gebildet werden muß wie bei heranwachsenden Tieren. An den Enden der Röhrenknochen, in den Wirbelknochen sowie im Brustbein bleibt die Blutbildung allerdings erhalten, weshalb diese Areale stets die rote Farbe behalten.

Knochenmark bei Abmagerung

Bild: Links das verfettete, nur geringgradig blutbildende Mark im Röhrenknochen eines alten Damtieres, rechts das eines hochgradig abgemagerten Damtieres.
Befunde: Fettmark ist durch eine hellgelbe bis weiße Farbe und eine teigige Beschaffenheit gekennzeichnet. Es weist nur im Randbereich eine Rotfärbung auf. Das Röhrenmark eines abgemagerten Tieres ist gallertig. Im vorliegenden Fall ist die Blutbildung aktiviert und das Mark dadurch rot, andernfalls wäre es durchscheinend geblich.
Ursachen: Zu denken ist an eine zehrende chronische Krankheit oder an einen Mangel an Nahrung bzw. an bestimmten Nahrungsbestandteilen.
Beurteilung: Abmagerung macht eine Fleischuntersuchung erforderlich, wenn das Wildbret verzehrt werden soll.

Knochenmarkblutungen

Bild: Knochenmark eines an einer Virusinfektion gestorbenen erwachsenen Damtieres.
Befunde: Das Knochenmark stammt aus einem aufgeschlagenen Röhrenknochen. Es handelt sich um Fettmark, wie es für ältere Tiere typisch ist. Auffällig sind zahlreiche Blutungen auf der Oberfläche und im Inneren. In einem derartigen Fall sind meist auch an anderen Organen Blutungen vorhanden.
Ursachen: Der Befund spricht für eine Septikämie (Bakterien im Blut) oder Virusinfektion, womit eine erhöhte Durchlässigkeit der Blutgefäße verbunden ist. Auch an eine Störung der Blutgerinnung ist zu denken, wie sie bei einer Vergiftung oder Knochenmarkerkrankung entsteht.
Beurteilung: Da es sich um eine erheblich sinnfällige Veränderung handelt, ist eine Fleischuntersuchung erforderlich.

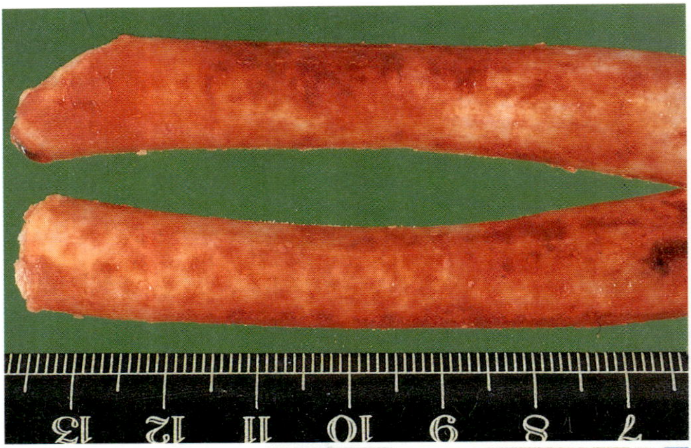
7 8 9 10 11 12 13

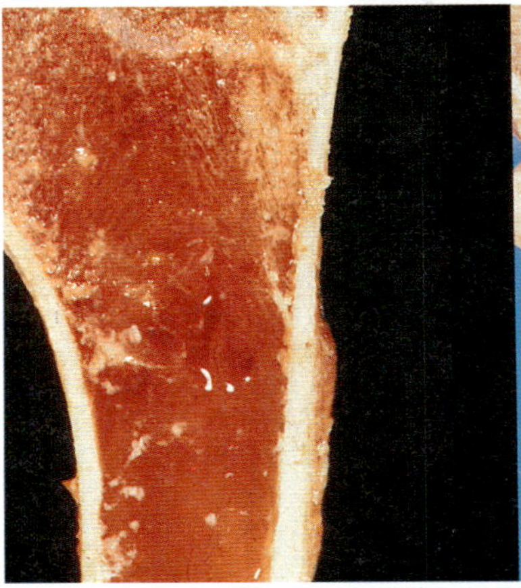

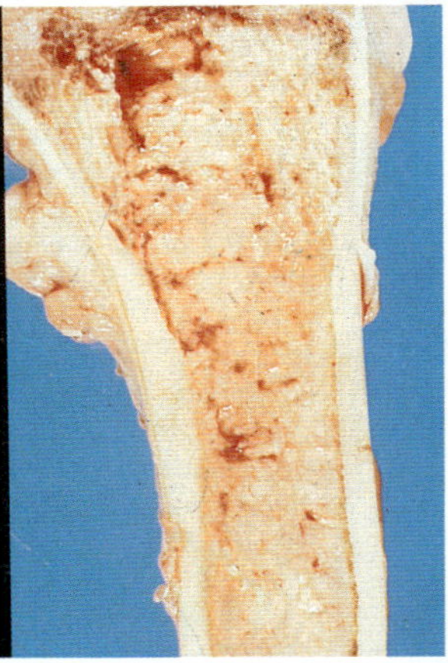

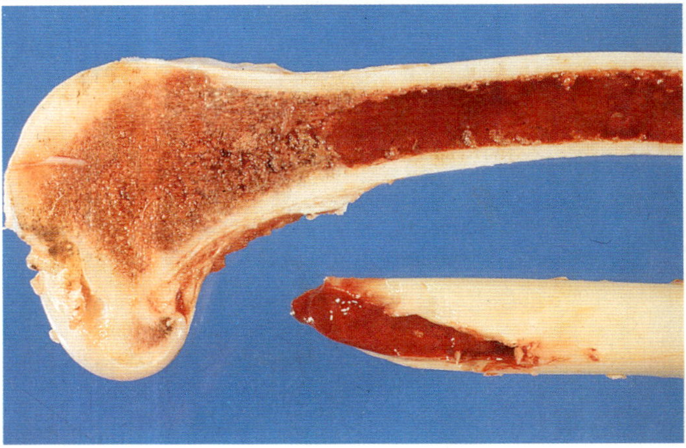

Das Aussehen der Milz

Bild: Links die Milz eines Damtieres, rechts die eines Wildkaninchens, jeweils ohne krankhafte Veränderungen.
Befunde: Die _Damtiermilz_ steht hier als Beispiel für die Milzformen unseres wiederkäuenden Schalenwildes (nicht die der Rinderartigen). Sie kann sehr viel Blut aufnehmen. Im vorliegenden Fall ist sie entspeichert, was an der Fältelung der Kapsel erkennbar ist. Die Milz der _Kaninchen_ kann nur wenig Blut speichern, sie wird als Stoffwechselmilz bezeichnet und hat meist eine etwas abgerundete Gestalt.
In vielen Krankheitsfällen ist die Milz geschwollen, hat abgerundete Ränder, eine gespannte Kapsel und eine sich vorwölbende, manchmal feinkörnige Schnittfläche.

Milzabszesse

Bild: Milz eines Rehes mit einem angeschnittenen Abszeß am Rand.
Befunde: Äußerlich wölben sich Abszesse knotenförmig vor und sind festelastisch, manchmal fluktuierend. Es handelt sich um chronisch eitrige Entzündungsherde, die durch eine bindegewebige Kapsel von dem benachbarten Gewebe abgegrenzt sind. Gleichartige Abszesse findet man in vielen Fällen auch in anderen Organen (z. B. Leber, Nieren, Lunge).
Ursachen: Eitererregende Bakterien gelangen mit dem Blut in die Organe, vermehren sich dort und rufen eitrige Einschmelzungen hervor.
Beurteilung: Mehrere Abszesse, verteilt in inneren Organen, machen eine Fleischuntersuchung erforderlich. Organe mit Abszessen sind unschädlich zu beseitigen.

Milzschwellung

Bild: Eröffnete Bauchhöhle eines vierjährigen Iltis. L = Leber, Ma = Magen, M = Milz, D = Darm.
Befunde: Die Größe der Milz beträgt ein Vielfaches ihrer normalen Ausmaße. Auch die Leber ist vergrößert und wölbt sich vor.
Ursachen: Die Vergrößerung von Milz und Leber beruht entweder auf einer Reaktion auf entzündliche Veränderungen in der Bauchhöhle oder auf einer Septikämie (Überschwemmung des Blutes mit Bakterien) oder auf einer hochgradigen tumorösen Vermehrung von Blutzellen, einer sogenannten Leukose.
Beurteilung: Milzschwellung ist ein bedenkliches Merkmal, in diesem Falle ist eine Fleischuntersuchung vorgeschrieben, wenn das Wildbret zum Verzehr bestimmt ist.

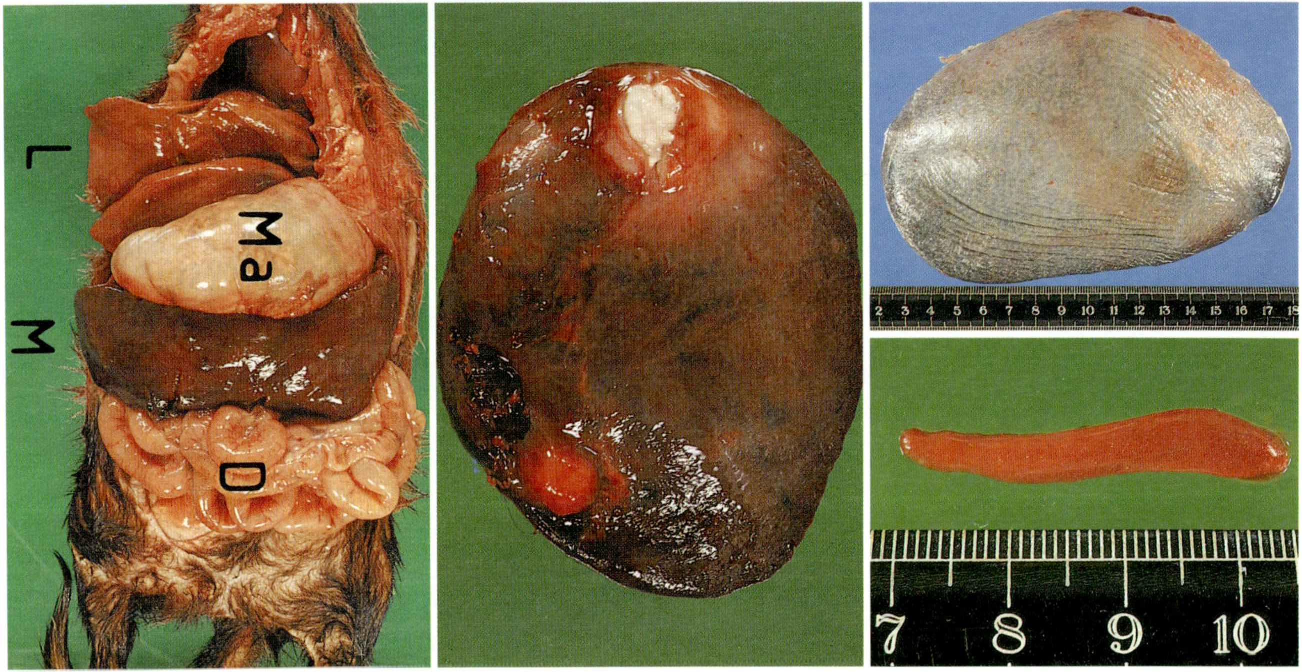
L
M
Ma
D
2 3 4 5 6 7 8 9 10 11 12 13 14 15 16 17 18
7 8 9 10

Lymphknotenentzündung

Bild: Vergrößerter Lymphknoten (Pfeil) in der Unterhaut unter dem Ohr eines dreijährigen Rehbockes.
Befunde: Der Lymphknoten ist um ein Vielfaches vergrößert, geschwollen und feucht durchsaftet.
Ursachen: Chronische bakteriell bedingte Entzündung der Haut mit sekundärem Fliegenmadenbefall (*Myiasis*) zwischen und hinter den Rosenstöcken nach Verletzung (s. Abb. Seite 158). Aus dem entzündeten Bereich gelangen Bakterien zu den Lymphknoten; dort findet die Bildung von Immunzellen statt, die eine Vergrößerung der Lymphknoten bewirkt.
Beurteilung: Die Veränderung ist erheblich sinnfällig, eine Fleischuntersuchung ist erforderlich.

Verkäsende Lymphknotenentzündung

Bild: Nahaufnahme der Schnittfläche von Lungen- und Mittelfell-Lymphknoten eines dreivierteljährigen Rehbockes.
Befunde: Die Lymphknoten sind hochgradig geschwollen, trocken und fest, bei größerem Druck zerbröckelnd. Teilweise erkennt man eine zwiebelschalenartige Schichtung. Außen sind sie von einer derben bindegewebigen Kapsel umgeben.
Ursachen: Es handelt sich um eine auch bei Schafen vorkommende abszedierende Lymphknotenentzündung, die sogenannte *Lymphadenitis caseosa*. Sie wird durch Bakterien (*Corynebacterium pseudotuberculosis*) hervorgerufen und wegen ihres tuberkuloseähnlichen Aussehens auch als Pseudotuberkulose bezeichnet (ähnlich der Yersiniose!).
Beurteilung: Beim Vorliegen zahlreicher Abszesse ist eine Fleischuntersuchung vorgeschrieben.

Leukose

Bild: Leukotische Geschwülste in den Organen eines einjährigen Rehbockes; LK = Leberlymphknoten; L = Leber; M = Milz; N = Nieren.
Befunde: In allen Organen und dem Leberlymphknoten fallen unterschiedlich große, über die Oberfläche etwas vorragende, helle, auf der Schnittfläche speckig grauweiße, weiche Knoten auf, die auch in der Tiefe nachweisbar sind. Sie sind gegenüber dem benachbarten Gewebe meist scharf begrenzt, teilweise gehen sie ineinander über.
Ursachen: Die Knoten entwickeln sich aus einer tumorösen Ansammlung von weißen Blutzellen, die sich wahrscheinlich infolge einer Virusinfektion hochgradig vermehren.
Beurteilung: Zahlreiche Geschwülste in den inneren Organen machen eine Fleischuntersuchung erforderlich.

Inhalt

Leukose

Bild: Hochgradig vergrößerte Lymphknoten im Hals- und Brustbereich eines abgemagerten Steinmarders.
Befunde: Die normalerweise kaum auffindbaren Lymphknoten sind geschwollen und auf der Schnittfläche speckig graurötlich oder weißgrau. Die Lymphknoten der verschiedenen Organe sind in gleicher Weise verändert. Leber und Milz sind geschwollen. Der Tierkörper erscheint blaß (Blutarmut), in diesem Fall durch eine fäulnisbedingte Verfärbung verdeckt.
Ursachen: Eine tumorbildende Virusinfektion ist wahrscheinlich.
Beurteilung: Wenn Geschwülste dieser Art zahlreich sind, ist eine Fleischuntersuchung vorgeschrieben.

Thymusblutungen

Bild: Blutungen am Halsteil des Thymus (T = Bries) bei einem zweijährigen Gehege-Damtier (HS = Halsschlagader).
Befunde: Zahlreiche punktförmige Rötungen sind an der Oberfläche zu erkennen, die auch im Inneren des Thymus vorliegen. Es gibt Fälle, in denen die Blutungen das Gewebe so hochgradig infiltriert haben, daß es insgesamt schwarzrot verfärbt ist.
Ursachen: Derartige Veränderungen beruhen auf einer erhöhten Durchlässigkeit der Blutgefäßwände. Häufig ist das Folge einer Septikämie (Überschwemmung des Blutes mit Bakterien). Im vorliegenden Falle war das Tier an den Folgen einer Virusinfektion der Lunge gestorben.
Beurteilung: Die Veränderungen sind erheblich sinnfällig, deshalb ist eine Fleischuntersuchung durchzuführen.

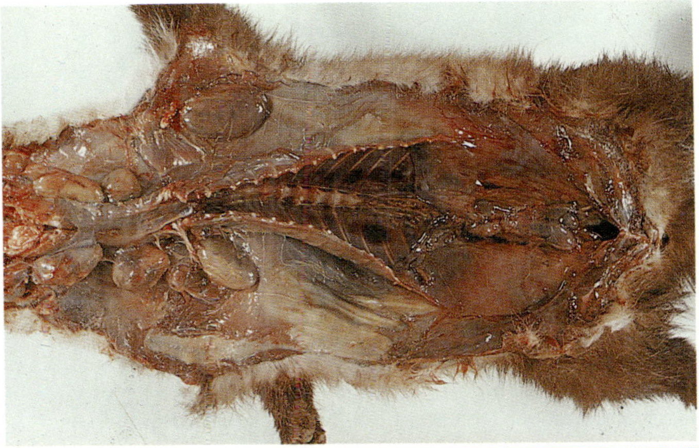

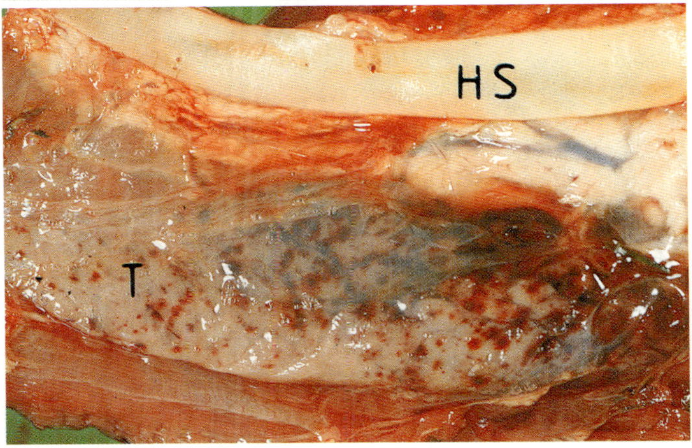
HS
T

Atmungsorgane

Die luftführenden Abschnitte des Atmungstraktes (Nase, Kehlkopf, Luftröhre und Bronchien) sind mit einer drüsenreichen Schleimhaut ausgekleidet. Sie dienen vor allem der Reinigung der eingeatmeten Luft von Fremdkörpern, insbesondere von Bakterien und Staubteilchen.
In der **Nasenhöhle** wird die Oberfläche der Schleimhaut durch intensiv durchblutete Nasenmuscheln vergrößert, wodurch die meisten Fremdkörper abgefangen werden. Außerdem wird hier die Luft erwärmt und mit Feuchtigkeit angereichert. Im hinteren Nasenraum befindet sich ferner die Riechschleimhaut. Mit der Nasenhöhle stehen mehrere Nebenhöhlen in Verbindung.
Kehlkopf, **Luftröhre** und **Bronchien** haben ein knorpeliges Stützgerüst und sind dadurch relativ starr. Ihre Schleimhaut und die unter ihr liegenden Drüsen erzeugen eine Flüssigkeit und reichlich Schleim, womit weitere schädigende Stoffe aus der Luft abgefangen werden. Schleimhautzellen mit Flimmerhaaren besorgen den Transport der im Schleim gebundenen Fremdstoffe nach oben bis zum Kehlkopf, wo diese dann abgeschluckt werden.
Die eigentliche Atmung, d.h. vor allem die Aufnahme von Sauerstoff ins Blut und die Abgabe von Kohlendioxyd in die Atemluft, erfolgt in den Lungenbläschen.
Die **Lunge** ist tierartlich unterschiedlich in Lappen unterteilt. Das wiederkäuende Schalenwild hat rechts vier (einen zweigeteilten Vorder-, einen Mittel- und einen Hinterlappen) und das Schwarzwild sowie das Haarraubwild, die Hasenartigen und die Nagetiere drei Lappen (jeweils einen Vorder-, Mittel- und Hinterlappen). Zusätzlich findet man bei allen Tieren auf der Zwerchfellseite der Lunge einen relativ kleinen Anhangslappen, der in der Mitte eingekerbt ist. Auf der linken Seite sind es bei allen Wildtierarten zwei Lappen, wobei am Rand des Vorderlappens eine Zweiteilung angedeutet ist.
Lymphknoten findet man beiderseits der Luftröhre seitlich und hinter deren Aufgabelung. Auch in das Mittelfell, das als bindegewebige häutige Scheidewand zwischen der linken und rechten Lunge von der Wirbelsäule zum Brustbein zieht, sind mehrere Lymphknoten eingelagert.

Lunge

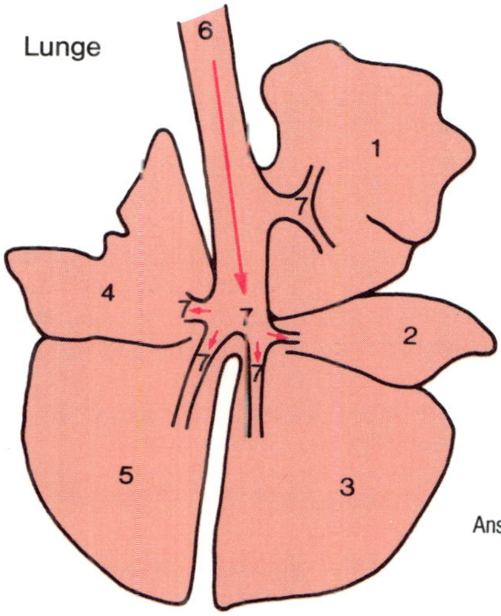

Ansicht von oben

1 rechter Vorderlappen
2 Mittellappen
3 rechter Hinterlappen
4 linker Vorderlappen
5 linker Hinterlappen
6 Luftröhre
7 von der Luftröhre abgehende Hauptbronchien
8 Anhangslappen

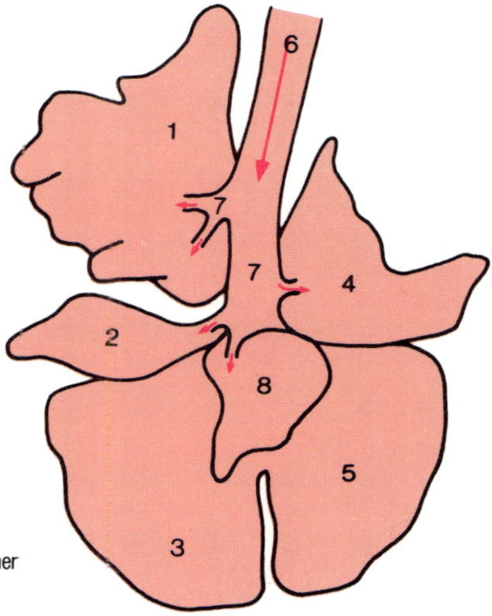

Ansicht von der Zwerchfellseite her

Pilzinfektion

Bild – Oben: Pilzbedingte Entzündung am Schädel eines hochgradig abgekommenen männlichen Rehkitzes. – ***Mitte:*** Ansicht der Schnittfläche nach dem Durchsägen des vorher gefrorenen Schädels.
Befunde: Kugelförmige Vorwölbung am Nasenrücken und an der Stirn, wobei auch die Augenregion einbezogen ist. Beim Betasten erweist sich eine derartige Veränderung als weich und elastisch. Die Haut ist über dem Knoten straff gespannt. Auf der Schnittfläche erkennt man eine Ablagerung von zerfallenem Gewebe, welches trocken-bröckelig ist, dazwischen aber auch feuchte Areale aufweist. Der Zerfallsherd ist zur Haut hin durch eine bindegewebige Kapsel abgegrenzt. Die Knochen sind teilweise aufgelöst, Teile der hinteren Nasenmuscheln, aber auch des Gehirns sind durch die Entzündung zerstört.
Ursachen: Infektion mit sogenannten Niederen Pilzen (*Mucorales*), die als Mucormykose bezeichnet wird. Möglicherweise hat die Entzündung ihren Ausgang von der Nasenhöhle aus genommen und ist in die Unterhaut vorgedrungen, wo sich die Pilze unter Luftabschluß optimal entwickeln konnten. Die Erkrankung ist nicht ansteckend.
Beurteilung: Eine Fleischuntersuchung wird erforderlich, wenn das betroffene Tier abgemagert ist. Sie ist auch sonst angezeigt, da vom Laien nicht zu erwarten ist, daß er die Ursache erkennen kann. Selbst ein Tierarzt wird die Diagnose in der Regel nicht ohne zusätzliche Untersuchungen des Gewebes stellen können. Somit müßten die Veränderungen als erheblich sinnfällig beurteilt werden, was als bedenkliches Merkmal ein Anlaß zur Fleischuntersuchung ist.

Nasentumor

Bild: Tumoröse Wucherung der Nasenschleimhaut bei einer älteren Rehgeiß.
Befunde: Bei dem Tumor handelt es sich um eine Krebsgeschwulst, die ihren Ausgang von der Schleimhaut in der hinteren Nasenhöhle genommen hat. Die Knochen des Nasendaches und des harten Gaumens sind teilweise aufgelöst und durch Tumorgewebe ersetzt. Dieses ist feucht durchsaftet und festelastisch. Gelegentlich sind darin herdförmig abgestorbene, trockene oder eitrig eingeschmolzene Areale auffällig.
Ursachen: Wodurch ein derartiges Tumorwachstum verursacht wird, ist in der Regel nicht feststellbar bzw. bekannt.
Beurteilung: Es handelt sich um eine erheblich sinnfällige Veränderung. Eine Fleischuntersuchung ist erforderlich oder eine unschädliche Beseitigung zu veranlassen.

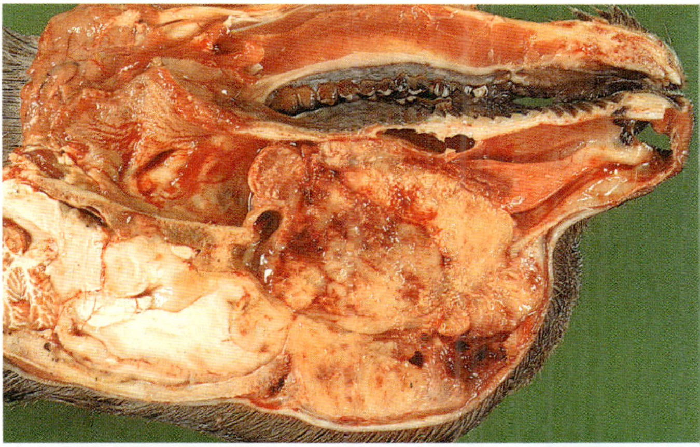

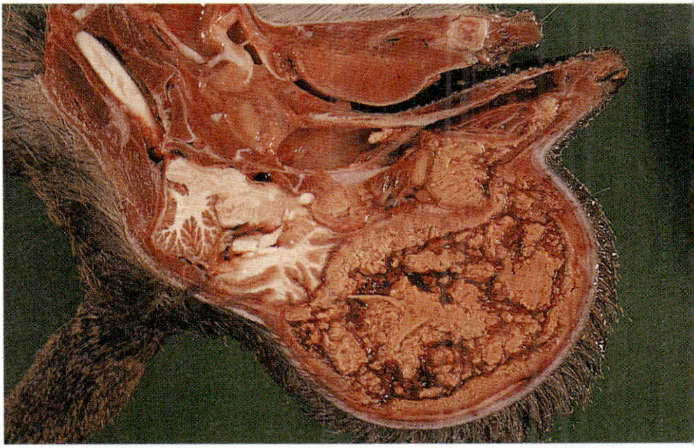

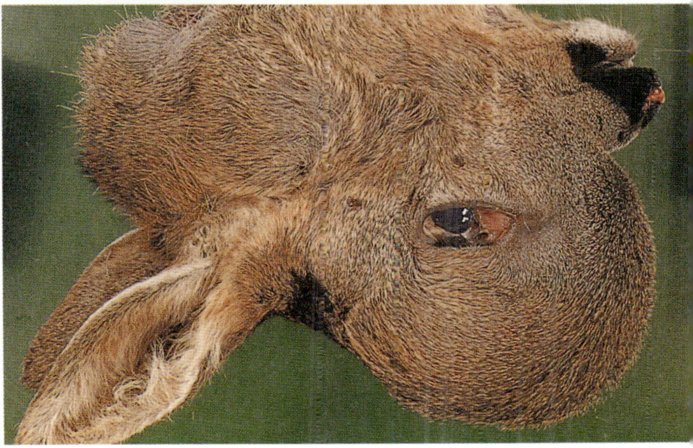

Nasen-Rachen-Dasselbefall

Bild – Oben: Dassellarve beim Verlassen der Nasenhöhle eines schwachen, nicht verfegten Jährlingsbockes, der Mitte Mai erlegt worden ist. – ***Mitte:*** Längsschnitt durch die Nasenhöhle des gleichen Tieres mit Darstellung zahlreicher Dassellarven; – ***Unten:*** Längsschnitt durch den Kehlkopf des gleichen Tieres mit in der Schleimhaut festsitzenden Dassellarven (R = Rachen; D = Luftröhre, Drossel; der Pfeil weist auf den Kehldeckel hin).

Ursachen: Bei den Cerviden, gelegentlich auch beim Stein- und Muffelwild kommen verschiedene Arten von Dasselfliegen vor, deren Larven sich in der Nasenhöhle und im Rachen der Wirtstiere entwickeln. Die Larven werden im frühesten Alter von der weiblichen Fliege im Flug mit einer Flüssigkeit in die Nasenlöcher gespritzt. Von der Flugzeit (je nach der Art im Juni, Juli und/oder August) bis in den Spätwinter verbleiben die Larven auf der Nasenschleimhaut und behalten zunächst ihre geringe Größe, wandern dann in den Rachen, verankern sich dort in der Schleimhaut und wachsen im Frühjahr zu bis vier Zentimeter langen Maden heran. Diese werden zur Verpuppung im April / Mai ausgehustet oder ausgeschleudert. Im Boden verpuppen sie sich über mehrere Wochen, bis die geschlechtsreifen Fliegen schlüpfen, zu schwärmen beginnen, sich paaren und danach Larven in die Nasenlöcher der Wirtstiere ablegen.

Befunde: Der abgebildete Befall mit Dassellarven ist als hochgradig einzustufen. Die Parasiten haben eine nahezu verpuppungsreife Größe und beginnen, sich braun zu verfärben. Teilweise liegen sie frei in der Nasenhöhle, größtenteils sitzen sie jedoch noch in der Schleimhaut fest. Diese erscheint stellenweise gerötet und geschwollen.

Die befallenen Tiere sind oft abgemagert und wechseln verspätet ihr Haarkleid. Junge Böcke werden häufig noch nach Beginn der Jagdzeit bis in den Juni hinein im Bast angetroffen. Komplikationen können sich einstellen, wenn die Larven sich von der Schleimhaut ablösen und tief in die Bronchien gelangen, was in der Regel eine Lungenentzündung und im Einzelfall auch den Tod zur Folge hat.

Beurteilung: Wenn die Tiere abgemagert sind, muß eine Fleischuntersuchung beantragt werden. Der Kopf mit den Larven ist unschädlich zu beseitigen.

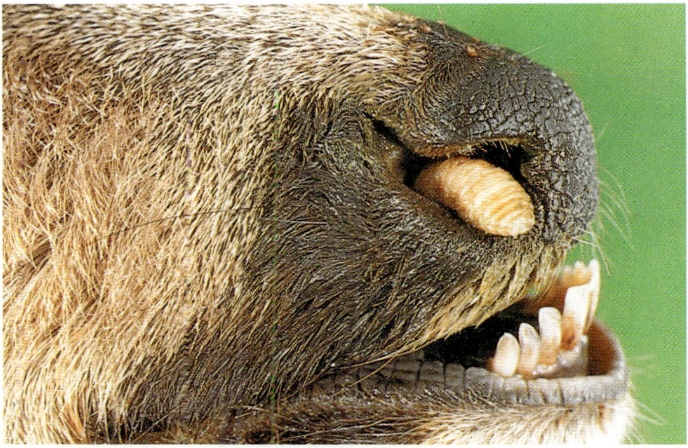

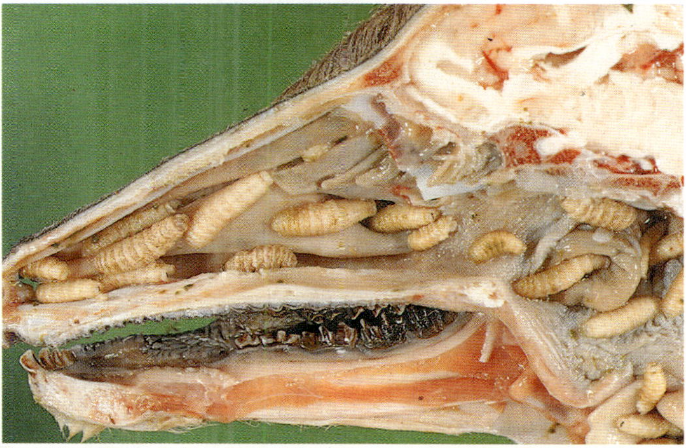

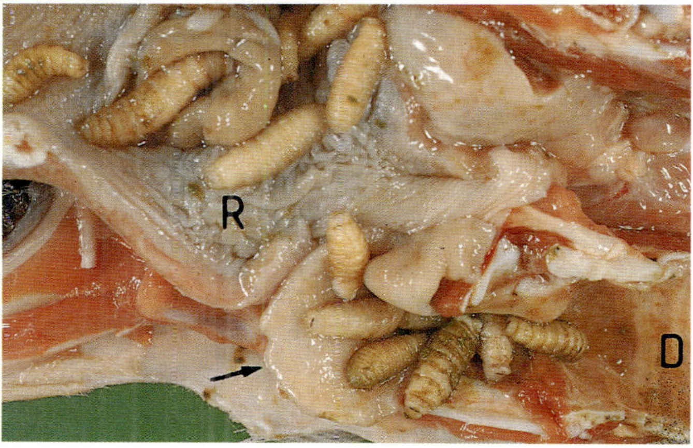
R
D

Blutiger Schaum in der Luftröhre

Bild: Eröffnete Luftröhre eines wegen eines frischen Beckenbruchs durch Kopfschuß getöteten Gehege-Rotwildkalbes.
Befunde: Die Schleimhaut von Luftröhre und Bronchien ist mit einer rötlichen, schaumigen Flüssigkeit bedeckt.
Ursachen: Nach einer schußbedingten Verletzung des Gehirns ist das Tier zwar sofort bewußtlos und stirbt, das Herz versagt aber erst nach einiger Zeit. Dabei kommt es zum Blutrückstau in die Lunge und zum Austritt von schaumig werdenden Blutbestandteilen in die Lungenbläschen (Ödem).
Beurteilung: Sofern keine Anzeichen für eine Krankheit vorliegen, ist das Wildbret genußtauglich, veränderte Organe sind unschädlich zu beseitigen.

Eitrige Entzündung von Luftröhre und Bronchien

Bild: Eröffnete Luftröhre mit den Abzweigungen der Bronchien von einem krank erlegten einjährigen Reh.
Befunde: Die Schleimhaut ist stellenweise, besonders an den Abzweigungen der Bronchien, mit einem eitrigen Schleim bedeckt. Die Blutgefäße enthalten viel Blut und heben sich dadurch in der übrigen blassen Schleimhaut und auf den durchschimmernden Knorpelspangen deutlich hervor.
Ursachen: Eitrige Entzündungsprozesse in den Atmungsorganen sind Folgen einer Infektion mit Bakterien. Sie entstehen nach einer Vorschädigung durch Viren, Parasiten, eingeatmete Fremdkörper, Kälteeinwirkung oder Schadgase, was häufig nicht mehr bestimmbar ist.
Beurteilung: Als erheblich sinnfällige Veränderung ist die Entzündung eine Indikation zur Fleischuntersuchung.

Überblähung der Lunge

Bild: Vordere Teile der rechten Lunge eines im Gehege mittels Kopfschuß getöteten Rotwildkalbes.
Befunde: Das Lungengewebe ist nach der Eröffnung der Brusthöhle nicht zusammengefallen, sondern ist geschwollen und puffig. Die roten Flecken im Vorderlappen (Pfeil) beruhen auf der Einatmung von Blut.
Ursachen: Bei der schußbedingten Verletzung des Schädels kommt es mitunter auch zu Blutungen in der Nasenhöhle. Das ausgetretene Blut kann mit den letzten Atemzügen eingeatmet werden, die Bronchien verstopfen und dadurch die Überblähung der Lunge verursachen.
Beurteilung: Sofern sonst keine krankheitsbedingten Veränderungen feststellbar sind, ist das Wildbret genußtauglich. Die veränderte Lunge ist unschädlich zu beseitigen.

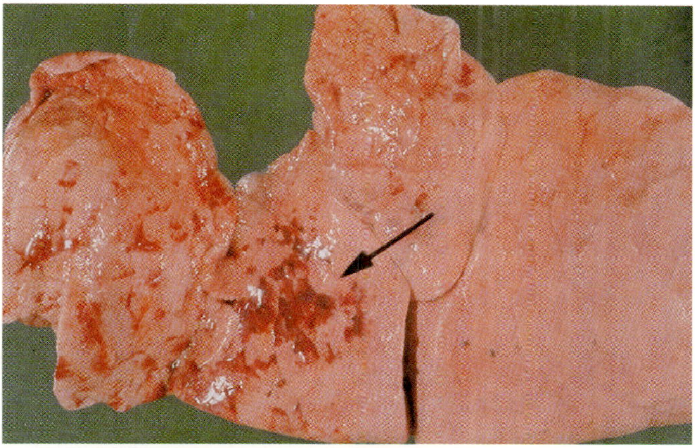
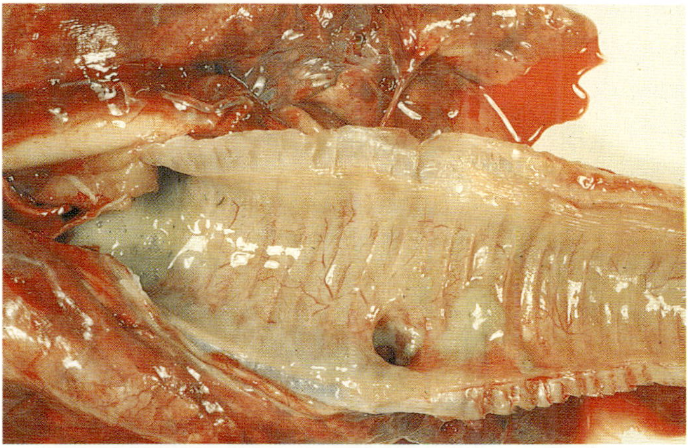
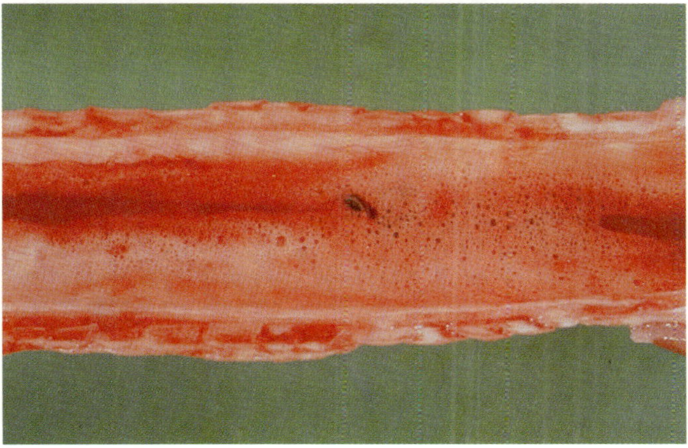

Akute Lungen- und Brustfellentzündung

Bild: Übersichtsaufnahme der Lunge einer tot im Revier aufgefundenen achtjährigen Rehgeiß mit akuter Lungen- und Brustfellentzündung (oben) und Detailaufnahme der linken Lungenhälfte (Mitte).

Befunde: Die Lunge ist aufgebläht, die linke Seite (L) erscheint durch nach dem Tode des Tieres abgesacktes Blut dunkler als die rechte (R). Die Luftröhre (LR) enthält schaumige Flüssigkeit (Ödem). In der Nahaufnahme erkennt man fädige und flächige weißliche Auflagerungen auf dem Lungenfell, wodurch die Lungenlappen stellenweise miteinander verklebt sind (Pfeil).

Ursachen: Die Befunde sprechen für eine Infektion mit bestimmten Bakterien (unter anderem *Pasteurellen*), die eine erhöhte Durchlässigkeit der Blutgefäße bewirken. Dadurch können Blutbestandteile in die Lungenbläschen und auf die Lungenoberfläche austreten und dort gerinnen. Die Bakterien entfalten bevorzugt dann eine schädigende Wirkung, wenn der Organismus oder die Lunge vorgeschädigt sind, beispielsweise nach einer Virusinfektion oder anderen Einflüssen, welche die Widerstandsfähigkeit des Tieres beeinträchtigen können.

Beurteilung: Derartige Veränderungen gehören zum typischen Bild der Wild- und Rinderseuche, die aber anders als im vorliegenden Fall mit gehäuften Todesfällen einhergeht. Die Lungenentzündung macht eine Fleischuntersuchung erforderlich (erheblich sinnfällige Veränderung und frische Verklebungen), sehr wahrscheinlich auch eine bakteriologische Untersuchung. Die veränderten Organe sind unschädlich zu beseitigen.

Chronische Lungenentzündung

Bild: Herdförmige Verwachsungen zwischen den Lungenlappen (Pfeile) an der rechten Lungenhälfte eines älteren Damtieres. Gleichartige Verwachsungen lagen auch zwischen Lunge und Brustfell vor.

Befunde: Die Lunge ist herdförmig überbläht. Die Verwachsungen zwischen den Lappen fallen als teils fädige, teils flächenhafte weiße, nur mit Gewaltanwendung trennbare Verbindungen ins Auge.

Ursachen: Grundlage der Verwachsungen sind Beläge, wie sie bei einer akuten Lungenentzündung entstehen können (siehe Abbildungen oben und Mitte). Diese Beläge werden beim chronischen Verlauf bindegewebig umgebaut.

Beurteilung: Verwachsungen sind ein bedenkliches Merkmal, eine Fleischuntersuchung ist erforderlich.

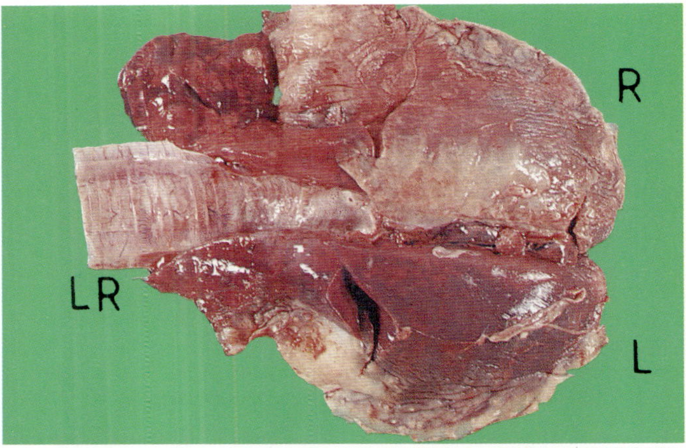
R
LR
L

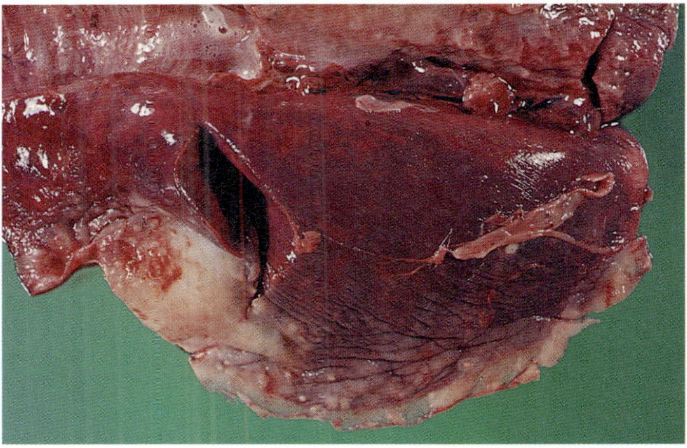

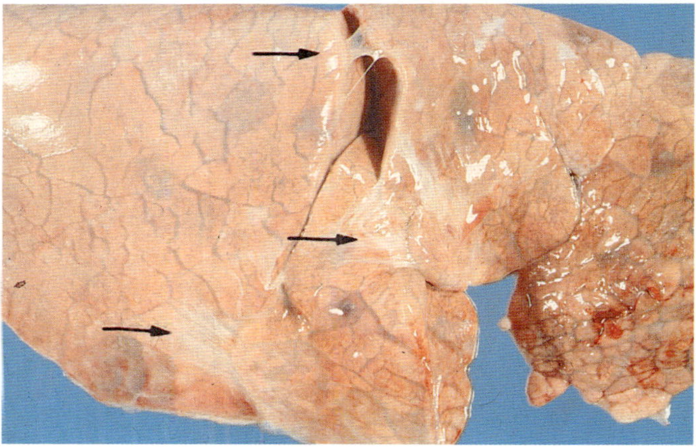

Lungenentzündung mit Gewebsuntergang

Bild: Linke Lungenhälfte eines an Nekrobazillose gestorbenen dreijährigen Gehege-Damtieres.
Befunde: Der Vorderlappen (V) und der vordere Teil des Hinterlappens (H) sind geschwollen, verfestigt, aber auch brüchig. Auf der Schnittfläche ist das helle Gewebe trocken. Die übrige Lunge ist gerötet und hochgradig feucht durchsaftet.
Ursachen: Ein derartiger Gewebsuntergang wird durch Nekrosebakterien hervorgerufen. In diesem Falle waren sie Ursache einer über mehrere Organe ausgebreiteten Nekrobazillose (s. Seite 218).
Beurteilung: Es handelt sich um eine erheblich sinnfällige Veränderung, eine Fleischuntersuchung ist erforderlich.

Eitrige Lungenentzündung mit Abszessen

Bild – Mitte: Eitrige Entzündung der linken Lunge einer tot aufgefundenen alten Rehgeiß. – ***Unten:*** Eitrige Entzündung, dargestellt an der rechten Lungenhälfte eines halbjährigen Mufflonlammes, welches an Lippengrind erkrankt war.
Befunde – Mitte: Der Vorderlappen (v) ist geschwollen, gerötet mit fleckförmigen Aufhellungen (Eiter) und verfestigt. Dieses Areal enthält keine Luft und geht in Wasser unter (lufthaltiges Lungengewebe schwimmt!). Der Hinterlappen (h) ist überbläht und weist am hinteren Rand mehrere abgekapselte, eitrige Einschmelzungen (Abszesse) auf (angeschnitten, Pfeil). – ***Unten:*** Der Vorderlappen ist geschwollen, gerötet und verfestigt. Am oberen Rand des Lungenlappens ist eine eröffnete Abzeßkapsel mit eitrig rahmigem Inhalt zu erkennen. Das Gewebe in den übrigen Lungenlappen ist geringgradig überbläht und hochgradig gerötet.
Ursachen: Diese Entzündungsformen beruhen auf einer Infektion mit Eiterbakterien, die in der Lunge infolge einer Vorschädigung günstige Vermehrungsbedingungen gefunden haben, wie beispielsweise durch die Erkrankung an Lippengrind bei dem Mufflonlamm. Abszesse entwickeln sich durch eine Gewebeeinschmelzung, die durch eine Bindegewebskapsel vom übrigen Lungengewebe abgetrennt worden ist.
Beurteilung: Abszesse sind ein bedenkliches Merkmal, das eine Fleischuntersuchung erforderlich macht. Eine Lungenentzündung ist darüber hinaus auch ohne Abszeßbildung eine erhebliche sinnfällige Veränderung, bei der eine Fleischuntersuchung vorgeschrieben ist und der in der Regel eine bakteriologische Untersuchung angeschlossen wird.

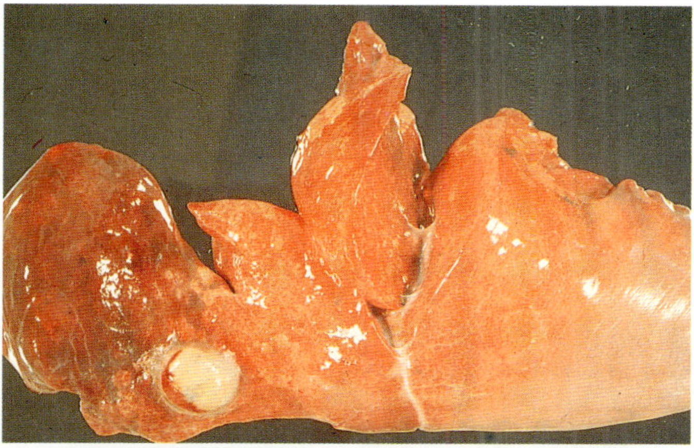

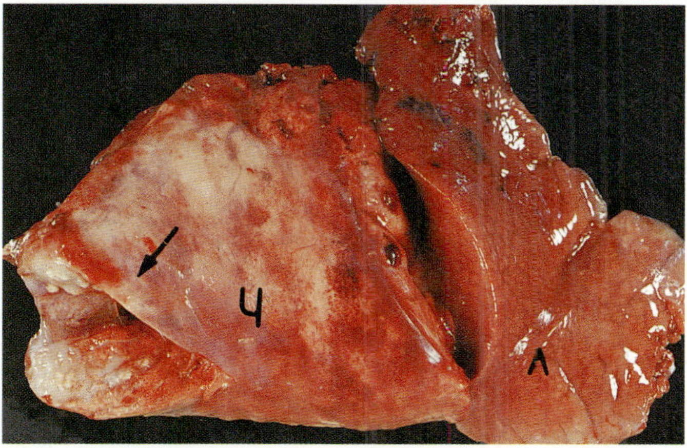

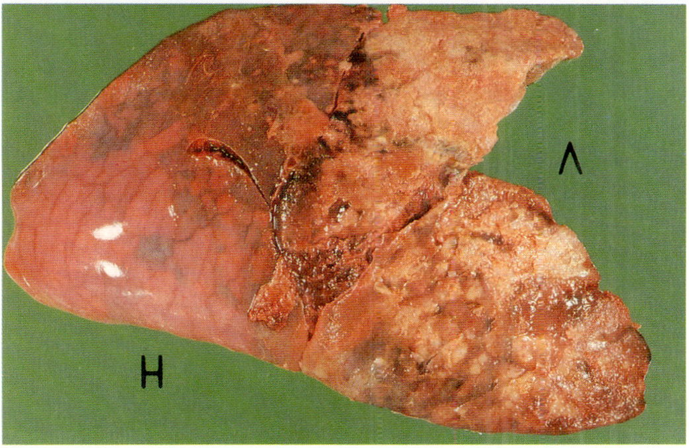

Abszesse in Lunge und Lymphknoten

Bild: Eitrig-einschmelzende Entzündung in der Lunge und in den zugehörigen Lymphknoten eines Rehes.
Befunde: Im rechten Lungenhauptlappen (R) sind einige angeschnittene Abszesse zu erkennen. Auch in den Lymphknoten, von denen einer angeschnitten ist, haben sich Abszesse entwickelt, so daß sie hochgradig geschwollen sind und deutlich ins Auge fallen (Pfeile).
Ursachen: Durch die bakteriologische Untersuchung wurde in diesem Falle eine Infektion mit bestimmten eiterbildenden Bakterien festgestellt (*Corynebacterium pseudotuberculosis*).
Beurteilung: Abszesse sind ein bedenkliches Merkmal, bei dem eine Fleischuntersuchung vorgeschrieben ist.

Schimmelpilzinfektion

Bild – Mitte: Übersicht (a) und Schnittfläche (b) der Lunge eines Rehbock-Kitzes mit zahlreichen Entzündungsherden. – ***Unten***: Linke Hälfte einer Rehlunge mit wenigen Entzündungsherden in den Vorderlappen.
Befunde – Mitte: Das Lungengewebe ist unter dem Lungenfell und im Inneren des Organs durchsetzt mit zahlreichen annähernd gleichgroßen, weißen, trockenen Herden, die sich über die Oberfläche etwas vorwölben. – ***Unten:*** Es sind mehrere über die Oberfläche etwas vorgewölbte Knötchen zu erkennen. Da das Lungengewebe nicht ausgeblutet und somit intensiv rot ist, sind die Knoten weniger auffällig als in dem vorherigen Bild. Sie können aber ohne Mühe ertastet werden, dabei sind weitere Herde im Inneren des Organs zu fühlen.
Ursachen: Eingeatmete Schimmelpilzsporen (*Aspergillus fumigatus*) haben in dem durch eine Abwehrschwäche empfänglichen Lungengewebe einen geeigneten Nährboden gefunden und zahlreiche Entzündungsherde hervorgerufen. Eine Erkrankung an Lippengrind kann beispielsweise zu einer derartigen Abwehrschwäche führen. Die Pilze können auch auf dem Blutweg in die Lunge gelangt sein. An diese Möglichkeit ist dann zu denken, wenn in anderen Organen gleichartige Entzündungherde vorliegen, beispielsweise im Darm oder in der Gebärmutter. Die trockene Beschaffenheit der Knötchen beruht auf einem Absterben des Gewebes (Nekrose).
Beurteilung: Da es sich um zahlreiche abszeßähnliche Veränderungen handelt, ist eine Fleischuntersuchung einzuleiten. Durch eine bakteriologische Untersuchung kann darüber hinaus abgeklärt werden, ob die Herde von Bakterien besiedelt sind.

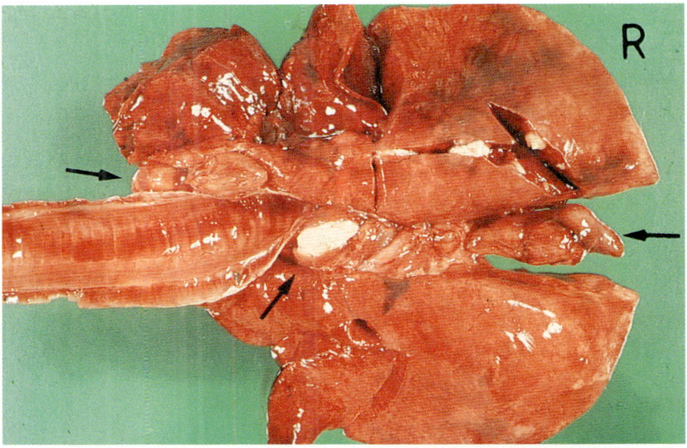
R

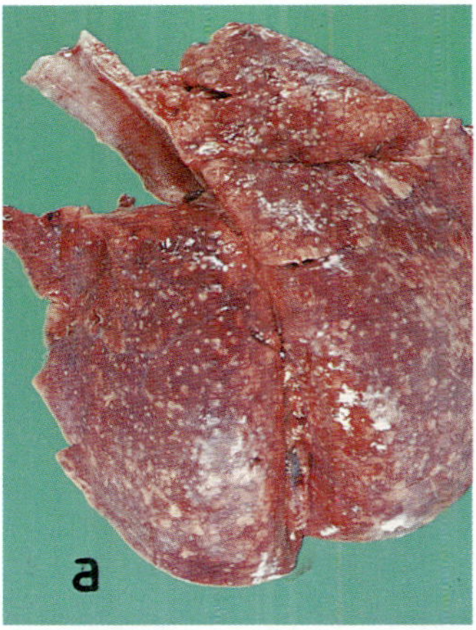
a

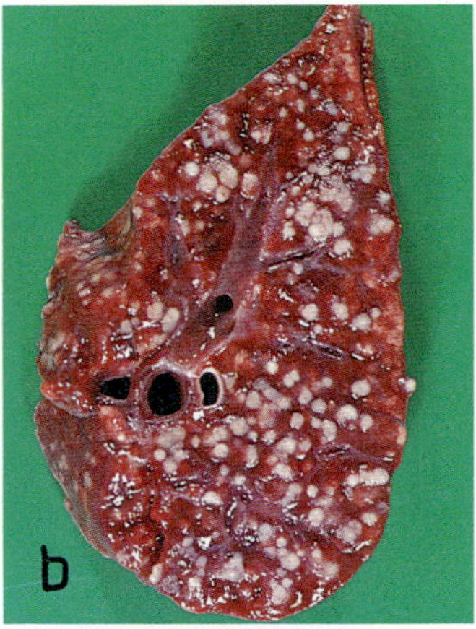
b

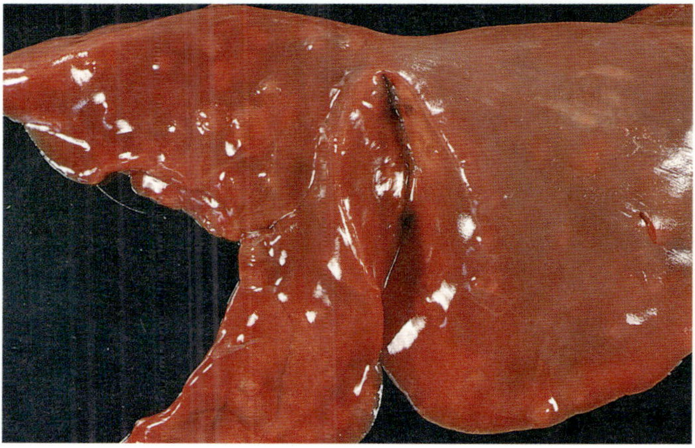

Pilzinfektion der Lungenlymphknoten

Bild: Entzündung der Lymphknoten an der Lunge und im Mittelfell eines $^3/_4$jährigen tot aufgefundenen Rehbockes.
Befunde: Die Lymphknoten sind um ein Vielfaches des ursprünglichen Umfanges vergrößert, auf der Schnittfläche trocken und käsig weiß. Das Gewebe ist ohne Mühe zerdrückbar. Kleinere Herde finden sich auch in der Lunge.
Ursachen: Infektion mit Schimmelpilzen (*Aspergillen*). Es ist eine vorauslaufende Infektion der Lunge und der Lymphknoten mit anderen Krankheitserregern anzunehmen. Denkbar wäre eine verkäsende Lymphknotenentzündung vom Typ der Pseudotuberkulose (vergleiche Seite 36, Mitte).
Beurteilung: siehe vorherige Seite Mitte und unten!

Eingeatmete Fremdkörper

Bild: Lungenentzündung bei einem Steinmarder infolge einer eingeatmeten Getreideähre.
Befunde: In diesem Beispiel ist die Lunge durch den Entzündungsprozeß hochgradig gerötet. In der längs aufgeschnittenen Luftröhre liegt eine Ähre, deren Basis bis in einen Hauptbronchus vorgedrungen ist.
Ursachen: Die Einatmung derartiger Fremdkörper kann bei allen Wildarten vorkommen und ist stets ein Einzelfall. Wenn das betroffene Tier nicht gleich erstickt, rufen mit eingebrachte Bakterien meist eine Lungenentzündung hervor. Die Fremdkörper können das Lungenfell durchstoßen und einen Erstickungstod durch Lungenkollaps verursachen.
Beurteilung: Erheblich sinnfällige Veränderung. Bei verwertbarem Wild wäre eine Fleischuntersuchung angezeigt.

Toxoplasmose

Bild: Hauptlappen einer Steinmarderlunge mit zahlreichen Entzündungsherden als Beispiel für gleichartige Veränderungen bei anderen Wildarten.
Befunde: Die Lunge ist durchsetzt mit einer Vielzahl von über die Oberfläche etwas vorgewölbten, dunklen, derben Knoten, die auf der Schnittfläche intensiv gerötet sind und im Zentrum trocken erscheinen (Nekrose).
Ursachen: Die Entzündungsherde wurden in diesem Fall durch einzellige Parasiten (Toxoplasmen) hervorgerufen, die nur mikroskopisch nachweisbar sind. Grundleiden war eine Abwehrschwäche durch eine Virusinfektion.
Beurteilung: Es handelt sich um eine erheblich sinnfällige Veränderung der Lunge. Bei Wild, dessen Wildbret verzehrt werden soll, ist eine Fleischuntersuchung vorgeschrieben.

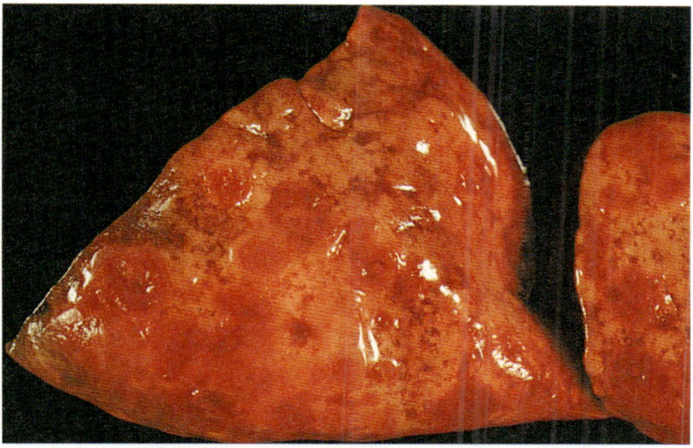

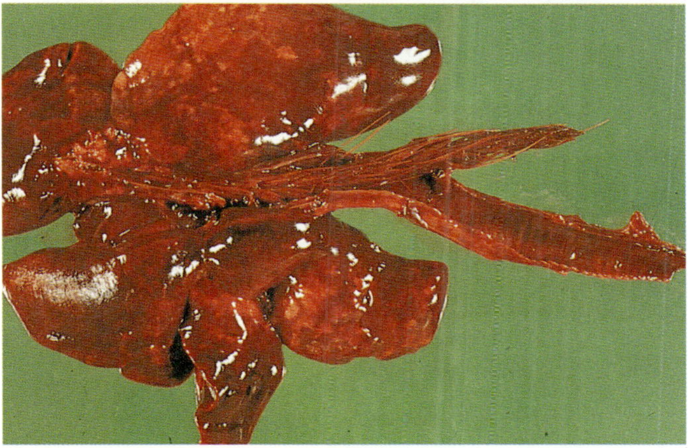

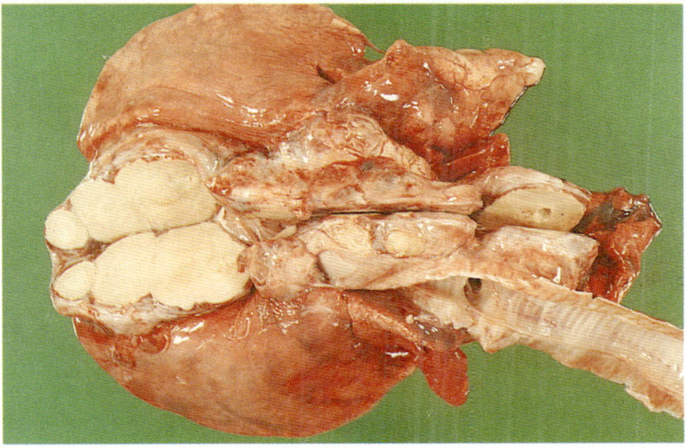

Lungenwurmbefall beim Schwarzwild

Bild: Lunge eines Frischlings mit hochgradigem Lungenwurmbefall. – ***Oben:*** Übersichtsaufnahme; – ***Mitte:*** dieselbe Lunge mit längs aufgeschnittener Luftröhre und eröffneten Bronchien.

Befunde: In der Übersichtsaufnahme sieht man infolge einer hochgradigen Überblähung eine große, pralle Lunge mit abgerundeten Rändern. Die hellen Areale enthalten wenig Blut, das Gewebe ist hier sehr puffig. Die dunkleren, roten Areale sind verfestigt. In den eröffneten Luftwegen finden sich zahlreiche längliche, geschlängelte, weiße Würmer und eine schaumige Flüssigkeit (Ödem).

Ursachen: Es handelt sich um einen Befall mit dem Schweinelungenwurm (*Metastrongylus*), der auch bei Hausschweinen vorkommt, wenn sie auf der Weide gehalten werden. Die geschlechtsreifen Parasiten legen in der Lunge Eier, die über die Luftröhre in den Rachen gelangen, abgeschluckt und über den Kot (Losung) ausgeschieden werden. Regenwürmer nehmen die Eier auf, und in ihnen entwickeln sich die Wurmlarven. Wenn diese Zwischenwirte beim Wühlen von den Schweinen gefressen werden, kommen die Lungenwurmlarven im Darm der Wirtstiere frei, durchbohren die Darmwand und gelangen mit dem Blutstrom über Leber und Herz in die Lunge, wo sie geschlechtsreif werden und sich fortpflanzen. Dabei verursachen sie eine entzündliche Schädigung des Lungengewebes und der Bronchialschleimhaut.

Beurteilung: Wenn das Wirtstier nicht abgemagert ist, kann auf eine amtliche Fleischuntersuchung verzichtet werden. Die Lunge ist unschädlich zu beseitigen.

Befall mit großen Lungenwürmern beim Reh

Bild: Mittelgradiger Befall der Lunge eines halbjährigen Rehgeiß-Kitzes mit großen Lungenwürmern.

Befunde: In der eröffneten Luftröhre sind zahlreiche weißliche Würmer zu erkennen. Die Schleimhaut der Luftröhre ist entzündet und mit wenig schaumigem Schleim bedeckt.

Ursachen: Die in den Bronchien lebenden Lungenwürmer (*Dictyocaulus viviparus*) setzen Larven ab, die mit dem Lungenschleim in den Kehlkopf gelangen, abgeschluckt und mit der Losung ausgeschieden werden. Die Larven entwickeln sich ohne Zwischenwirt weiter, werden mit den Nahrungspflanzen aufgenommen und gelangen auf dem gleichen Weg wie die des Schweinelungenwurmes in die Lunge.

Beurteilung: Eine Fleischuntersuchung ist nur bei Abmagerung erforderlich. Die Lunge ist unschädlich zu beseitigen.

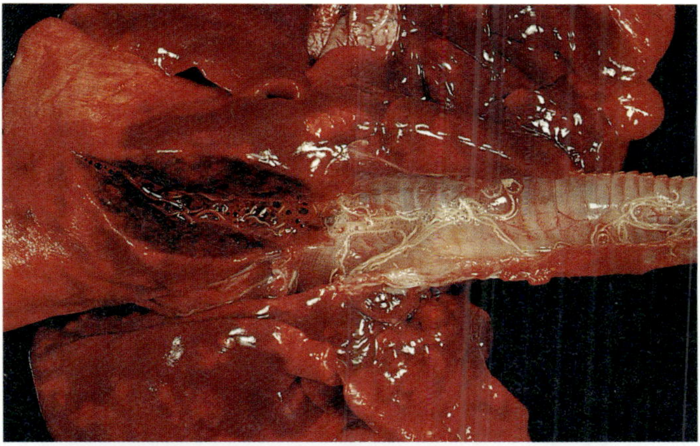
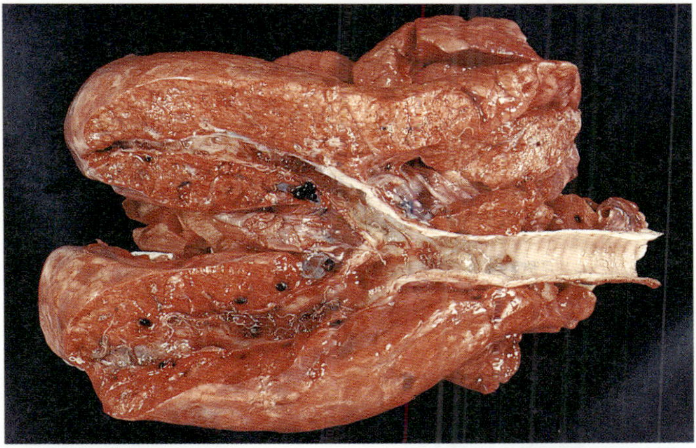
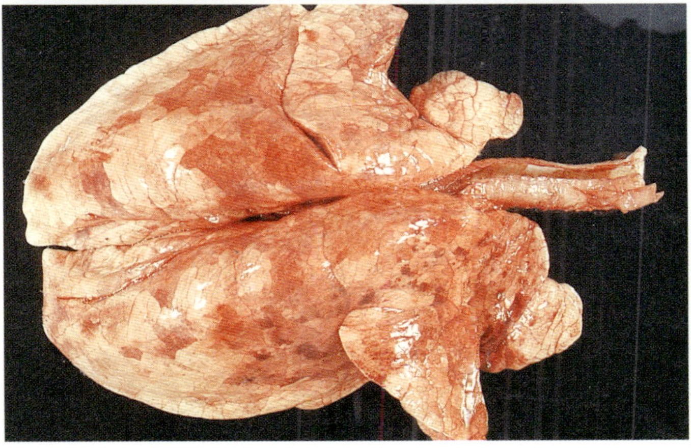

Befall mit kleinen Lungenwürmern bei Hase und Reh

Bild – Oben: Hochgradiger Befall der Lunge eines Junghasen mit kleinen Lungenwürmern. – ***Mitte:*** Lungenwurm-Brutknoten im oberen Teil des rechten Hauptlappens eines Rehes.
Befunde – Oben: Grobknotiger entzündlicher Umbau der Lunge an allen Lungenlappen und bevorzugt am Rand. Typisch ist die gelbliche Farbe der Herde. Die übrige Lunge ist blutreich, der dunkelrote Herd im Mittellappen der rechten Lunge ist eine Blutung infolge Perforation durch eine Schrotkugel. – ***Mitte:*** Drei knotenförmige, vorgewölbte Entzündungsherde, umgeben von einem blassen Saum, der auf einer begrenzten Überblähung (Emphysem) beruht.
Bei hochgradigem Befall erkranken die Tiere an Atembeschwerden, Husten, Bronchitis, Schwäche und Abmagerung.
Ursachen: Als Erreger kommen beim Hasen zwei Lungenwurmarten in Betracht (*Protostrongylus pulmonalis* und *P. tauricus*), beim Reh ist es wahrscheinlich nur eine Art (*Varestrongylus capreoli*). Die geschlechtsreifen Würmer legen in den Lungenbläschen und kleinsten Bronchien Eier, aus denen sich Larven entwickeln, die zum Schlund hochwandern, abgeschluckt und über den Darm ausgeschieden werden. Schnecken dienen als Zwischenwirte. Die Larven bohren sich in den Schneckenfuß ein und entwickeln sich dort weiter. Die Infektion erfolgt durch die Aufnahme der Schnecken oder von ausgewanderten Larven an den Nahrungspflanzen. Die Larven durchbohren die Darmwand und gelangen über den Blutstrom in die Lunge, wo sie geschlechtsreif werden.
Beurteilung: Die Lunge ist stets zu beseitigen. Bei abgemagerten Tieren ist eine Fleischuntersuchung einzuleiten.

Lungenwurmbefall beim Gams

Bild: Hochgradiger Befall der Lunge eines Gamsbock-Jährlings mit kleinen Lungenwürmern.
Befunde: Neben den sich vorwölbenden Knoten fällt am oberen Lungenrand die ausgeprägte, grünschwarze Verfärbung des Gewebes auf, die durch Blutungen und den Abbau des Blutes entstanden ist. Die erwachsenen Lungenwürmer kann man gelegentlich in den kleineren Bronchien als dünne fadenförmige bräunliche oder weißliche Gebilde finden.
Ursachen: Es sind mehrere Lungenwurmarten bekannt, die in den kleinsten Bronchien und in den Lungenbläschen parasitieren (*Protostrongylus, Muellerius, Neostrongylus*). Ihre Entwicklung entspricht im Wesentlichen denen bei Hase und Reh (siehe oben!).
Beurteilung: wie oben.

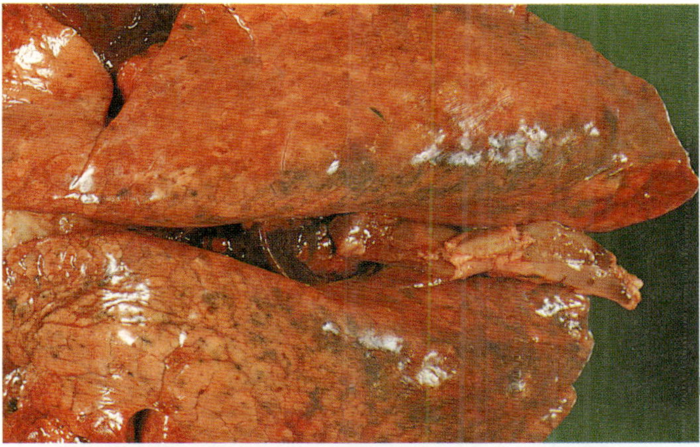
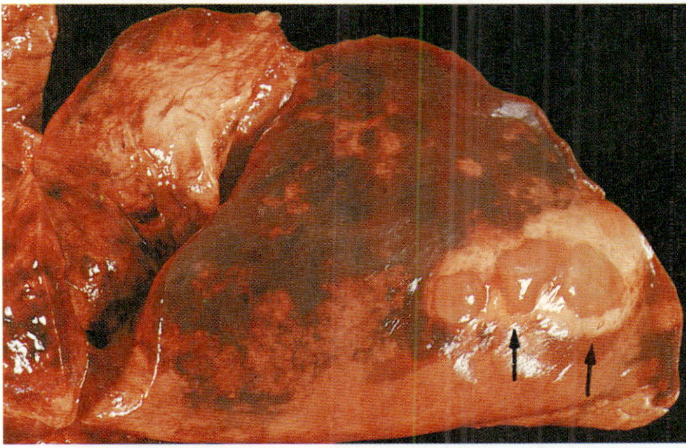
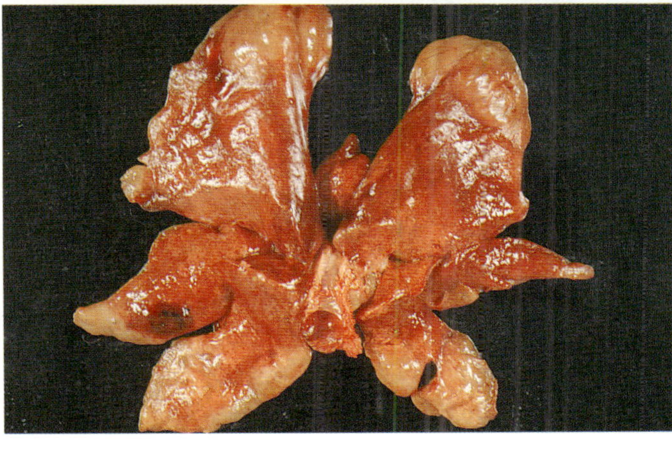

Körperhöhlen

Brusthöhle

Bild: Eröffnete Brusthöhle eines tot aufgefundenen Damwild-Kalbes. Sichtbar sind Lunge (L), Herzbeutel (H) und Thymus (T). Diese Organe sind durch die Rippen geschützt, von denen acht mit dem Brustbein direkt knorpelig verbunden sind (erkennbar an der Reihe weißer Flecken). Die Brusthöhle ist mit dem Brustfell ausgekleidet, welches als Lungenfell auch die Lunge überzieht. Diese ist mit der Hauptschlagader und dem Mittelfell an der Brustwirbelsäule angeheftet, der Herzbeutel sitzt dem Brustbein an (dicker Pfeil). Die Begrenzung zur Bauchhöhle erfolgt durch das Zwerchfell (dünne Pfeile).

Bauchhöhle

Bild: Eröffnete Bauchhöhle von links nach dem Entfernen der Decke, der Brustwand und der Bauchwand. Das Hüftgelenk ist eröffnet, die Kugel aus der Pfanne gelöst (dicker Pfeil). Sichtbar sind nach dem Zwerchfell (dünne Pfeile) der Pansen (P), der Labmagen (L), ein Teil der Milz (M) und der Darm (D).
Befunde: Der Pansen und Teile des Darmes sind graugrün verfärbt und aufgegast.
Ursachen: Die Verfärbung ist eine Folge der nach dem Tode des Tieres beginnenden Zersetzung der Organe und des Blutes.
Beurteilung: Verfärbungen gehören zu den bedenklichen Merkmalen und machen eine Fleischuntersuchung erforderlich. In der abgebildeten Form liegen sie stets bei Fallwild vor, das besser gleich unschädlich beseitigt wird.

Tumor in der Brusthöhle

Bild: Zahlreiche Geschwülste (Pfeile) in der Brusthöhle eines dreizehnjährigen abgemagerten Damtieres.
Befunde: Die Tumorknoten sind grobknotig und derb und haben auf der Schnittfläche ein weiß-speckiges Aussehen. Sie verdrängen die Brusthöhlenorgane Herz (H) und Lunge (L). Diese Tumorart *(Mesotheliom)* ist in vielen Fällen mit einem Flüssigkeitserguß verbunden, der zur Kompression der Lunge führt. Dadurch kommt es zu Atemstörungen und schließlich zum Tod durch Ersticken.
Ursachen: Wodurch derartige Geschwülste hervorgerufen werden, ist bei den Tieren bislang nicht bekannt.
Beurteilung: Das Vorkommen zahlreicher Geschwülste in den inneren Organen gehört zu den bedenklichen Merkmalen, weshalb eine Fleischuntersuchung durchgeführt werden muß.

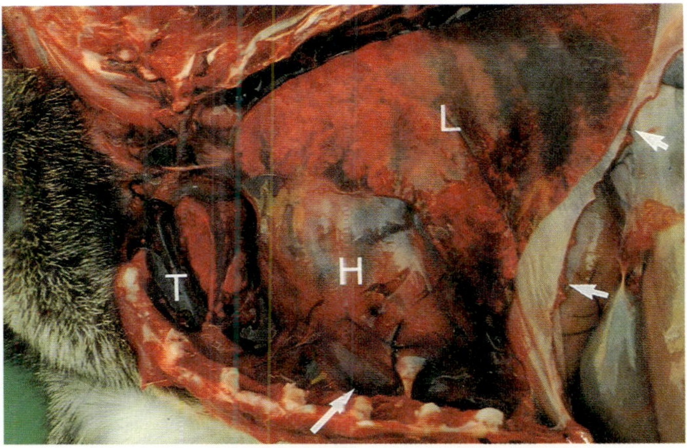
L
T
H

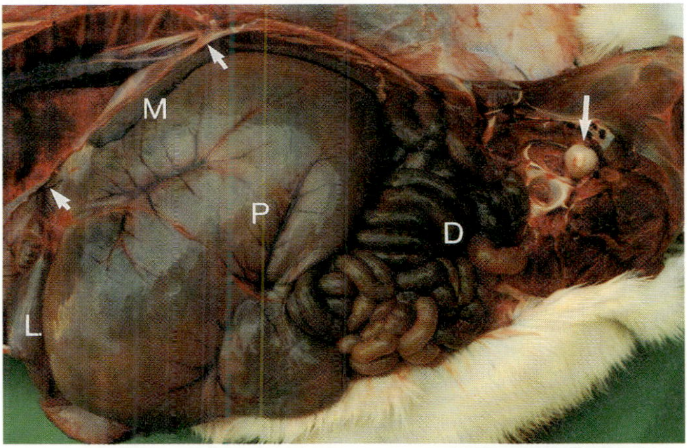
M
P
D
L

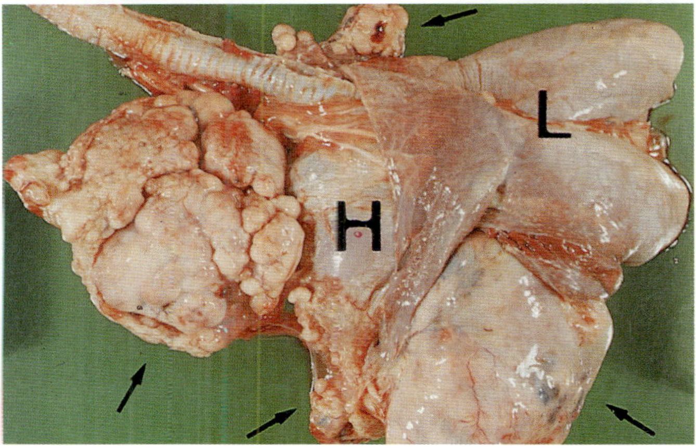
L
H

Durchbruch eines Magengeschwürs mit Verwachsungen

Bild: Pansen und Netz eines tot aufgefundenen Gehege-Damspießers, der längere Zeit keine Nahrung mehr aufgenommen hatte und abgemagert war.
Befunde: Zwischen den Organen liegen feste Verbindungen vor, die auf einen kleinen Bereich begrenzt sind.
Ursachen: Verwachsungen sind Folgen einer chronischen Bauchfellentzündung. Im abgebildeten Fall war diese noch nicht abgeheilt, worauf die Rötung hinweist (Pfeil). Im Pansen fand sich an dieser Stelle ein größeres durchgebrochenes, durch Nekrosebakterien hervorgerufenes Geschwür.
Beurteilung: Verwachsungen sind bedenkliche Merkmale, bei denen eine Fleischuntersuchung vorgeschrieben ist.

Verwachsungen nach Schußverletzung

Bild: Seitlich eröffnete Bauchhöhle eines erwachsenen Hasen, der an einer Straße tot aufgefunden worden ist.
Befunde: Neben unfallbedingten Blutungen in der Bauchhöhle ist eine Verwachsung (Pfeil) zwischen der Bauchwand im Nabelbereich und dem Darm (D) mit einem Abszeß auffällig. Im Inneren dieses Entzündungsherdes fanden sich Haare und eine Schrotkugel. N = Niere.
Ursachen: Perforierende Verletzungen von Brust- oder Bauchhöhle führen immer dann zu einer Entzündung, wenn Bakterien oder Fremdkörper eindringen können. Im chronischen Fall entwickeln sich dabei Verwachsungen.
Beurteilung: Die bei Verwachsungen vorgeschriebene Fleischuntersuchung ist hier unwirtschaftlich. Tierkörper und Organe sind unschädlich zu beseitigen.

Bandwurmfinnen

Bild: Bandwurmfinnen aus der Bauchhöhle und im Netz eines Rehes.
Befunde: Mehrere kugel- und birnenförmige, bis zehn Zentimeter große Blasen, die teilweise mit dem Netz verwachsen sind. An einigen Blasen sind Fortsätze mit endständigen weißen Knötchen (Kopfanlagen) erkennbar.
Ursachen: Es handelt sich um Larven (Finnen) des »Geränderten Bandwurmes« (*Taenia hydatigena*), die als Dauerstadien (*Cysticercus tenuicollis*) bei verschiedenen Tierarten, auch beim Schalenwild vorkommen. Endwirte sind Hund und Fuchs, in deren Darm sich die Finnen mit ihren Kopfanlagen verankern und zu reifen Bandwürmern entwickeln.
Beurteilung: Unschädliche Beseitigung der Finnen. Bei Verwachsungen ist eine Fleischuntersuchung einzuleiten.

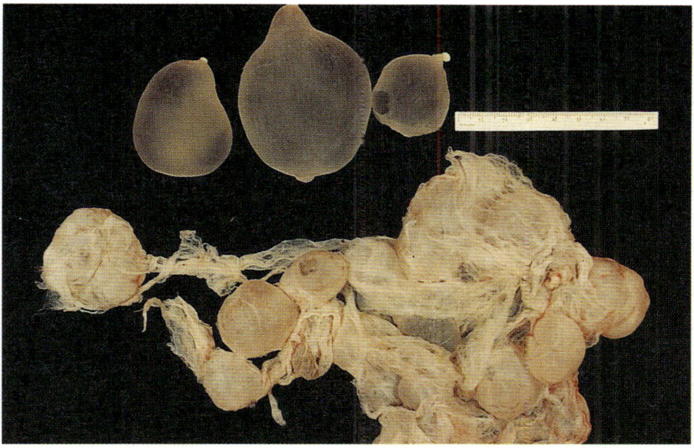

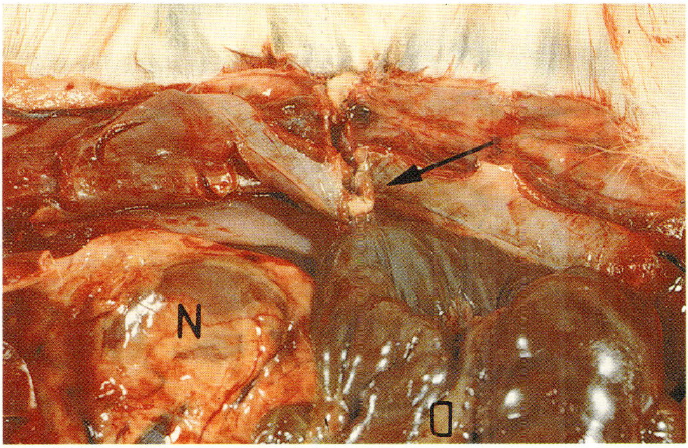
N
O

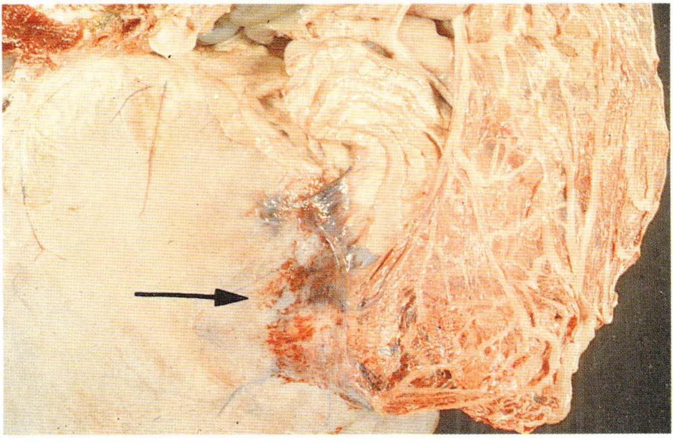

Verdauungsorgane

Der vordere Teil der Verdauungsorgane wird durch die **Maulhöhle** und die **Rachenhöhle** gebildet, die mit einer Schleimhaut ausgekleidet sind, unter der sich zahlreiche Drüsen befinden. Außerdem sind in die Schleimhaut herdförmige Ansammlungen von Abwehrzellen (Lymphknötchen) und – im Rachen – die Mandeln eingelagert. Die Maulhöhle enthält die mit Unterkiefer und Zungenbein fest verbundene **Zunge**, ferner die **Zähne** in Form von Schneide-, Haken-, Lücken- und Mahlzähnen. Mit Ausnahme der Mahlzähne werden die Zähne gewechselt, man spricht deshalb vor dem Wechsel von einem Milch- und danach von einem Dauergebiß. Beim wiederkäuenden Schalenwild fehlen die oberen Schneidezähne und zumeist auch die Hakenzähne (Ausnahme: Grandeln beim Rotwild, manchmal auch beim Rehwild). An ihrer Stelle besitzen die Tiere eine harte Gaumenplatte.
Speicheldrüsen befinden sich unter der Zunge, unter der Backenschleimhaut, am Unterkieferwinkel und unterhalb des Ohres. Ihre Ausgänge münden in die Maulhöhle. Im Ohr-, Kehlgangs- und oberen Halsbereich sind unter der Haut außerdem **Lymphknoten** anzutreffen.
Dem Rachen schließt sich der muskulöse **Schlund** an, der am Kehlkopf beginnt und oberhalb der Luftröhre verläuft. Er ist ebenfalls mit einer Schleimhaut und Drüsen ausgestattet. Er mündet nach dem Durchtritt durch das Zwerchfell in den Magen.
Der **Magen** von Schwarzwild, Hasenartigen, Nagetieren und Raubwild ist einhöhlig. Er besteht im Wesentlichen aus Muskulatur und ist völlig oder überwiegend mit einer drüsenreichen Schleimhaut ausgekleidet. Bei manchen Tierarten (Schwein, Nagetiere) findet man am Mageneingang außerdem ein Areal mit einer verhornenden, eher trockenen Schleimhaut, wie sie auch im Schlund vorliegt. Der Magen des wiederkäuenden Schalenwildes ist viergeteilt, nämlich in drei Vormagenabteilungen und den Drüsenmagen (Labmagen). Die größte Vormagenabteilung wird vom Pansen (Weidsack) gebildet, dem sich der Netzmagen, der Buch- oder Blättermagen und danach der Labmagen anschließen. Die Vormagenschleimhaut ist

Magen

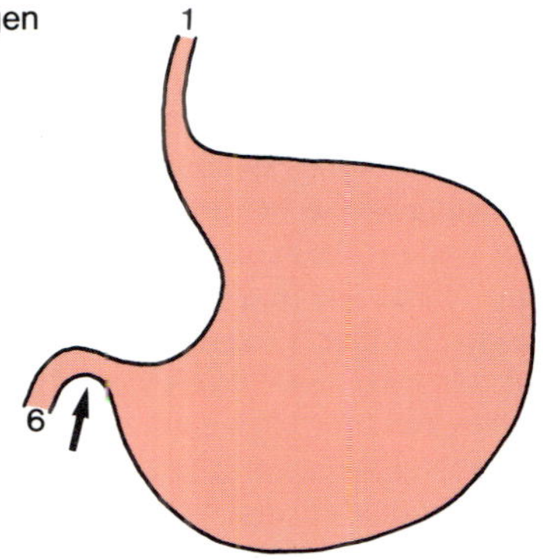

1 Einmündung des Schlundes
2 Pansen
3 Netzmagen
4 Buchmagen
5 Labmagen
6 Zwölffingerdarm
7 Leber
8 Milz

einhöhliger Magen
(z. B. Fuchs, Schwarzwild)

Magenausgang (»Pförtner«) →

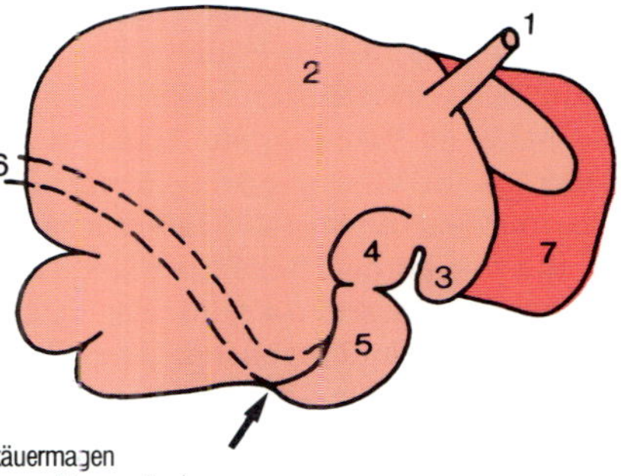

Wiederkäuermagen
(von oben rechts gesehen)

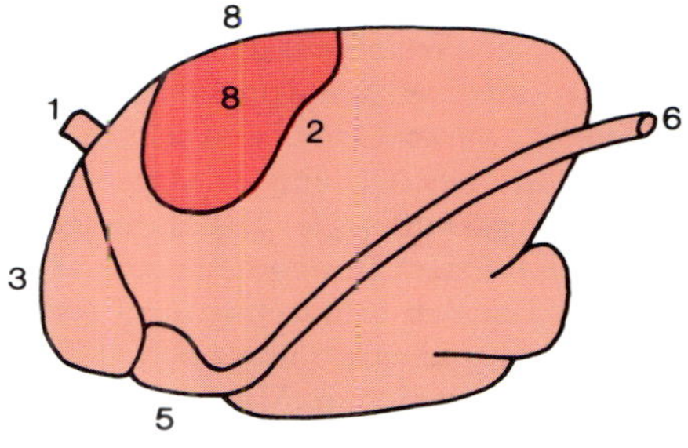

Wiederkäuermagen
(von unten links gesehen)

zottenreich und überwiegend verhornt, weshalb sie an manchen Stellen lederartig fest und trocken erscheint. Die Drüsenschleimhaut des Labmagens und der oben erwähnten einhöhligen Mägen ist glatt mit faltigen Vorwölbungen, feucht und mit Schleim bedeckt.

Der Aufbau des Magensystems der **Wiederkäuer** ist mit einer besonderen **Ernährungsweise** verbunden. Die Nahrung gelangt nach dem ersten Zerkauen von der Maulhöhle über den Schlund in Pansen und Netzmagen. Hier erfolgt ein überwiegender Teil der Verdauung der Zellulose, einem Bestandteil der Pflanzen. Dazu tragen Bakterien und Einzeller mit ihren Verdauungsenzymen wesentlich bei. Der Phase der Nahrungsaufnahme folgt eine Ruheperiode, in der ein Teil des Vormageninhalts wieder in die Maulhöhle hochgedrückt, dort eingespeichelt und nochmals durchgekaut wird. Sind die abgeschluckten Bestandteile dann klein genug, werden sie über den Netz- und Blättermagen in den Labmagen befördert. Die in der letzten Magenabteilung gebildete Säure bewirkt einen weiteren Aufschluß der vorverdauten Nahrung.

Dem Labmagen schließt sich der am Gekröse aufgehängte **Dünndarm** an. In dessen ersten Abschnitt, den Zwölffingerdarm, münden der von der Leber kommende Gallengang und die Gänge der Bauchspeicheldrüse ein. Der sich anschließende Leerdarm und der Hüftdarm schlängeln sich in vielen Windungen um den Dickdarm herum (»Kranzdarm«). Im Dünndarm werden die Nährstoffe weiterverdaut und zumeist ins Blut überführt.

Der **Dickdarm** beginnt mit dem Blinddarm, der nur bei den Hasenartigen einen Wurmfortsatz wie beim Menschen hat, leitet über zum Grimmdarm und mündet in den Mastdarm, der am After (Weidloch) endet. Der Grimmdarm ist beim wiederkäuenden Schalenwild in einer spiraligen Scheibe, beim Schwarzwild in einem schneckenartig aufgebauten Kegel und bei den übrigen Arten in einer U-förmigen Schleife angeordnet. Der Dickdarm dient vor allem zum Aufsaugen flüssiger Bestandteile und zum Eindicken des Inhaltes. Bei den Pflanzenfressern setzt sich der Verdauungsvorgang aber auch hier noch fort, wobei vor allem Bakterien beteiligt sind. Man spricht bei den großen Dickdarmabschnitten auch von Gärkammern. Dünn- und Dickdarm sind wie der Magen muskelhaltig, worauf die Darmbewegungen beruhen, mit denen der Inhalt durcheinandergemischt und fortbewegt wird.

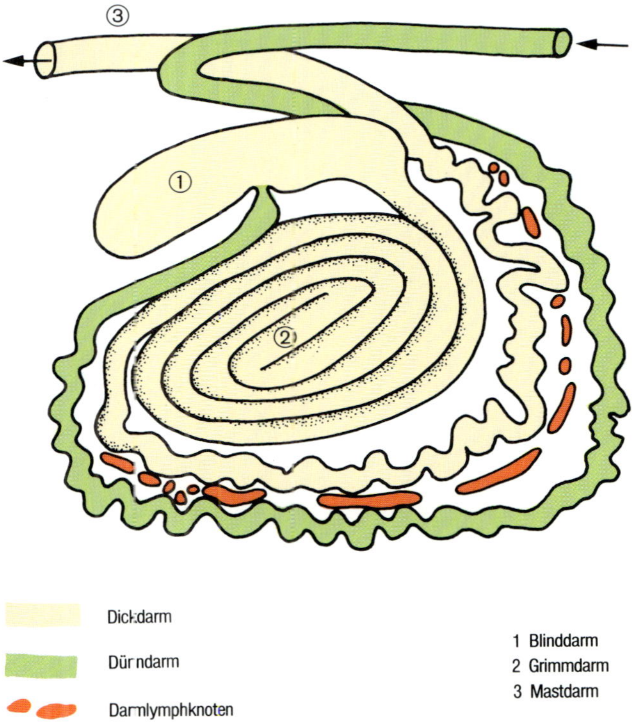

Schematische Darstellung des Darmes
(kleines Gescheide, Beispiel Reh)

Geschwüre der Maulschleimhaut

Bild: Geschwürige Veränderungen der Backenschleimhaut einer erwachsenen Hirschkuh.
Befunde: In der papillenreichen Schleimhaut fallen mehrere unregelmäßig geformte, wie ausgestanzt wirkende, kraterförmige Defekte auf, die rot umrandet sind. Gleiche Befunde sind oft auch auf der Zunge, im Schlund und im Magen zu erheben.
Ursachen: Derartige Geschwüre sind häufig Folge einer Virusinfektion. Ähnliche Veränderungen im Zahnbereich können gelegentlich aber auch Verletzungen durch spitze, ungleich abgenutzte Zähne sein.
Beurteilung: Sofern keine weiteren Organe betroffen sind, ist eine Fleischuntersuchung nicht notwendig.

Zungengeschwüre

Bild: Herdförmige Bildung von Geschwüren in der Zungenschleimhaut eines halbjährigen Damkalbes.
Befunde: Kleinherdige, unregelmäßig geformte Defekte in der Schleimhaut. Sie sind teils braun (am oberen Rand), teils rot gefärbt (unterer Rand). Braungefärbte Geschwüre fallen auch auf dem Zungenwulst auf. Außerdem sieht man auf dem vorderen Zungenrücken strichförmige Veränderungen in geschlängelter Anordnung, die nicht verfärbt sind.
Ursachen: Grundsätzlich kommen die gleichen Ursachen in Frage wie bei der vorigen Abbildung. Im vorliegenden Fall hatte sich das Kalb einen offenen Unterkieferbruch mit bakterieller Infektion zugezogen.
Beurteilung: Wie bei der vorigen Abbildung. Wegen des Knochenbruches ist eine Fleischuntersuchung einzuleiten.

Zahnfachentzündung

Bild: Chronische Zahnfachentzündung bei einem dreijährigen erlegten Rehbock.
Befunde: Hochgradiger entzündlicher Schwund des Zahnfleisches, Abschmelzung des Zahnfachknochens und Lockerung der oberen Backenzähne. Zwischen den Zähnen und in den Zahnfächern waren Pflanzenteile eingekeilt. Der Bock war fortgeschritten abgemagert und wog 4 kg unter dem normalen Durchschnittsgewicht.
Ursachen: Zumeist laufen derartigen Veränderungen Verletzungen des Zahnfleisches durch eingespießte Pflanzenteile mit sekundärer bakterieller Infektion voraus, möglicherweise auf der Basis einer Abwehrschwäche.
Beurteilung: Bei Abmagerung ist eine Fleischuntersuchung vorgeschrieben.

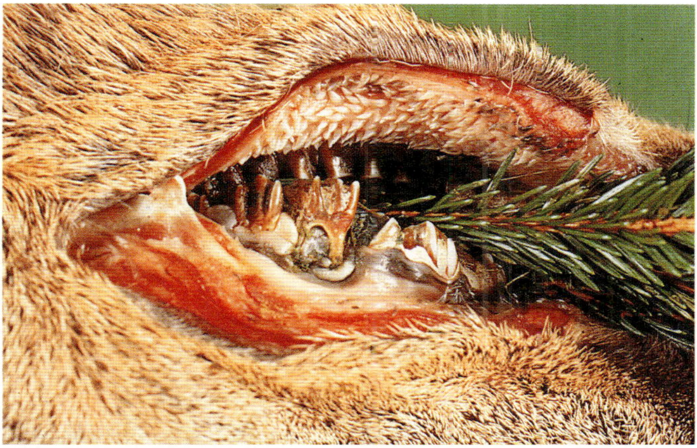

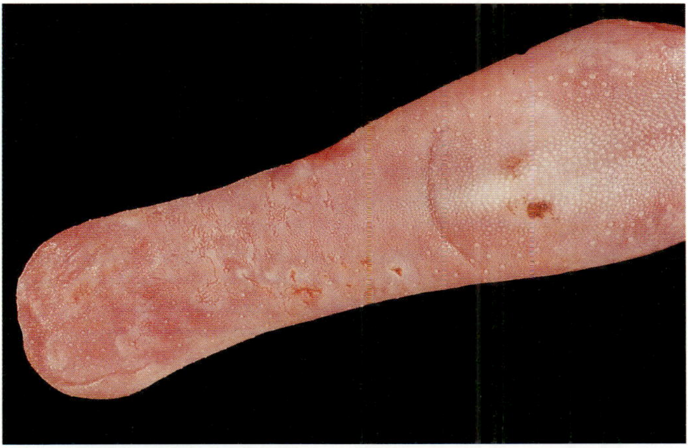

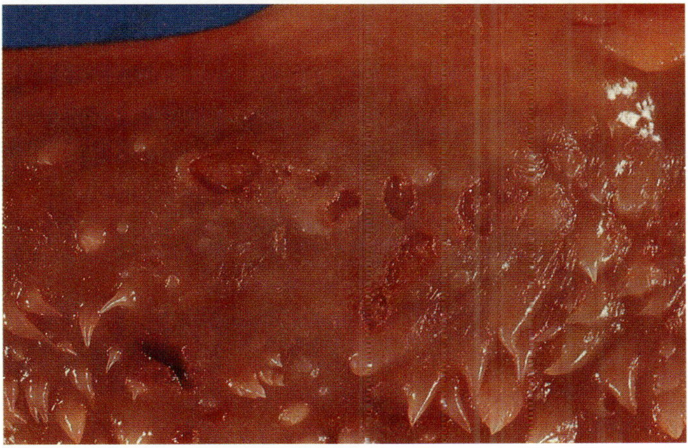

Gebißveränderungen bei Zahnfachentzündung

Bild – Oben: Abgekochter Unterkiefer eines sehr alten Gehege-Damtieres, das an chronischer Zahnfachentzündung mit Eindringen von Pflanzenteilen in das Zahnfleisch erkrankt war. – ***Unten:*** Seitenansicht von aus dem Zahnfach herausgelösten Backenzähnen des gleichen Tieres.

Befunde – Oben: Die Zahnfächer sind ausgeweitet, so daß die vorderen Mahlzähne beider Seiten nicht mehr fest verankert, sondern gelockert sind und vorstehen. Der Unterkiefer ist in diesem Bereich verdickt. – ***Unten:*** Die Zähne sind entsprechend dem Alter des Tieres hochgradig abgeschliffen. In abgekochtem Zustand kann man an den Wurzeln eine knöcherne, oberflächlich rauhe Zubildung erkennen.

Ursachen: Es gilt das für die Zahnfachentzündung Beschriebene. Die Lockerung der Zähne wird durch einen entzündlich bedingten Knochenschwund erklärt. Die Verdickung der Unterkieferäste in diesem Bereich entsteht als Ausgleich für den Verlust des Knochengewebes, möglicherweise auch infolge der entzündlichen Reizung der Knochenhaut. Damit bleibt für eine gewisse Zeit die Belastbarkeit des Kiefers erhalten. Auch die Zubildung von Knochengewebe an den Zähnen ist dieser Entstehungsweise zuzuschreiben, die als *chronische ossifizierende Periodontitis* bezeichnet wird. In derartigen Fällen sind häufig die Kopflymphknoten geschwollen. Manchmal kommt es zum Übertritt von Bakterien ins Blut und so zur Entstehung von Entzündungsherden in anderen Organen.

Beurteilung: Chronisch-entzündliche Veränderungen in der Maulhöhle sind in der Regel schmerzhaft und deswegen mit einer Abmagerung des Tieres verbunden, die eine Fleischuntersuchung erforderlich macht.

Karies

Bild: Hochgradige kariöse Erkrankung mehrerer Zähne im Oberkiefer einer alten Dächsin.

Befunde: An einem Teil der schmelzhöckerigen Backenzähne liegt eine herdförmige Auflösung des Zahnschmelzes und der darunter liegenden Zahnsubstanzen (Dentin) vor. Ein Backenzahn fehlt, in das offene Zahnfach sind Nahrungsbestandteile eingedrungen. Gleichartige Veränderungen betreffen auch Unterkieferzähne. Bei Wildtieren selten vorkommend.

Ursachen: Bei Tieren in Gefangenschaft ist falsche Ernährung die Hauptursache. Wildtiere sind vor allem bei einer allgemeinen Schwächung durch Krankheiten oder im Alter empfänglich, wobei es zum Verlust der Schmelzhärte kommt.

Beurteilung: Da es sich meist um abgemagerte Tiere handelt, ist eine Fleischuntersuchung angezeigt.

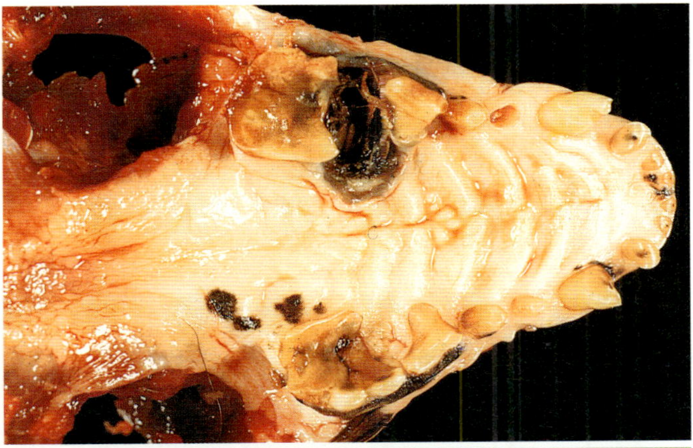
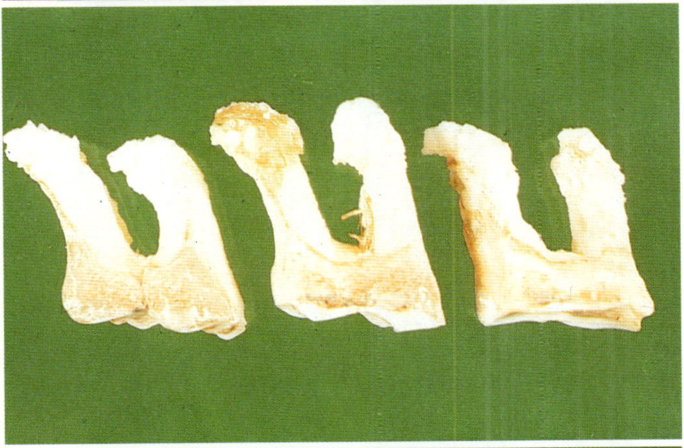
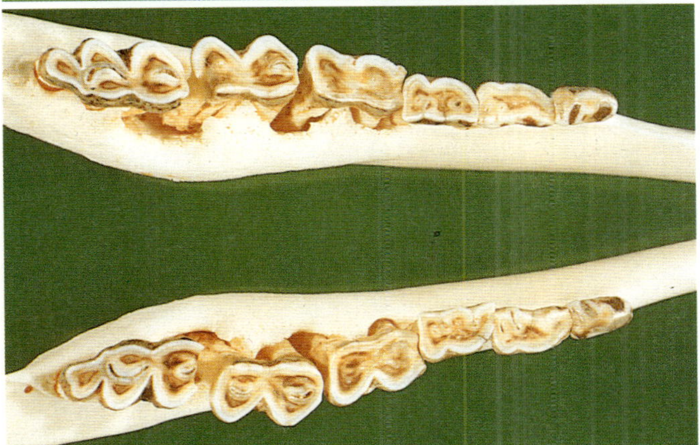

Pigmentgeschwulst (Melanom) der Maulschleimhaut

Bild: Schleimhauttumor in der Maulhöhle eines Rehes.
Befunde: Grobknotiger, oberflächlich geschwürig zerfallener, eitrig entzündeter, übelriechender Tumor, der in den Unterkieferknochen eingedrungen ist und ihn teilweise zersetzt hat. Die Zunge ist zur Seite verdrängt, einige Zähne sind gelockert. Betroffene Tiere sind abgemagert. Mikroskopisch ergab sich bei diesem Tumor der Befund eines »bösartigen« Melanoms. Dabei handelt es sich um eine Geschwulst, die von Pigmentzellen der Maulschleimhaut gebildet wird.
Ursachen: Unbekannt.
Beurteilung: Bei Abmagerung ist eine Fleischuntersuchung durchzuführen. Der Kopf ist unschädlich zu beseitigen.

Schleimhautgeschwüre im Schlund

Bild: Entzündung in der Schlundschleimhaut eines halbjährigen Mufflonlammes, das an den Folgen einer Lippengrind-Erkrankung (s. Seite 182) gestorben ist.
Befunde: Strichförmige und streifige oberflächliche Geschwüre in der Schlundschleimhaut mit bräunlicher Verfärbung des Gewebes in der Tiefe der Schleimhautdefekte. Gleichartige Entzündungsherde lagen auch in der Maulschleimhaut und an der Zunge vor.
Ursachen: Es ist an verschiedene Virusinfektionen zu denken, bei denen die Schleimhäute der Verdauungsorgane entzündlich verändert sind. Der im vorliegenden Falle festgestellte Lippengrind ist eine von mehreren Möglichkeiten.
Beurteilung: Es handelt sich um erhebliche sinnfällige Veränderungen. Eine Fleischuntersuchung ist einzuleiten.

Fremdkörper im Schlund

Bild: Steckengebliebene Kastanie im Schlund eines halbjährigen gestorbenen Damkalbes aus einem Gehege.
Befunde: Unverrückbar im oberen Abschnitt des Schlundes steckende, nicht zerkaute Kastanie; hochgradige Magenaufgasung. Die Schlundschleimhaut zeigt nach dem Entfernen des Fremdkörpers ein trockenes, gelblich verfärbtes, ringförmiges Areal, in dem das Gewebe abgestorben ist (Nekrose), mit einem schmalen roten Saum (Entzündung).
Ursachen: Derartige runde Fremdkörper werden bei ungestörter Nahrungsaufnahme normalerweise zerkaut, unter Streßbedingungen jedoch heruntergeschlungen, wobei sie steckenbleiben können. Tod durch Ersticken infolge Aufgasung des Magens mit Einengung des Brustraumes.
Beurteilung: Unschädliche Beseitigung des Tierkörpers.

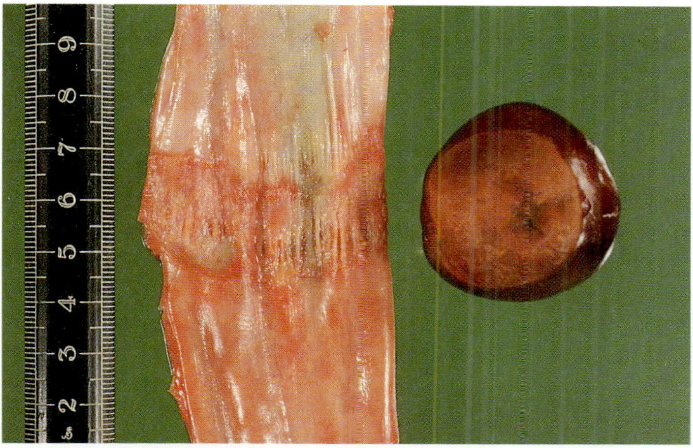
2 3 4 5 6 7 8 9

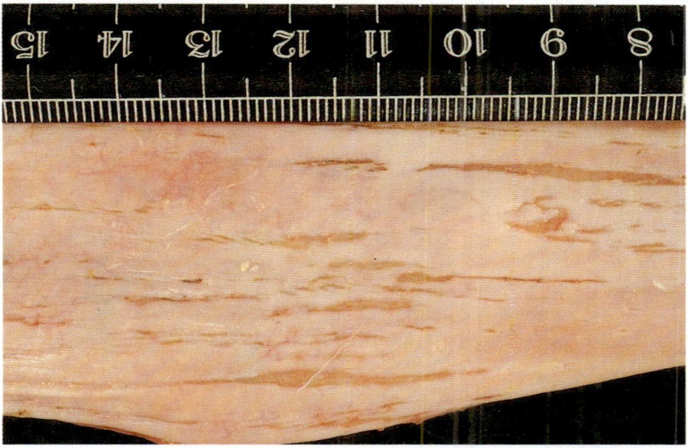
8 9 10 11 12 13 14 15

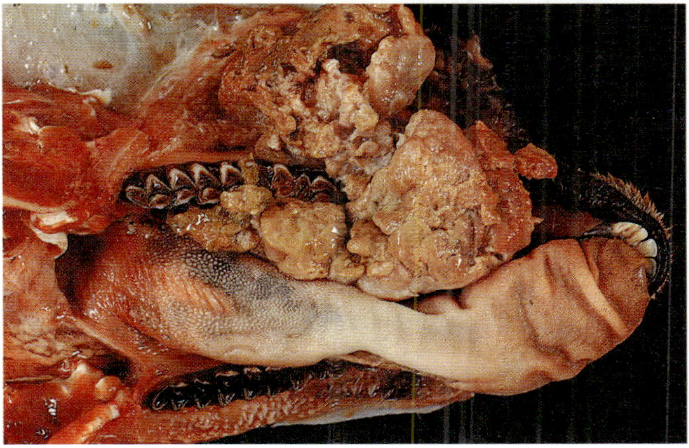

Aufgasung

Bild: Tot aufgefundenes zweijähriges Gehege-Damtier.
Befunde: Magen und Darm sind mit übelriechenden Gasen prall angefüllt und ballonartig aufgetrieben, oft auch verfärbt.
Ursachen: Die Aufgasung kann krankheitsbedingt sein, beispielsweise infolge einer Schlundverstopfung oder nach einer schaumigen Gärung des Panseninhalts. Nach dem Tode entwickelt sie sich durch die Vermehrung gasbildender Bakterien im Magen- und Darminhalt. Wärme fördert den Prozeß.
Beurteilung: Gasbildung im Magen- und Darmkanal mit Verfärbung der inneren Organe sind bedenkliche Merkmale. Eine Fleischuntersuchung ist einzuleiten oder das Tier gleich unschädlich zu beseitigen.

Normaler Mageninhalt

Bild: Eröffneter Pansen eines gesund erlegten, erwachsenen Rehes im Winter.
Befunde: Der Inhalt ist dickbreiig und besteht überwiegend aus rohfaserreichen Grünanteilen, in denen reichlich unzerkaute Nahrung enthalten ist. Im Winter sind mehr grobe und weniger saftige Bestandteile enthalten als im Sommer.
Ursachen: Die Nahrung wird bei der Aufnahme nicht völlig durchgekaut, sondern teilweise in grober Struktur abgeschluckt. In Pansen und Netzmagen wird der Inhalt durchmischt und wieder in die Maulhöhle befördert. Beim Wiederkauen erfolgt dann eine intensive Zerkleinerung. Genügend zerkleinerte Fasern werden über den Netzmagen in den Buch- und anschließend in den Labmagen weiterbefördert.
Beurteilung: Normalbefund.

Blähsucht

Bild: Panseninhalt eines in der Nähe eines Rapsfeldes tot aufgefundenen Rehes.
Befunde: Hochgradige Aufgasung von Magen- und Darm. Der Mageninhalt ist dünnsuppig und intensiv grün (»rahmspinatartig«). Auffallend ist seine feinschaumige Beschaffenheit.
Ursachen: Durch die übermäßige Aufnahme von rohfaserarmer Nahrung, beispielsweise der Blätter von Raps oder anderen Brassica-Arten, kann es zu einer schaumigen Gärung des Mageninhaltes kommen. Der damit verbundene Druck auf das Zwerchfell führt zur Beeinträchtigung der Atmung, was schließlich im Erstickungstod endet.
Beurteilung: Fallwild wird stets untauglich beurteilt und ist deshalb von vornherein unschädlich zu beseitigen.

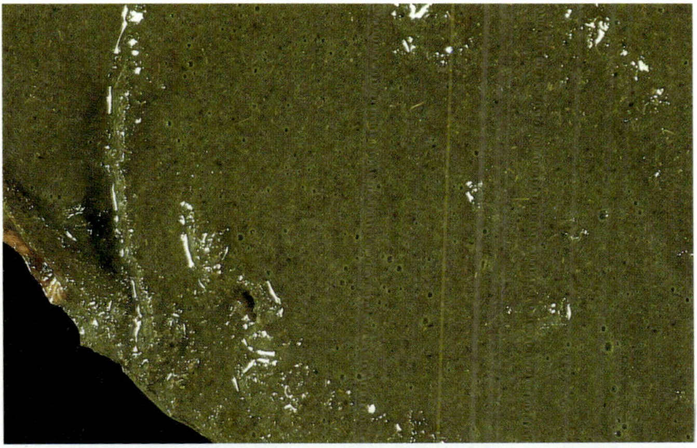

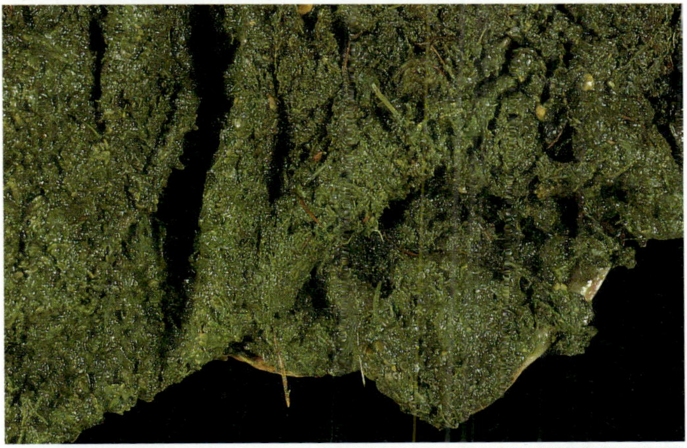

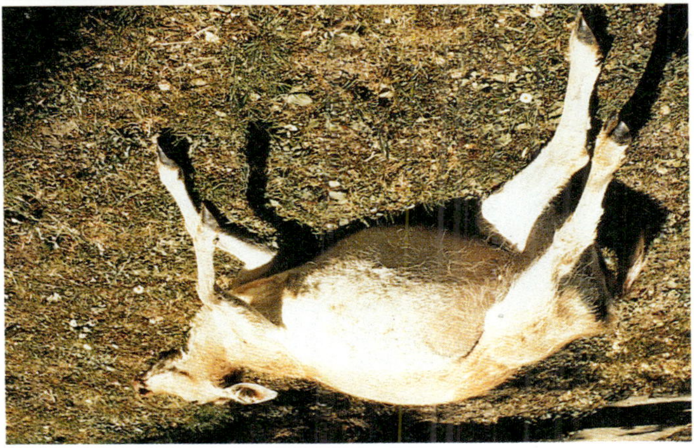

Ernährungsfehler

Bild: Abnormer Panseninhalt bei einem in Gefangenschaft gehaltenen, tot aufgefundenen Reh.
Befunde: Der hochgradig aufgegaste Magen enthält keine rohfaserigen Bestandteile. Der Inhalt ist intensiv gelb gefärbt, dünnbreiig und von schaumiger Beschaffenheit.
Ursachen: Bestandteile und Farbe des Futterbreies weisen darauf hin, daß dem Tier ausschließlich kohlenhydratreiches Kraftfutter ohne Rauhfutteranteile zur Verfügung gestanden hat. Bei einer derartigen Zusammensetzung der Nahrung kommt es häufig zur schaumigen Gärung mit Aufgasung und zum Tod durch Ersticken.
Beurteilung: wie bei »Blähsucht« (s. Seite 74)

Magenblutungen bei einem Rehkitz

Bild: Mägen eines Rehkitzes, das mit seinem Zwilling unbestimmte Zeit nach der Geburt tot aufgefunden worden ist.
Befunde: Die Vormägen (V) sind noch nicht entwickelt und ohne Inhalt. Der Labmagen (L) enthält keine Milch, sondern nur wenig blutigen Schleim. Das Blut ist aus den Blutgefäßen der Schleimhaut ausgetreten (nicht abgeschluckt!).
Ursachen: Derartige Befunde sind Folgen eines Milchmangels, der zur Unterzuckerung und dadurch zum Tod führt (sogenannte Inanition). Die Geiß hat ihre Kitze zum Säugen offensichtlich nicht mehr aufsuchen können.
Beurteilung: Fallwild ist grundsätzlich zur Fleischuntersuchung anzumelden. Aus wirtschaftlichen Gründen ist aber davon Abstand zu nehmen und der Kadaver unschädlich zu beseitigen.

Magenblutungen bei einem Hasen

Bild: Aufgeschnittener und ausgebreiteter Magen eines vier Monate alten Hasen, der tot aufgefunden worden ist. (Pfeil = Mageneingang, P = Magenausgang, auch Pförtner genannt).
Befunde: Der Magen ist leer. In der Schleimhaut sind mehrere schwarzrote Punkte erkennbar (Blutungen). Weitere Befunde: Lungen- und Herzbeutelentzündung mit Leber- und Milzschwellung. Im Blut wurde eine Überschwemmung mit Coli-Bakterien (Septikämie) nachgewiesen.
Ursachen: Die Blutungen sind Folge einer Schädigung der Blutgefäße durch die Bakterien.
Beurteilung: Wegen Unwirtschaftlichkeit ist auf die bei Entzündungen und Milz- bzw. Leberschwellung vorgeschriebene Fleischuntersuchung zu verzichten. Der Kadaver ist unschädlich zu beseitigen.

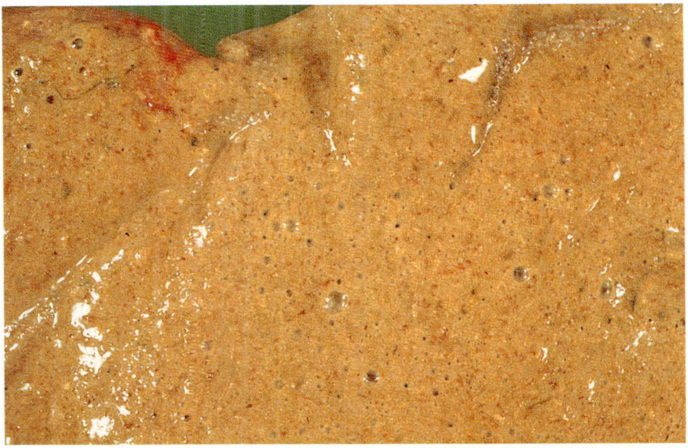

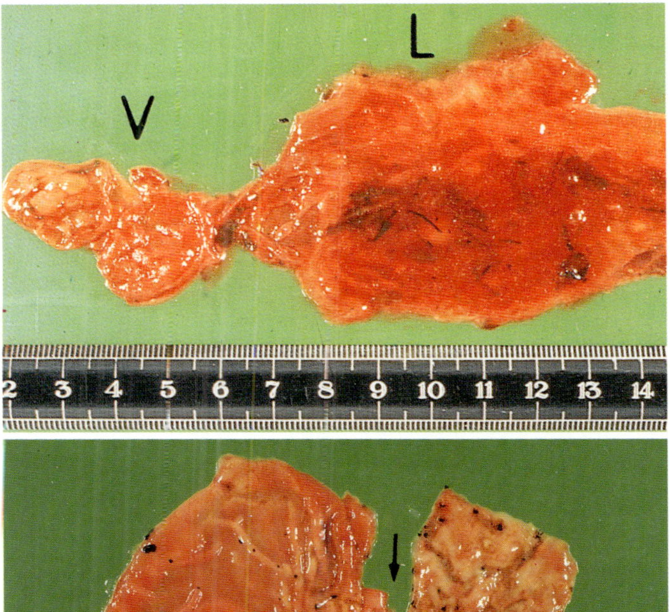
V
L
2 3 4 5 6 7 8 9 10 11 12 13 14

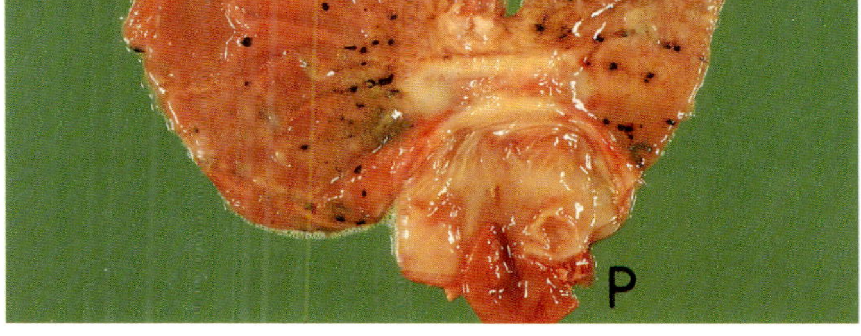
P

Chronische Labmagenentzündung

Bild: Eröffneter und ausgewaschener Labmagen eines dreijährigen Rehbockes (links) mit Vergleichsmagen eines anderen Rehes (rechts).
Befunde: Hochgradige Verdickung und Verhärtung der Schleimhautfalten, in der zahlreiche knötchenförmige Vorwölbungen auffallen. Die Milz war bei diesem Tier geschwollen. Mikroskopisch liegen chronisch-entzündliche Vorgänge vor.
Ursachen: Es kommt eine Vielfalt von Ursachen in Frage, wie eine bakterielle oder parasitäre Infektion. Im vorliegenden Fall ergaben sich keine Hinweise auf eine bestimmte Ursache.
Beurteilung: Wegen der Milzschwellung ist eine Fleischuntersuchung einzuleiten.

Magengeschwür

Bild: Eröffneter und ausgebreiteter Pansen eines halbjährigen Mufflon-Lammes, das an den Folgen einer Lippengrind-Infektion verendet ist.
Befunde: Tiefreichendes Geschwür der Pansenschleimhaut. Das Gewebe ist in frischem Zustand intensiv gerötet, hier jedoch durch Einwirkung von gasbildenden Bakterien nach dem Tode schwarzbraun verfärbt. In dieser Größe ist die Veränderung bereits an der Magen-Außenseite zu erkennen.
Ursachen: Geschwüre sind meist Folge einer Durchblutungsstörung der Schleimhaut, wodurch es zum Absterben der betroffenen Areale kommt. Mitunter können auch Bakterien eine geschwürige Entzündung hervorrufen.
Beurteilung: Die Veränderungen sind in der Regel nur ein Teilbefund, eine Fleischuntersuchung ist angeraten.

Befall mit Pansenegeln

Bild: Eröffneter, nicht ausgewaschener Pansen einer dreijährigen Wisentkuh aus einem Zoo-Gehege.
Befunde: Zwischen den Schleimhaut-Zotten sitzen zahlreiche, kugelförmig vorragende, rötliche Parasiten. Die Schleimhaut ist an diesen Stellen geringgradig gerötet.
Ursachen: Pansenegel (*Paramphistomum spec.*), die sich mit einem Saugnapf am hinteren Ende in der Schleimhaut verankert haben, kommen auch bei Rot- und Rehwild vor. Die geschlechtsreifen Egel scheiden Eier aus, welche ins Freie gelangen. Es schlüpfen Larven, die Wasserschnecken aufsuchen, nach ihrer Weiterentwicklung diese verlassen und sich an Pflanzen als infektiöse Dauerformen anheften.
Beurteilung: Je nach Befallsstärke, meist unbedenklich; bei Abmagerung ist eine Fleischuntersuchung einzuleiten.

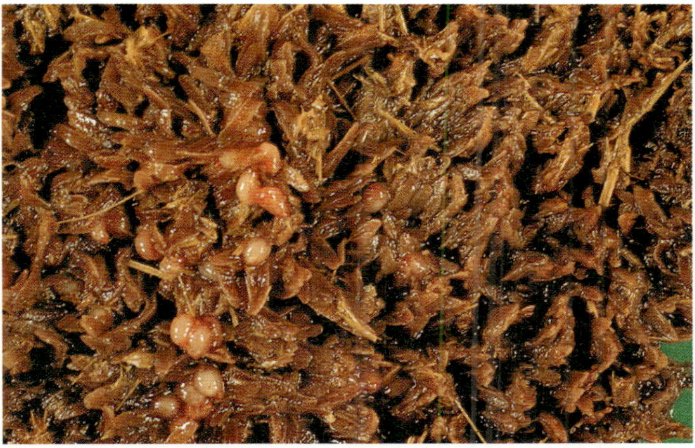

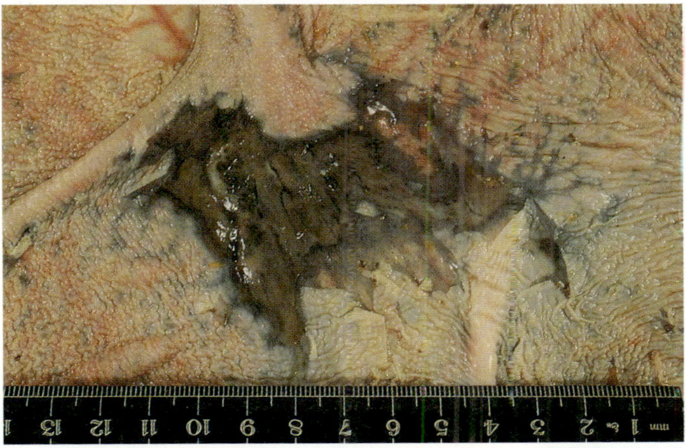

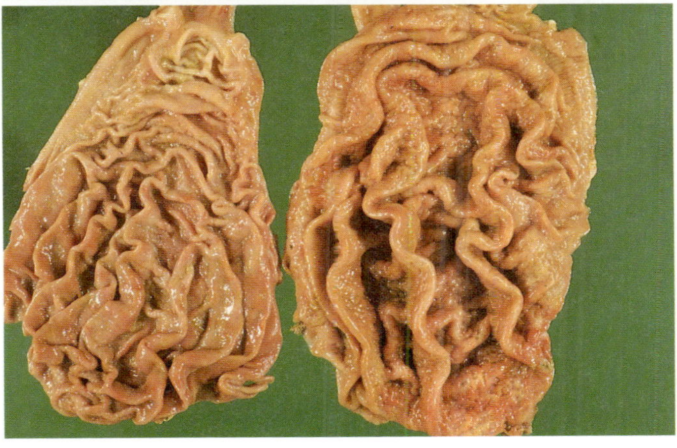

Magenwurmbefall

Bild – Oben: Eröffneter und entleerter Magen eines infolge Verdauungsstörung gestorbenen Rehes. – ***Mitte:*** Ausgewaschener Labmagen eines Rehes mit gleichartigem Magenbefund.
Befunde – Oben: Der Pansen (W = Weidsack) enthält Reste eines mißfarbenen Nahrungsbreies. Der Labmagen (L) ist blutig entzündet, das Blut ist infolge Einwirkung der Magensäure schwarz verfärbt. – ***Mitte:*** Auf der verdickten Labmagenschleimhaut sieht man zahlreiche gewundene und gedrehte rote Würmer. Von diesen Würmern befallene Tiere sind meist hochgradig blutarm und abgemagert.
Ursachen: Es kommen verschiedene Magenwurmarten in Betracht. Alle Schalenwildarten können befallen werden. In den vorliegenden Fällen handelt es sich um einen Befall mit dem »gedrehten Magenwurm« (*Haemonchus contortus*), der besonders bei einjährigen Rehen zu Verlusten führen kann. Bei gehäuftem Auftreten der durch Magenwürmer hervorgerufenen Erkrankung spricht man von der »Magenwurmseuche«, die mit Durchfall einhergeht. Die Entwicklung der Larven außerhalb des Körpers ist nicht an Zwischenwirte gebunden. In der kalten Jahreszeit ist die Ausreifung der Larven eingestellt, es bilden sich »Ruhestadien«, die sich erst im Frühjahr weiterentwickeln und infektionstüchtig werden.
Beurteilung: Ein geringgradiger Befall stellt keinen Grund zur Beanstandung dar. Der Magendarmkanal ist unschädlich zu beseitigen. Bei Magendarmentzündung und Abmagerung ist eine Fleischuntersuchung einzuleiten, sofern nicht eine unschädliche Beseitigung vorgezogen wird.

Darmaufgasung

Bild: Bauchbereich eines Rehes. Die Bauchhöhle ist erst 24 Stunden nach dem Tode des Tieres mit besonderer Vorsicht unter Vermeidung der Verletzung des Darmes eröffnet worden.
Befunde: Die Dünndarmschlingen sind hochgradig aufgegast und quellen aus der Bauchhöhle hervor. Sie weisen eine geringgradige Verfärbung auf.
Ursachen: Nach dem Tode können sich im Darm befindliche gasbildende Bakterien ungehindert vermehren. Die entstehenden Gase werden nicht mehr durch die im Leben ständig aktiven Darmbewegungen ausgeschieden. Sie tragen auch zur Verfärbung der inneren Organe bei.
Beurteilung: Aufgasung mit Verfärbung der inneren Organe ist eine Indikation zur Einleitung der Fleischuntersuchung.

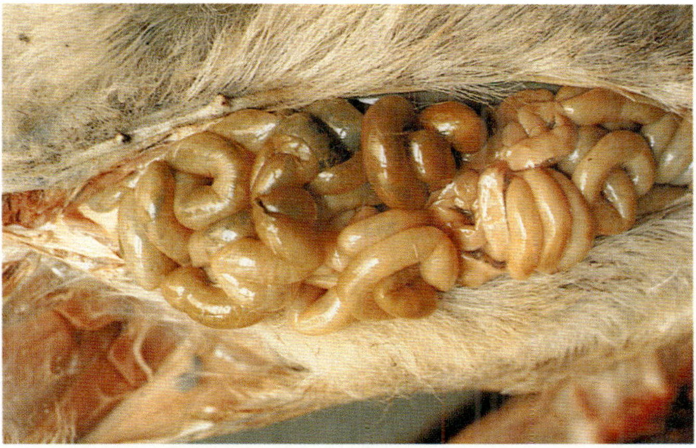

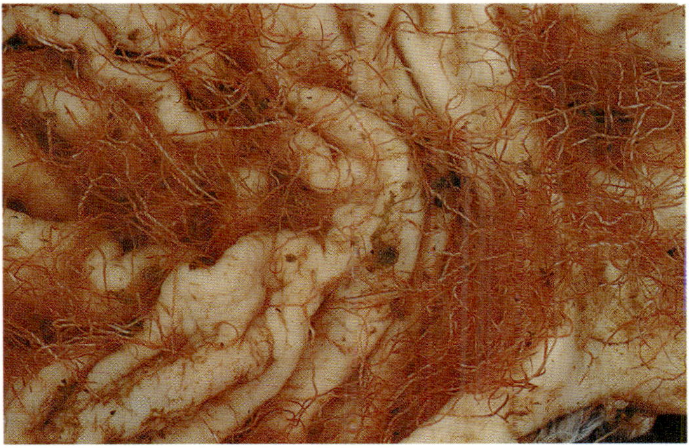

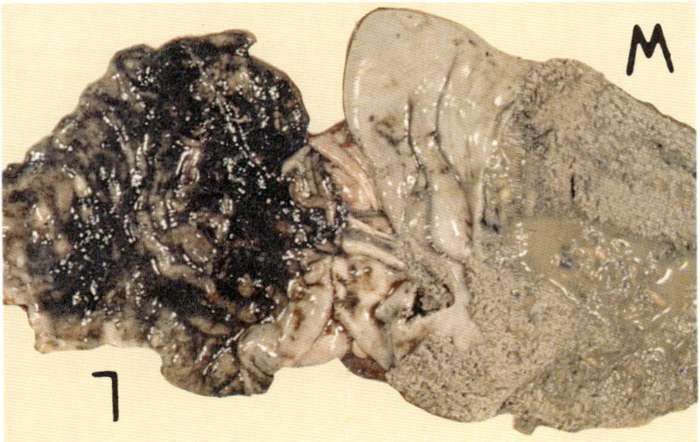
M

Aufgasung und Verfärbung

Bild: Ein der Bauchhöhle unter Vermeidung von Einschnitten entnommener Magendarmkanal eines längere Zeit nach dem Tode aufgefundenen, aufgetriebenen Gehege-Damtieres.
Befunde: Pansen (P) und Gedärme sind hochgradig aufgegast. Am Darm sieht man außerdem eine abschnittsweise ausgeprägte Schwarzverfärbung.
Ursachen: Wie für die vorige Abbildung dargestellt. Die Verfärbung beruht auf einer Verbindung des sich nach dem Tode zersetzenden Blutes mit Darmgasen.
Beurteilung: Wie für die vorige Abbildung beschrieben. In diesem Falle ist mit einer Untauglichkeitserklärung zu rechnen, weshalb die unschädliche Beseitigung ratsam wäre.

Akute Darmentzündung

Bild – Mitte: In Längsrichtung eröffneter Dünndarm eines an Durchfall erkrankten Hirschtieres. – ***Unten:*** Längs aufgeschnittener Dünndarm eines Hasen, dessen Inhalt herausgenommen und zur Seite gelegt wurde (Pfeil).
Befunde: Typisch für eine akute Darmentzündung ist eine Schwellung und hochgradige Rötung der Schleimhaut. Der Darminhalt ist dünnbreiig bis flüssig (Darmkatarrh), manchmal blutig, bei Hasen und Kaninchen auch schleimig, wie im unteren Bild dargestellt ist. Im Mastdarm fehlt meist die Koteindickung und -formung, bei den Hasenartigen ist aber auch eine Verstopfung nicht selten. Oft sind Leber, Milz und Gekröselymphknoten geschwollen. In der Regel ist eine Darmentzündung mit einer Entzündung des Drüsenmagens kombiniert.
Ursachen: In Frage kommen Infektionen durch Viren (vor allem bei Jungtieren), Bakterien (z.B. Fleischvergifter = Salmonellen, oder Paratuberkulose-Bakterien, s. Seite 204ff.) oder Einzellerparasiten wie Kokzidien (s. Seite 84). Bei Milz- und Leberschwellung ist an ein Eindringen der Bakterien in die Blutgefäße zu denken (Septikämie). Gelegentlich entsteht eine akute Darmentzündung auch durch die Aufnahme unverträglicher Substanzen wie Schnee oder verschiedene Gifte sowie durch einen abrupten Wechsel der Nahrung, beispielsweise im Frühjahr.
Beurteilung: Darmentzündung macht als »bedenkliches Merkmal« eine Fleischuntersuchung erforderlich. Es ist damit zu rechnen, daß der amtliche Tierarzt dann auch eine bakteriologische Untersuchung einleitet, so daß die Wirtschaftlichkeit der Maßnahme zu überprüfen ist.

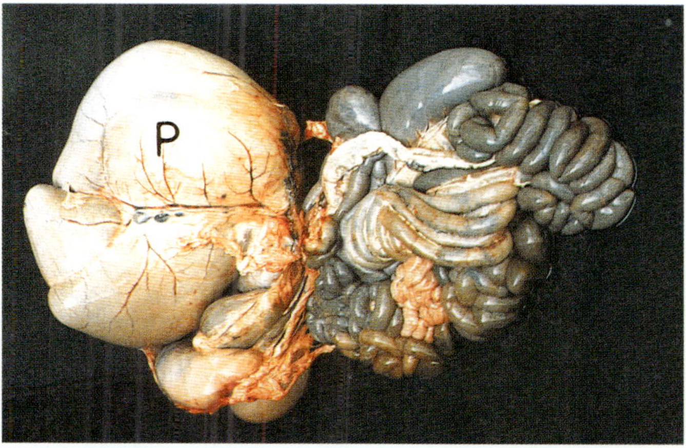
P

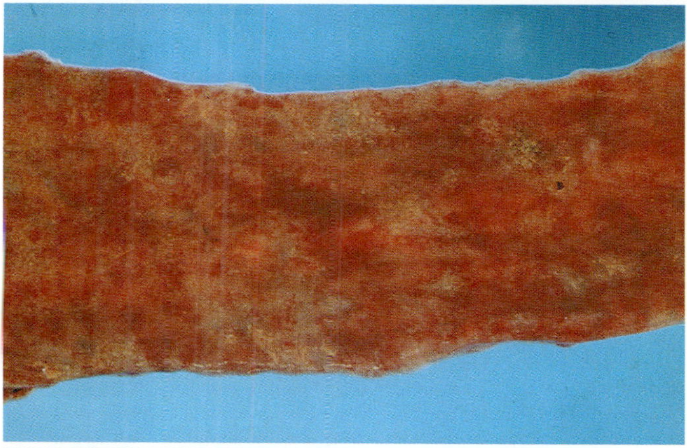

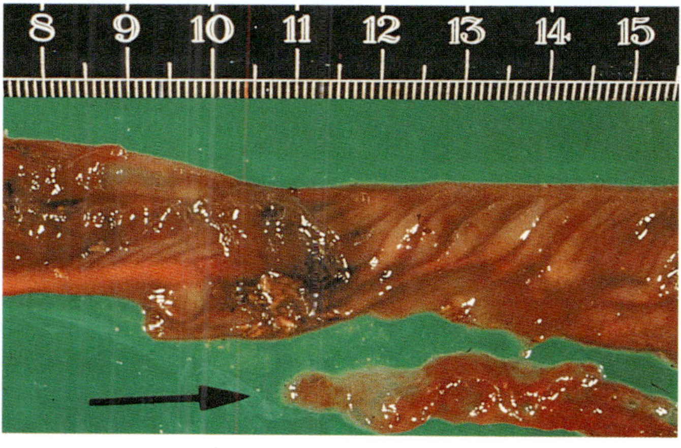
8 9 10 11 12 13 14 15

Chronische Darmentzündung beim Reh

Bild: Längs aufgeschnittener Dickdarm eines Rehkitzes.
Befunde: Die Schleimhaut ist verdickt und teilweise mit abgestorbenen Schleimhautfetzen bedeckt (sogenannte diphtheroide Entzündung). Folge der chronischen Infektion ist ein Flüssigkeitsverlust und eine Infektion mit Bakterien.
Ursachen: In diesem Falle ließ sich eine Virusinfektion nachweisen (*Virusdiarrhoe/Mucosal Disease*), die beim wiederkäuenden Schalenwild wiederholt festgestellt worden ist und mitunter zu Todesfällen, aber auch zu stummen Infektionen und Dauerausscheidern führt.
Beurteilung: Es gelten die gleichen Bestimmungen wie für die akute Darmentzündung beschrieben.

Chronische Darmkokzidiose

Bild – Mitte: Mehrere Lagen eines längs aufgeschnittenen Dünndarmes von einem an Durchfall gestorbenen Steinbockkitz aus einem Gehege. – ***Unten:*** Nahaufnahme eines in Längsrichtung aufgeschnittenen Dickdarmes von einem Hasen, der in Seitenlage und an Atembeschwerden leidend aufgefunden und getötet worden ist.
Befunde: Ein chronischer Befall führt nur dann zu Krankheitserscheinungen, wenn die Parasitenbürde hochgradig ist. Die Tiere sind abgemagert und haben wiederholt oder dauernd Durchfall oder leiden an Verstopfung. Am Darm ergeben sich unterschiedliche Befunde: – ***Mitte:*** Durchsetzung der gesamten Darmschleimhaut mit zahlreichen weißlichgrauen Knötchen in wechselnder Größe. Die Schleimhaut ist geringgradig gerötet und geschwollen, der Darminhalt von wäßriger Beschaffenheit. – ***Unten:*** Die Schleimhaut weist die gleichen Knötchen auf, ist aber außerdem abschnittsweise erheblich verdickt, was auf einem entzündungsbedingten Sekretstau in den Darmdrüsen beruht.
Ursachen: Es handelt sich um eine Infektion mit Darmkokzidien (*Eimeria* spec.). Diese Kokzidien sind einzellige Parasiten, die sich in den Drüsenzellen der Darmscheimhaut entwickeln, dann ausgeschieden werden, in der Außenwelt Dauerformen bilden und von anderen Tieren der gleichen Art mit der Nahrung aufgenommen werden. Eine Übertragung von einer auf die andere Tierart ist nicht möglich, da die Parasiten streng wirtsspezifisch sind.
Beurteilung: Bei Darmentzündung und Abmagerung ist eine Fleischuntersuchung vorgeschrieben.

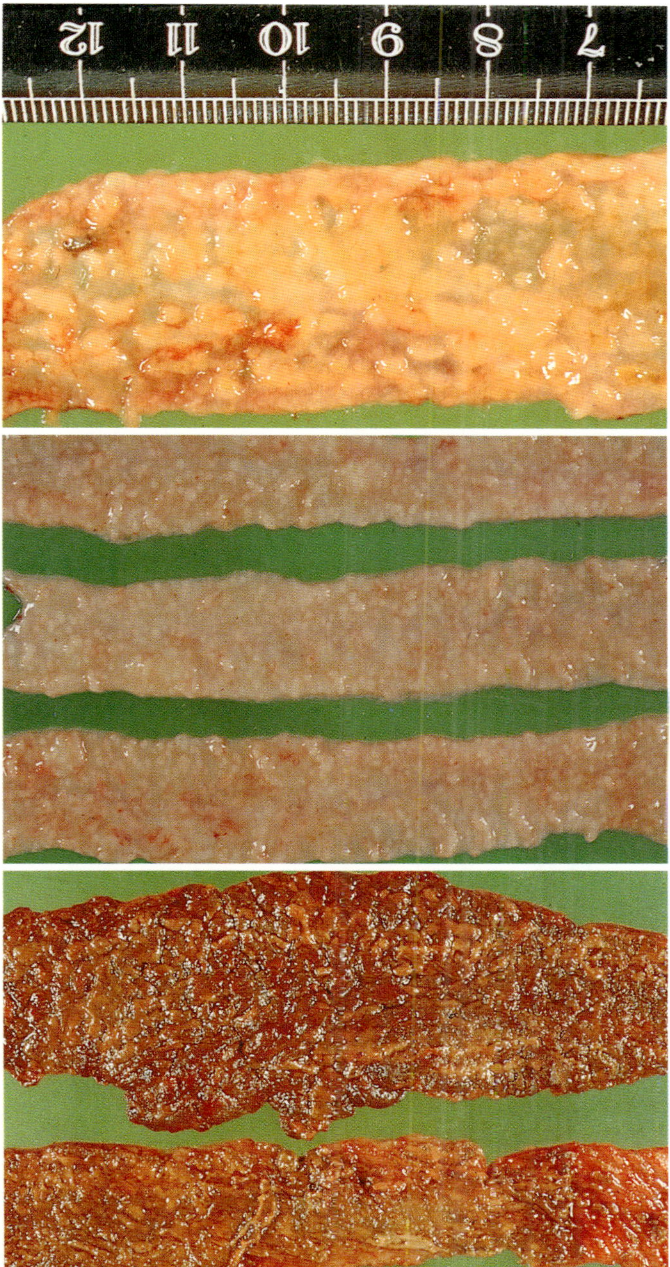

Befall mit Knötchenwürmern

Bild: Teilansicht der Dickdarmscheibe eines an einer virusbedingten Lungenentzündung verendeten Damtieres.
Befunde: Durch die Darmwand schimmernde, geringgradig erhabene Knötchen. Sie sind von einem entzündlichen Saum umgeben, der im frischen Zustand rot, längere Zeit nach dem Tode durch Fäulnisvorgänge grauschwarz gefärbt ist.
Ursachen: Knötchenwürmer bohren sich teilweise in die Darmwand ein und verursachen an diesen Stellen eine Entzündung. Sie vermehren sich über Eier, die mit dem Kot abgehen, sich im Freien ohne Zwischenwirt zu Larven entwickeln und mit der Nahrung aufgenommen werden.
Beurteilung: Der Darm ist unschädlich zu beseitigen.

Befall mit Peitschenwürmern

Bild – Mitte: Eröffneter Dickdarm eines vierteljährigen, wegen wiederholt aufgetretenen Durchfalles und Schwäche getöteten Rotwild-Kalbes. – ***Unten:*** Eröffneter Dickdarm einer wegen fortschreitender Abmagerung getöteten zwölfjährigen Elch-Kuh aus einem Tierpark.
Befunde: In beiden Fällen liegt eine katarrhalische Darmentzündung mit unscharf begrenzter geringgradiger Rötung und Schwellung der Schleimhaut vor. Der Darminhalt ist flüssig. In der Darmschleimhaut sind Rundwürmer verankert, wobei der Befall im oben dargestellten Fall geringradig, im darunterstehenden Fall hochgradig ist.
Ursachen: Die Bestimmung der Würmer ergab den Befund: Peitschenwürmer (*Trichostronglyidae*). Diese Parasiten kommen in mehreren Arten vor. Sie vermehren sich über Eier, die mit dem Kot abgehen und sich in der Außenwelt ohne Zwischenwirt zu Larven entwickeln. Nach der Aufnahme der Larven werden die Würmer im Darm geschlechtsreif. – Ein geringgradiger Befall ruft keine Krankheit hervor, geschwächte Tiere bieten jedoch die Möglichkeit zur hochgradigen Vermehrung. Die Folge ist eine Schädigung der Schleimhaut mit Erkrankung an Durchfall, Auszehrung und zusätzlicher Schwächung des betroffenen Tieres.
Beurteilung: Eine Fleischuntersuchung ist nur dann erforderlich, wenn eine Darmentzündung vorliegt, da diese als bedenkliches Merkmal in der Fleischhygiene-Verordnung aufgeführt ist. In aller Regel wird dann auch eine bakteriologische Untersuchung eingeleitet werden. Der Darm ist in jedem Fall unschädlich zu beseitigen.

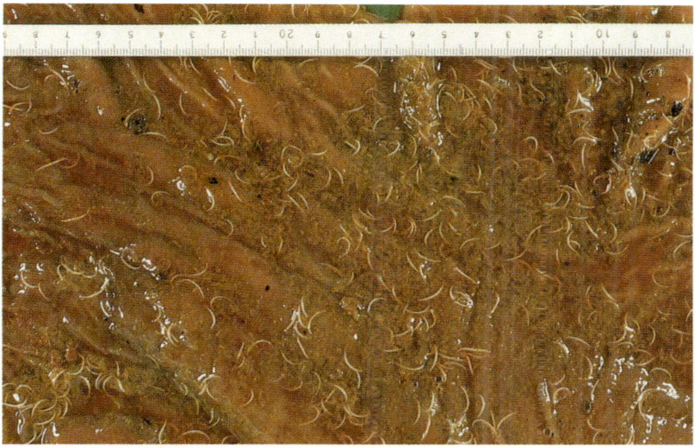

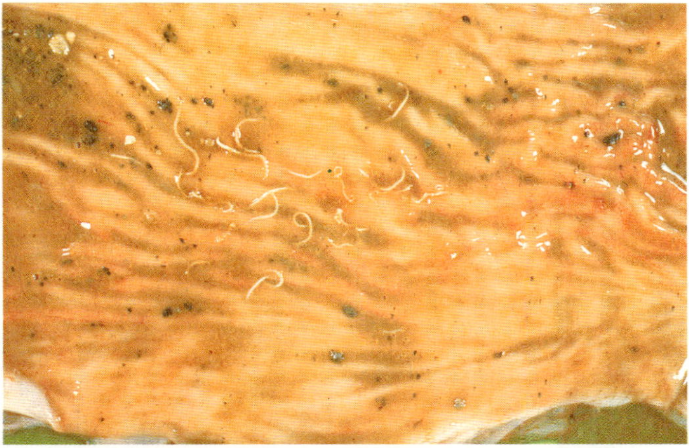

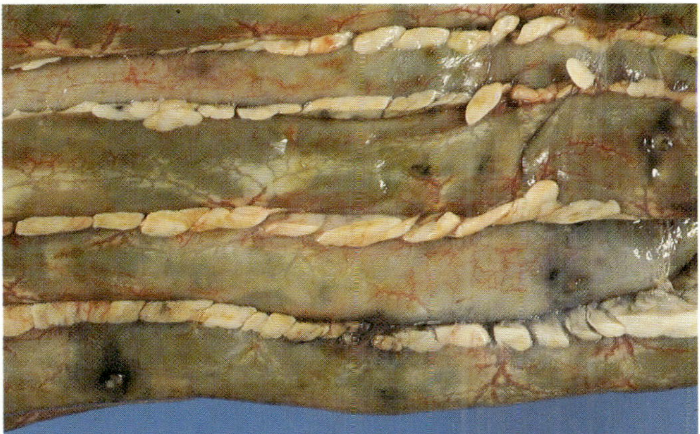

Leber

Die Leber befindet sich als ein unpaares Organ in der Bauchhöhle hinter dem Zwerchfell und ist mit diesem durch einige sehnenartige Bänder verbunden. Sie hat eine tierartlich unterschiedliche Gestalt (siehe nebenstehende Grafiken). Das Gewebe hat, je nach dem Blutgehalt, eine braune bis rotbraune Farbe, ist festelastisch und auf der Außenseite von einer bindegewebsreichen, sehr elastischen Kapsel umgeben.

Über zwei Wege wird die Leber mit Blut versorgt: Der eine bringt sauerstoffreiches Blut aus der Hauptschlagader, der andere sauerstoffarmes, jedoch nährstoffreiches Blut über die sogenannte Pfortader vom Darm her. Im Lebergewebe vermischen sich beide Blutströme und geben Sauerstoff und Nährstoffe an die Leberzellen ab.

Die Leberzellen haben wichtige Funktionen in der Verarbeitung dieser Nährstoffe, beispielsweise der Kohlenhydrate und der Fette, die im Darm aufgenommen werden, in das Blut übergehen und über die Pfortader in die Leber gelangen. Sie erzeugen auch wichtige Eiweißstoffe, ferner Substanzen, die für die Blutgerinnung von Bedeutung sind. Ihre Hilfsmittel sind bestimmte Stoffe (sogenannte Enzyme), die von ihnen gebildet werden und mit denen sie die Stoffwechsel-Leistungen erbringen. Diese Enzyme dienen teilweise auch der Entgiftung.

Eine für die Verdauung bedeutsame Funktion der Leber ist die Produktion von Galle, die bei den meisten Tierarten in der Gallenblase gesammelt und je nach Bedarf in den Darm abgegeben wird. Die Gallenblase befindet sich auf der Bauchseite der Leber und ist über den Gallengang mit dem Zwölffingerdarm verbunden. Sie fehlt den Hirschartigen (Cerviden), Pferdeartigen (Equiden), Ratten und Tauben, bei denen die Galle aus den Gallengängen der Leber direkt durch den Gallengang in den Darm abfließt.

Leber

1 linke Leberhälfte
  1a linker Außenlappen
  1b linker Innenlappen

2 rechte Leberhälfte
  2a rechter Außenlappen
  2b rechter Innenlappen

3 Anhangslappen

4 Gallenblase

5 Mittellappen

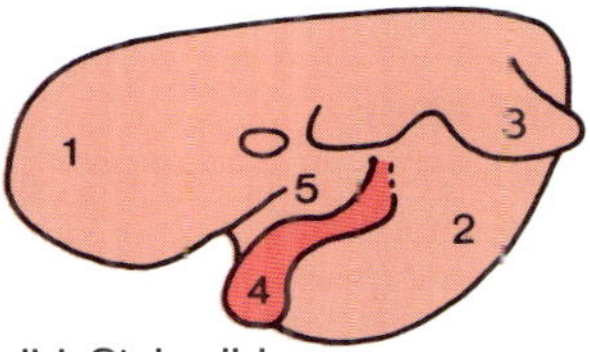

Muffelwild, Steinwild

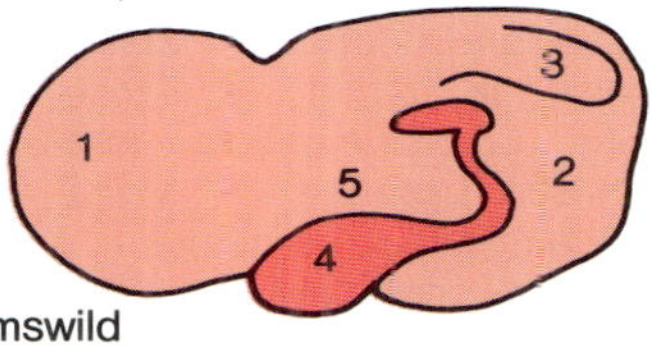

Gamswild

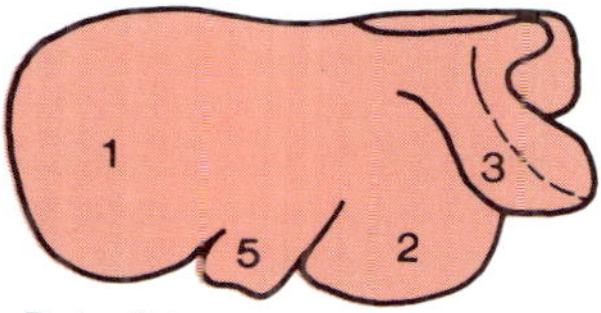

Rehwild

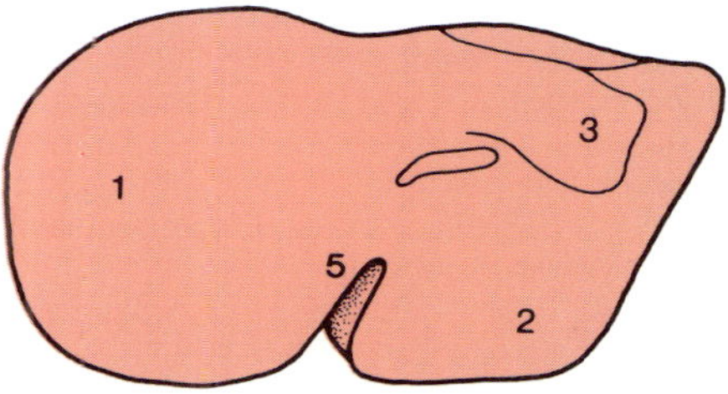

Hirscharten

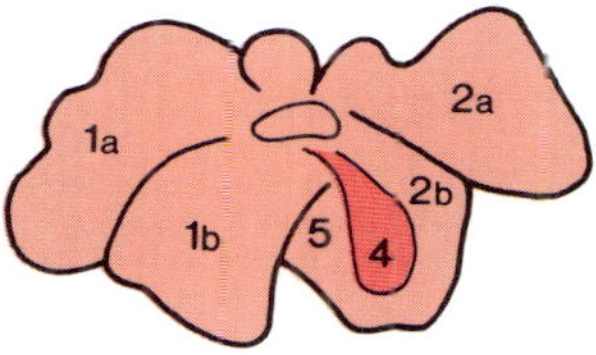

Hase, Kaninchen

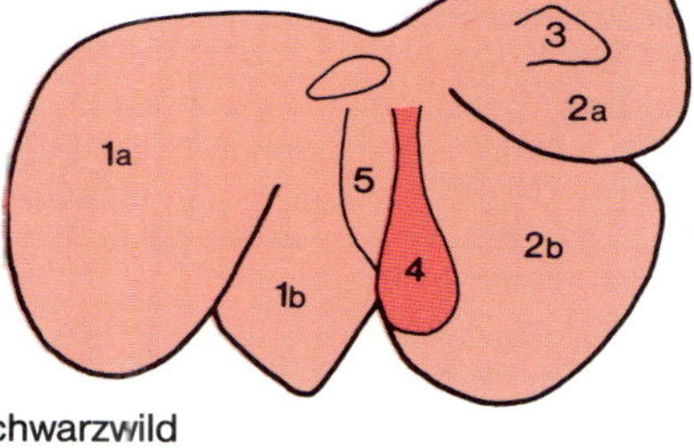

Schwarzwild

Oberflächenfäulnis der Leber

Bild: Leber eines tot aufgefundenen Wildkaninchens, Ansicht der dem Magendarmkanal zugewandten Seite.
Befunde: Im Bereich des aufgegast gewesenen Magens sind netzartig gezeichnete hellere Areale erkennbar. Die Aufhellung des Gewebes setzt sich nur wenig in die Tiefe fort.
Ursachen: Nach dem Tode bricht die Schrankenfunktion der Magen-Darm-Wand zusammen, so daß Fäulnisbakterien deren Wand durchdringen und das Lebergewebe infiltrieren können. Außerdem wird das Blut durch die ballonartige Auftreibung des Magens aus diesem Bereich verdrängt.
Beurteilung: Bei Fäulniserscheinungen sind Tierkörper und Organe für den Verzehr untauglich.

Innenfäulnis der Leber

Bild: Leber eines bei einer Drückjagd erlegten Überläufers, der nach der Jagd normal versorgt worden ist und dabei keine bedenklichen Merkmale aufgewiesen hat. Die Leber wurde mit den übrigen Organen des Kleinen Jägerrechts für den Transport wieder in die Bauchhöhle getan. Beim Herausnehmen nach zwanzig Stunden wies sie die vorliegenden Veränderungen auf und wurde deswegen zur Untersuchung eingesandt.
Befunde: Das gesamte Lebergewebe weist oberflächlich und in der Tiefe helle Flecken auf. Die Leber ist weicher als unveränderte Vergleichslebern.
Ursachen: Fäulnisbakterien sind in das Innere eingedrungen und haben sich im Blut vermehrt.
Beurteilung: Wie bei der vorigen Abbildung.

Farbstoffablagerung im Lebergewebe

Bild: Ausgeblutete Leber eines wegen Abmagerung erlegten Damtieres aus einem Gehege, Ansicht der Zwerchfellseite.
Befunde: An der blutleeren Leber fällt eine fleckige bis großflächige, ins Grünliche gehende Verfärbung der Kapsel auf, die auch auf der Schnittfläche vorliegt. Es handelt sich um Farbstoffe, die überwiegend aus dem Blut und aus der Galle stammen.
Ursachen: Derartige Ablagerungen im Lebergewebe sind in diesem Fall auf einen hochgradigen Leberegelbefall zurückzuführen. Die Parasitenlarven verursachen bei ihrer Wanderung durch das Lebergewebe Blutungen, die nur teilweise abgebaut worden sind.
Beurteilung: Abmagerung und dieser erhebliche sinnfällige Befund machen eine Fleischuntersuchung erforderlich.

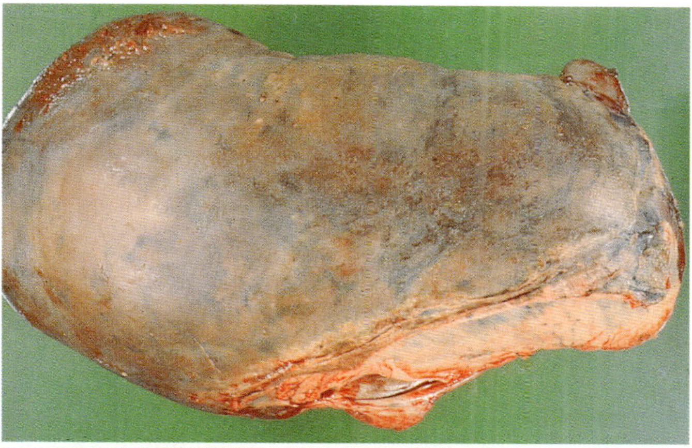

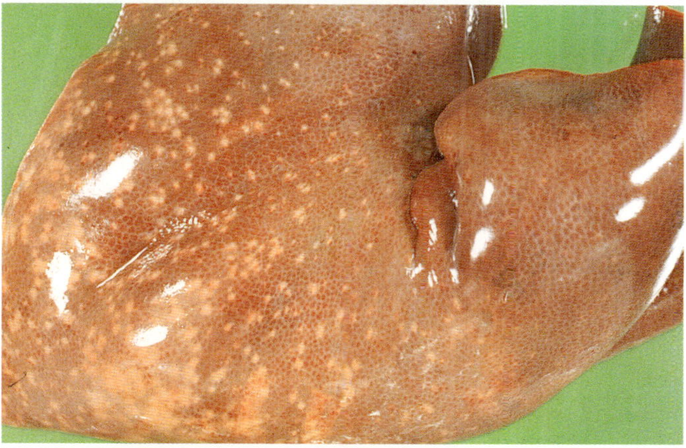

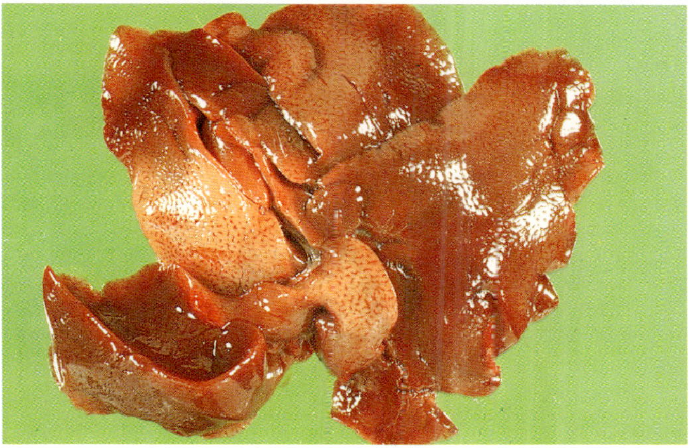

Inselartige Verfettung der Leber

Bild: Nahaufnahme von der Zwerchfellseite der Leber einer älteren, an einer Lungenentzündung gestorbenen Rehgeiß.
Befunde: Fleckförmige, durch die Leberkapsel hindurchschimmernde Aufhellung des Lebergewebes im Bereich der sehnenartigen Bänder, mit denen die Leber am Zwerchfell angeheftet ist, bei ansonsten normal gefärbtem Gewebe.
Ursachen: Es handelt sich um eine herdförmige Leberzellverfettung, die auf einem örtlichen Sauerstoffmangel infolge der Zugbelastung an den Bändern beruht. Die Veränderung steht nicht mit der tödlichen Erkrankung des Tieres im Zusammenhang.
Beurteilung: Unbedenklich.

Fettleber

Bild: Leber einer älteren gestorbenen Fuchsfähe (links), rechts die unveränderte Leber eines anderen Fuchses.
Befunde: Die Leber weist sowohl auf der Oberfläche als auch auf der Schnittfläche eine diffus hellbraune bis ockergelbe Färbung auf und ist brüchig. Auch andere Organe, z. B. Herz und Nieren, haben eine hellere Farbe als normal. In der Bauchspeicheldrüse liegen Hinweise auf eine nichtentzündliche Erkrankung (Degeneration) vor.
Ursachen: Hochgradige Einlagerung von Fett infolge einer Stoffwechselstörung durch eine Erkrankung der Bauchspeicheldrüse (Diabetes mellitus = Zuckerkrankheit).
Beurteilung: Es handelt sich um ein bedenkliches Merkmal. Ein zum Verzehr bestimmtes Tier wäre zur Fleischuntersuchung anzumelden.

Nichtentzündliche Lebererkrankung

Bild: Leber eines hochgradig abgemagerten, tot aufgefundenen Steinmarders, von der Bauchhöhlenseite her gesehen.
Befunde: Auffallend ist eine feingenarbte Oberfläche und eine derbe Beschaffenheit des Organs. Diesem Befund ist meist eine Milzvergrößerung und eine Vergrößerung der Nieren vergesellschaftet. Nicht selten ist gleichzeitig an Tierkörper und Organen eine Gelbfärbung auffällig (Ikterus).
Ursachen: Stoffwechselstörung infolge Ablagerung von eiweißartigen Substanzen (Amyloid). Häufig entwickelt sich diese (seltene) Erkrankung infolge einer chronischen Entzündung im Körper, es gibt aber auch Fälle ohne erkennbare Ursache. Eine derartige Stoffwechselstörung kann auch beim Schalenwild vorkommen.
Beurteilung: Eine Fleischuntersuchung ist einzuleiten.

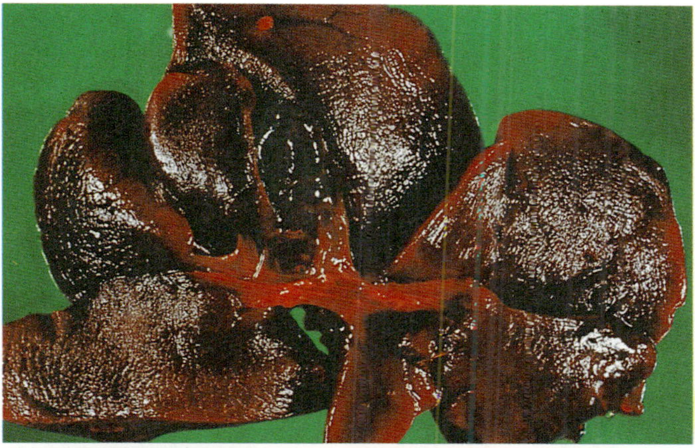

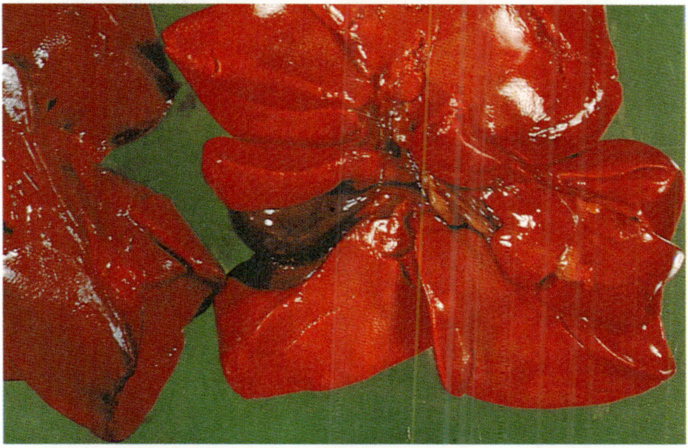

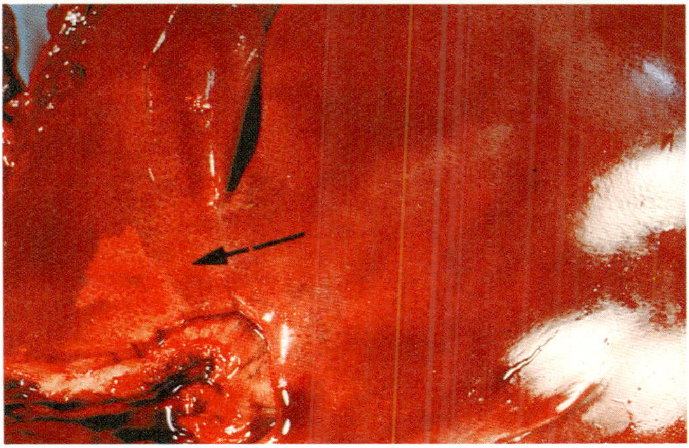

Leberabszesse

Bild: Leber und Niere eines krank erlegten Rehes.
Befunde: Beide Organe weisen zahlreiche halbkugelig über die Oberfläche vorragende, weichelastische, weißgelbliche Knoten auf. Beim Anschneiden entleert sich eine rahmige Flüssigkeit, der entstehende Hohlraum ist von einer wenige Millimeter dicken, weißen, derben Kapsel umgeben. Diese Abszesse finden sich meist auch in anderen Organen, z. B. in Milz und Lunge.
Ursachen: Infektion mit eitererregenden Bakterien, die sich im Körper über das Blut ausgebreitet haben.
Beurteilung: Bei zahlreichen Abszessen in den inneren Organen ist eine Fleischuntersuchung vorgeschrieben.

Lebernekrosen

Bild: Schnittfläche einer Leber eines erwachsenen verendeten Damtieres aus einem Gehege.
Befunde: Mehrere unscharf begrenzte Aufhellungen des Lebergewebes. Diese Areale sind trocken und brüchig, die Lichtreflexe rühren vom feuchten, noch durchbluteten Gewebe her. Ein derartiger Befund steht in der Regel mit weiteren gleichartigen Veränderungen in anderen Organen im Zusammenhang, beispielsweise in der Maulhöhle oder im Magen.
Ursachen: Infektion mit Nekrosebakterien (vergleiche Abschnitt Nekrobazillose). Die Bakterien verursachen das Absterben zahlreicher Leberzellen, so daß ganze Gewebsbezirke zugrundegehen.
Beurteilung: Eine derartige erheblich sinnfällige Veränderung macht eine Fleischuntersuchung erforderlich.

Leberentzündung

Bild: Leber und Milz eines im Herbst tot aufgefundenen Hasen.
Befunde: Leber und Milz sind durchsetzt mit nahezu gleichgroßen, hellen Knoten, die über die Oberfläche etwas erhaben und auf der Schnittfläche trocken sind. Die Leber ist hochgradig verfettet und brüchig. Die Milz ist geschwollen, ihre Ränder sind abgerundet, die Kapsel ist prall gespannt.
Ursachen: Die Befunde sprechen für eine Infektion mit Bakterien, die über das Blut in alle Organe gelangt sind und dort entzündliche Veränderungen hervorgerufen haben (»septikämische« Ausbreitung, wie sie bei Pseudotuberkulose, Pasteurellose, Tularämie oder Brucellose vorkommen kann.).
Beurteilung: Bei einem derartigen Befund empfiehlt sich die unschädliche Beseitigung des ganzen Tieres.

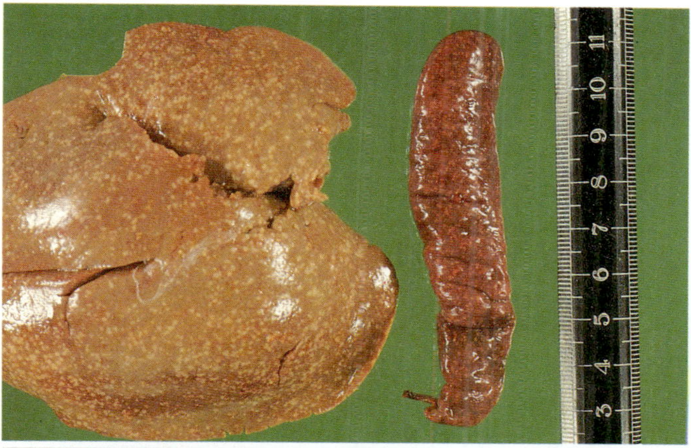

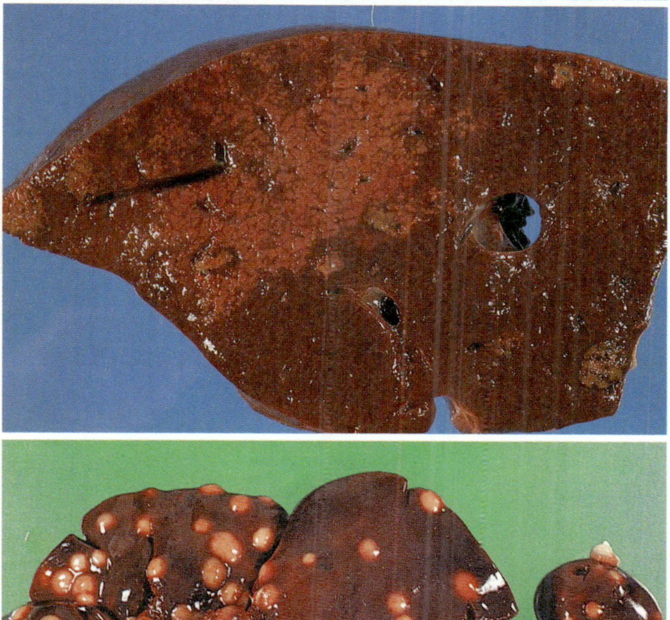

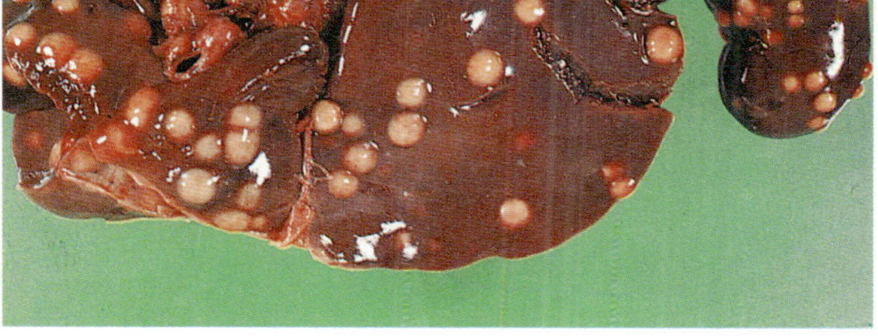

Gallengangskokzidiose

Bild – Oben: Leber eines an den Folgen einer Darmentzündung gestorbenen Wildkaninchens, Ansicht der Zwerchfellseite; – ***Mitte:*** Magenseite der Leber eines tot aufgefundenen, hochgradig abgemagerten Wildkaninchens mit Anzeichen für eine Erkrankung an Durchfall.

Befunde: Die Lebern sind in unterschiedlichem Ausmaß (oben geringgradig, Mitte hochgradig) mit hellen, über die Oberfläche vorgewölbten Herden durchsetzt. Bei den Knoten handelt es sich um ausgeweitete Gallengänge, deren Wand verdickt ist. Sie enthalten eine trüb-milchige Flüssigkeit. Die Gallenblase im mittleren Bild ist gleichfalls verdickt, sie enthält nur sehr wenig Galle.

Ursachen: Infektion mit Kokzidien (*Eimeria stiedai*). Hierbei handelt es sich um einzellige Parasiten, die sich nur in der Schleimhaut der Gallengänge entwickeln. Sie sind weitgehend an das Kaninchen angepaßt und nicht auf andere Tierarten übertragbar. Die Parasiten gelangen in einem bestimmten Reifestadium aus den Gallengängen mit der Galle in den Darm und werden mit der Losung ausgeschieden. In der Außenwelt bilden sie Dauerformen. Werden diese mit der Äsung aufgenommen, erfolgt über Lymph- und Blutgefäße eine Einschwemmung in die Leber, wo sich der Kreislauf mit der Vermehrung der Kokzidien schließt. Die Infektion führt nur bei hochgradigem Befall zur Erkrankung. Abmagerung und Durchfall sind die wesentlichen Symptome.

Beurteilung: Tierkörper und Organe sind unschädlich zu beseitigen, die Durchführung einer Fleischuntersuchung ist unwirtschaftlich.

Parasitenknötchen

Bild – Unten: Zwerchfellseite der Leber eines sechs Monate alten erlegten Reh-Geißkitzes, das keine Verhaltensstörungen gezeigt hatte. – ***Seite 98, oben:*** Schnittfläche durch die Leber einer dreijährigen Hirschkuh, die als gesund erlegt worden ist.

Befunde: Zahlreiche, ein bis zwei Millimeter im Durchmesser große, weiße, teils kugelige, teils strangförmige Einlagerungen unter der Leberkapsel und in der Tiefe des Lebergewebes. Die Knoten und Stränge sind scharf begrenzt und derb. Einzelne Herde sind sandkornartig hart und lassen sich aus dem Gewebe herausschälen. Die betroffenen Tiere weisen im übrigen keine krankhaften Befunde auf. Es gibt aber Fälle, bei denen der Leber oder dem Netz blasenförmige Bandwurmfinnen anhaften.

(Fortsetzung nächste Seite)

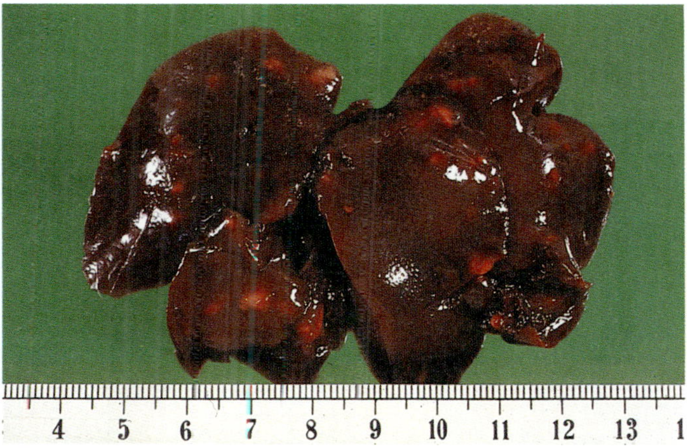

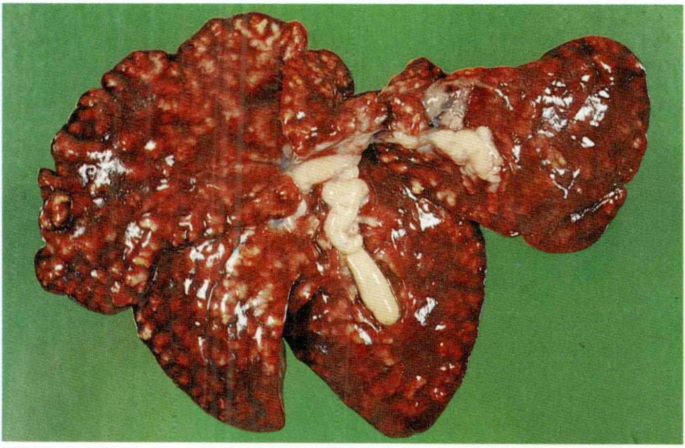

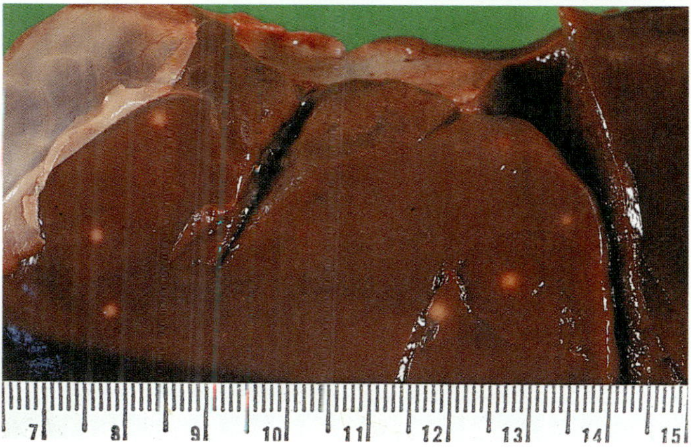

(Fortsetzung von Seite 96)
Ursachen: Bei diesen Veränderungen handelt es sich um Entzündungsherde in der Leber, die sich durch eine bindegewebige Struktur und gelegentliche Verkalkung als chronisch erweisen. Sie werden durch wandernde Bandwurmlarven (beispielsweise vom »geränderten« Hunde-/Fuchs-Bandwurm) hervorgerufen, die über das Blut in die Leber gelangt sind und das Gewebe mit dem Ziel durchwandern, die Leberkapsel und das Bauchfell zu erreichen, um sich hier als Finnen einzunisten.
Beurteilung: Die Leber ist nicht genußtauglich und zu verwerfen, eine Fleischuntersuchung ist aber entbehrlich.

Milchflecken-Leber

Bild – Mitte und ***unten:*** Nahaufnahme der Leberoberfläche eines einjährigen Wildschweines
Befunde – Oben: Zahlreiche unscharf begrenzte, weiße, netzartig in die Umgebung auslaufende, nicht erhabene Herde, die als *Milchflecken* bezeichnet werden. Häufig ist in deren Zentrum ein roter Punkt sichtbar. – ***Unten:*** In der gleichen Leber an anderer Stelle knopfförmig vorragende, etwa 0,5 cm im Durchmesser große, scharf begrenzte Knoten. Die im oberen Bildteil sichtbaren, unscharf begrenzten Aufhellungen der Leber sind Ausdruck einer fäulnisbedingten Gewebezersetzung.
Ursachen: Bei den flachen und vorragenden Herden handelt es sich um den sichtbaren Ausdruck einer herdförmigen chronischen Entzündung. Sie wird durch wandernde Spulwurmlarven hervorgerufen, die von Schweine- oder Hunde-/Fuchsspulwürmern stammen. Die im Darm lebenden Würmer scheiden Eier aus, welche mit der Losung ins Freie gelangen. Dort entwickeln sich Larven, die mit der Äsung aufgenommen werden, den Darm durchbohren, über die Leber und das Herz zur Lunge wandern, hier über die Luftröhre den Kehlkopf erreichen und abgeschluckt werden. Im Darm erfolgt schließlich die Ausreifung zu geschlechtsreifen Würmern. Die Wirtstiere erkranken nur im jugendlichen Alter bei hochgradigem Befall.
Beurteilung: Die Leber ist genußuntauglich. Das Wildbret kann freigegeben werden, sofern keine Abmagerung vorliegt, die eine Fleischuntersuchung erforderlich macht.

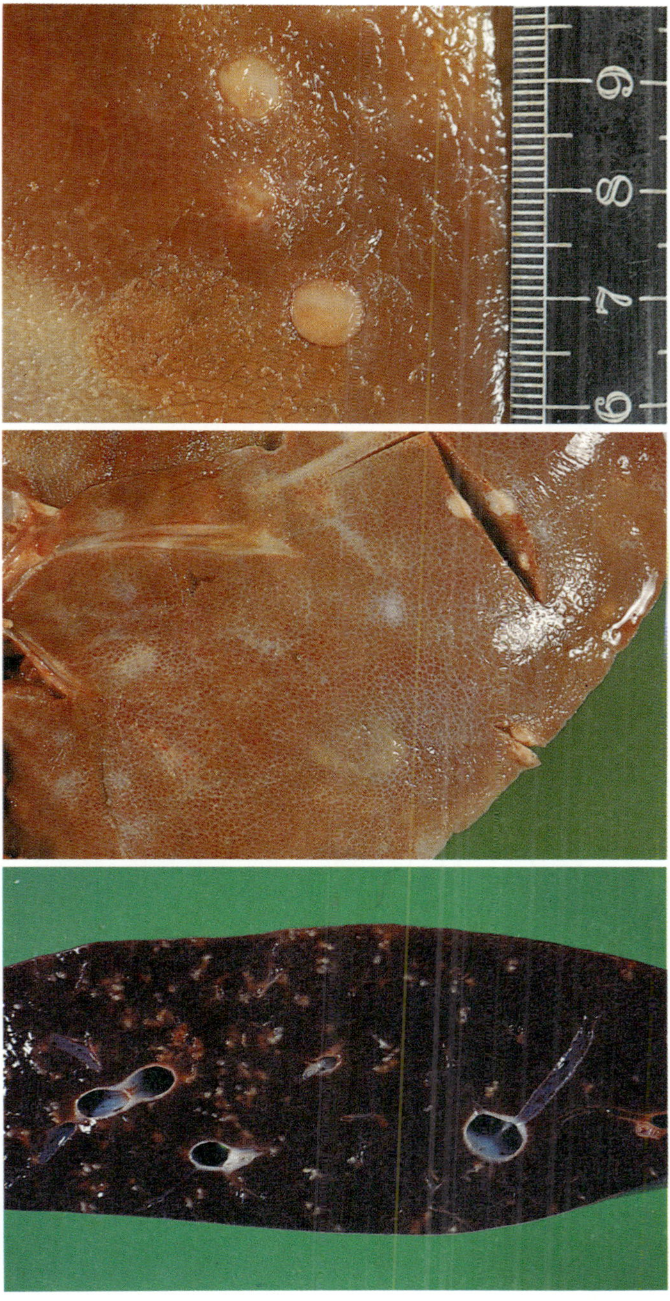

Leberegelbefall

Bild – Oben: Übersichtsaufnahme der magenseitigen Ansicht der Leber einer fünfjährigen, erheblich abgemagerten Gamsgeiß bei chronischem Befall mit dem Großen Leberegel. Der Hauptgallengang und die Gallenblase (Pfeil) sind eröffnet. – ***Mitte:*** Ausschnittvergrößerung der gleichen Leber. – ***Unten:*** Schnittfläche der Leber eines experimentell mit Larven des Großen Leberegels infizierten Rehes.

Befunde: Die *Gamsleber* ist durch eine grobhöckerige Oberfläche und derbe Beschaffenheit des Gewebes auffällig, was einer Leberzirrhose ähnelt. Die Gallengänge sind teilweise erheblich erweitert, die Wand der Gallenblase ist in ihrer gesamten Ausdehnung gleichmäßig verdickt, so daß sie nicht mehr durchscheinend ist. Die Ausschnittvergrößerung zeigt den eröffneten Hauptgallengang, der erheblich erweitert und dessen Wand gleichfalls verdickt ist. In dem Gallengang ist ein Leberegel in voller Größe zu sehen, ein weiterer steckt noch zur Hälfte in einer Abzweigung des Gallengangssystems.

Die *Rehleber* zeigt ein späteres Stadium. Die Schäden im Lebergewebe sind weitgehend abgeheilt, die Gallengänge hingegen weisen eine erhebliche Verdickung der Wand durch Bindegewebe auf.

Ursachen: Im wesentlichen kommen zwei Leberegelarten in Frage: der lanzettförmige Kleine Leberegel (*Dicrocoelium dendriticum*), der nur geringe Schäden verursacht, und der blattförmige Große Leberegel (*Fasciola hepatica*), der erhebliche Leberveränderungen hervorrufen kann. Beide Parasitenarten haben Schnecken als Zwischenwirte, der Kleine Leberegel außerdem noch Ameisen. Feuchte Biotope bieten den Zwischenwirten des Großen Leberegels, trockene und kalkreiche Böden denen des Kleinen Leberegels gute Entwicklungsmöglichkeiten.

Die Larven des Großen Leberegels wandern aus dem Zwölffingerdarm durch die Bauchhöhle in die Leber ein, bohren sich fünf Wochen lang durch das Lebergewebe und streben den Gallengängen zu. Die Larven des Kleinen Leberegels nehmen ihren Weg aus dem Darm über die Darmmündung des Gallengangsystems direkt in die Gallengänge. Hier werden die Egel geschlechtsreif und legen Eier ab, die mit der Galle in den Darm und mit der Losung ins Freie gelangen.

Beurteilung: Die Leber ist genußuntauglich und unschädlich zu beseitigen. Abgemagerte Tiere sind zur Fleischuntersuchung anzumelden.

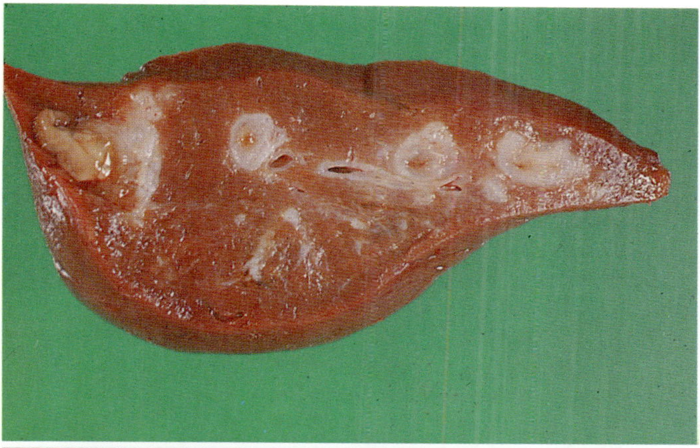

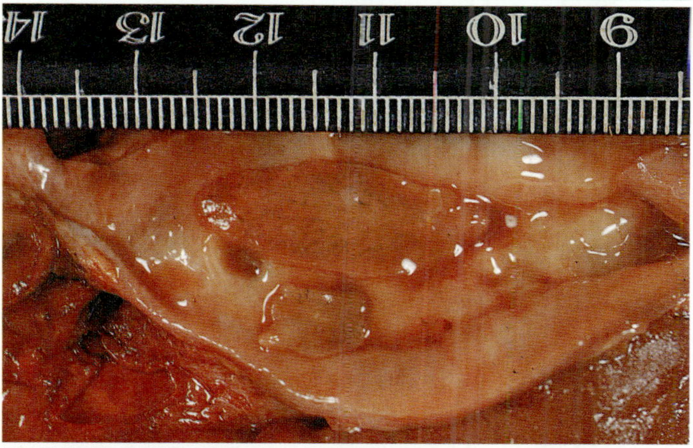

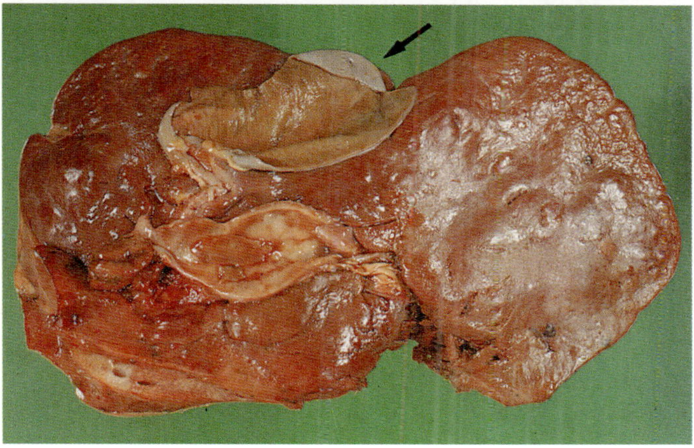

Harnorgane

Nieren, Harnleiter, Harnblase und Harnröhre sind das harnbildende und -ableitende Organsystem, mit dem ein Teil der Stoffwechselschlacken des Körpers ausgeschieden werden.

Die Nieren liegen hinter dem Zwerchfell an der Bauchhöhlenrückwand. Sie sind in Fettgewebe eingebettet und von einer Bindegewebskapsel umgeben. Zwischen ihnen verläuft die Hauptschlagader und die hintere Hohlvene, mit denen sie durch Blutgefäße verbunden sind. Beim Damwild liegen beide Nieren häufig auf der rechten Seite.

Die Form der Nieren ist zumeist bohnenförmig und oberflächlich glatt. Die Nieren der Rinderartigen, der Bären, des Fischotters und der Robben haben eine gefurchte Oberfläche mit tiefen Einschnitten.

Auf der Schnittfläche erkennt man eine dunkelrote Rindenschicht, die meist deutlich radiär gestreift ist, und eine hellere Markzone, die am Nierenbecken mit der Nierenpapille abschließt. In der Rinde befinden sich die normalerweise nicht erkennbaren Nierenkörperchen, in denen die Ausscheidung von Blutbestandteilen erfolgt, und die Kanälchen, in denen der Harn bereitet wird. In der Marksubstanz verlaufen die Sammelröhrchen, in denen der Harn zum Nierenbecken geleitet wird.

Die Nierenbecken entlassen die Harnleiter, die unter dem Bauchfell am Rücken entlanglaufen und zur Harnblase ziehen. Sie sind so dünn, daß sie im gesunden Zustand kaum zu sehen sind. Ihre Einmündung befindet sich an der oberen Rundung der Harnblase, welche als Sammelorgan für den Harn in Form eines muskulösen Sackes mit Schleimhautauskleidung im Becken oder – im gefüllten Zustand – bis in die Bauchhöhle hinein zu finden ist.

Die sich beckenwärts anschließende Harnröhre ist bei den weiblichen Tieren kurz, sie mündet in den hinteren Teil der Scheide. Bei den männlichen Tieren durchläuft sie das Becken, schlägt sich am hinteren Beckenrand nach vorne um, durchzieht den Penis und mündet schließlich an der Spitze des Gliedes. Nur beim Muffelwidder und Gamsbock ragt die Harnröhre in einem »Fädchen« über die Gliedspitze vor.

Nieren

Außenansicht nach dem Herauslösen aus der Kapsel

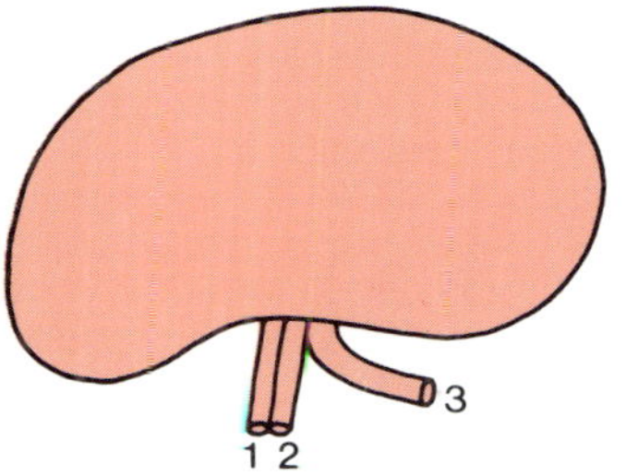

wiederkäuendes Schalenwild, Haarraubwild

1 Nierenarterie
2 Nierenvene
3 Harnleiter
4 Nierenbecken (nur Schalenwild und Haarraubwild)
5 Nierenmark
6 Nierenrinde

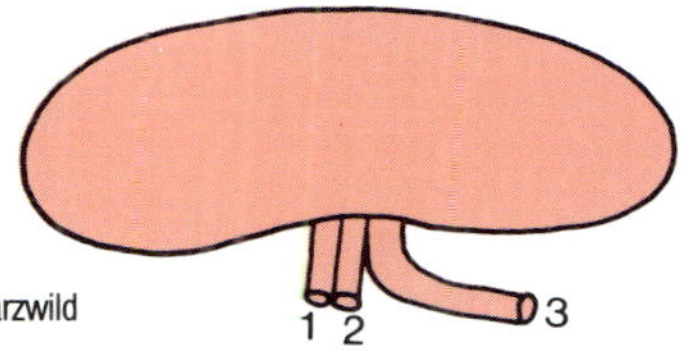

Schwarzwild

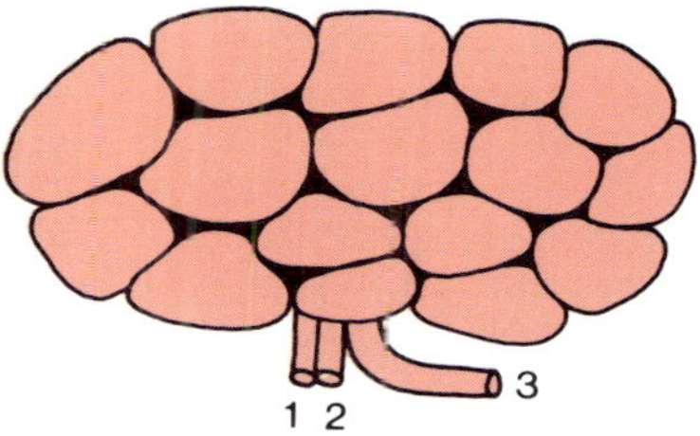

Bär, Fischotter, Robben

Schnittfläche

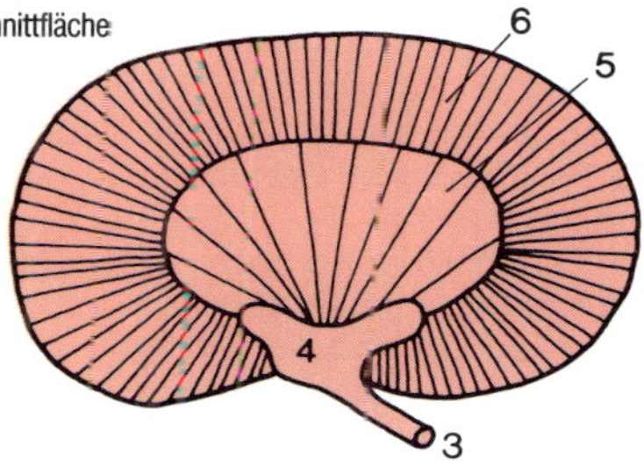

Prinzip des Nierenaufbaues

Lagerung der Nieren

Bild: Ansicht der inneren Bauchhöhle eines gut genährten alten Damtieres nach Entnahme des Gescheides, der Leber, der Becken- und Brusthöhlenorgane sowie des Zwerchfelles. Gut geschützt im Fettgewebepolster liegen die Nieren. Sowohl die rechte (R) als auch die linke Niere (L) befinden sich auf der rechten Seite, ein bei Damtieren wiederholt anzutreffender Befund. Der Pfeil bezeichnet die Mittellinie, in der auch die Hauptschlagader und die hintere Hohlvene verlaufen. Die rechte Brandader (parallel zum Pfeil) ist kaum mit Blut gefüllt, die linke vom Fett weitgehend verdeckt. Der Ansatz des Zwerchfelles ist in dem Bereich zu denken, wo die Rippen sichtbar werden.

Veränderungen nach dem Tode

Bild: Aus der Kapsel herausgelöste Nieren einer alten Damhirsch-Kuh, die erst längere Zeit nach dem Tode ausgeweidet worden ist.
Befunde: Auffällig ist die Schwarzfärbung einer Niere.
Ursachen: Bei dieser Veränderung handelt es sich um eine Folgeerscheinung der Zersetzungsvorgänge, die nach dem Tode beginnen. Die Verfärbung beruht auf der Umwandlung des roten Blutfarbstoffes durch die Einwirkung schwefelhaltiger Gase aus dem Magendarmkanal. Daß nur eine Niere verfärbt ist, liegt an dem ungleichen Blutgehalt der Nieren infolge Absinkens des Blutes nach dem Tode in Seitenlage.
Beurteilung: Die Verfärbung gehört zu den bedenklichen Merkmalen (Farbabweichung der Muskulatur oder Organe), bei denen eine Fleischuntersuchung einzuleiten ist.

Fäulnis

Bild: Links die Schnittfläche der Niere eines Hasen, der eingefroren war und zur Sektion langsam aufgetaut wurde, rechts zum Vergleich die Schnittfläche einer Niere eines in gutem Erhaltungszustand zur Sektion gekommenen Hasen.
Befunde: Die Niere des eingefrorenen Hasen weist eine schmale Aufhellung der Rinde auf, das Gewebe ist sehr feucht und weich-elastisch bis zerdrückbar.
Ursachen: Durch die Eiskristallbildung beim Gefriervorgang wird das Gewebe in seiner Festigkeit verändert, so daß sich den Fäulnisbakterien nach dem Auftauen ein geeigneter Nährboden darbietet. Die Bakterien zersetzen die Zellen. In gleicher Weise sind auch andere Organe verändert.
Beurteilung: Es empfiehlt sich die unschädliche Beseitigung des Tierkörpers und der Organe.

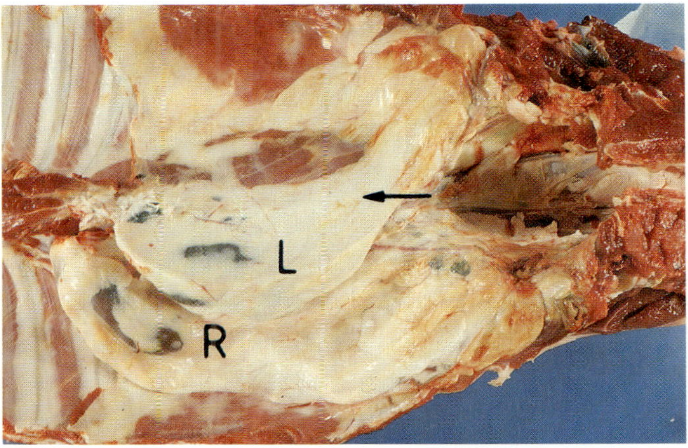

R
L

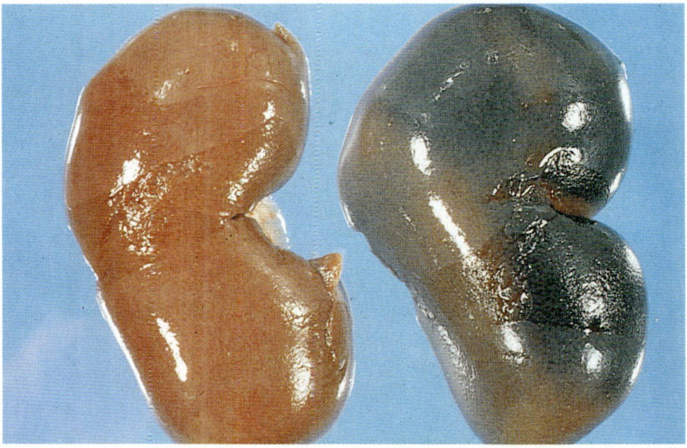

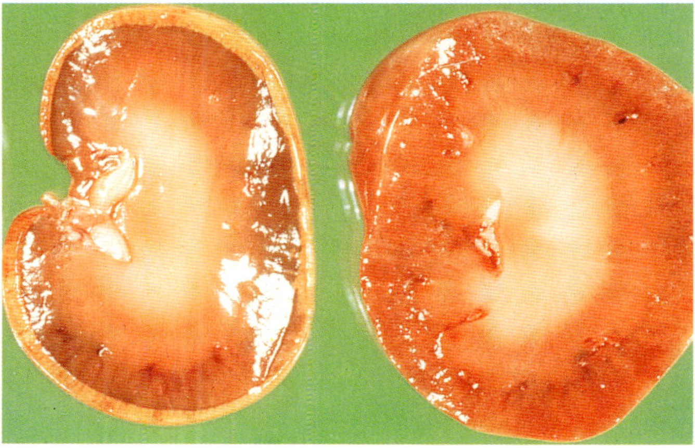

Farbeinlagerung

Bild: Schnittfläche einer von der gewölbten Seite her zweigeteilten Niere eines sechsjährigen Damtieres.
Befunde: Die Rinde der Niere ist tiefschwarz verfärbt. Die gleiche Veränderung liegt auch bei der anderen Niere vor. Das Nierengewebe ist unverändert. Auch ergeben sich an den übrigen Organen bei einer derartigen Abnormität keine Hinweise auf eine Funktionsstörung.
Ursachen: Es handelt sich um eine Pigment-Stoffwechselstörung, die zu der Bezeichnung *Ebenholzniere* geführt hat. Dabei werden in den Zellen der Nierenrinde Farbstoffe gespeichert, die aus dem Blut oder der Galle stammen.
Beurteilung: Die Nieren sind genußuntauglich.

Nierenzysten

Bild: Schnittfläche von Nieren eines siebenjährigen Damschauflers, die vom gewölbten Rand her zweigeteilt worden sind, so daß Rinde, Mark und Nierenbecken sichtbar sind.
Befunde: Einseitig fällt ein großer Hohlraum auf, dessen Wand ein bis zwei Millimeter dick und derb ist. Derartige Fehlbildungen enthalten eine meist klare Flüssigkeit und sind prall gefüllt. Sie können ein oder beidseitig entwickelt sein.
Ursachen: Es handelt sich um Zysten, die angeboren oder durch eine Verlegung von Harnkanälchen entstanden sind. Der erworbenen Zystenbildung kann eine herdförmige Entzündung oder eine Verlegung der Abflußkanälchen durch Kristalle oder andere Harnbestandteile zugrundeliegen.
Beurteilung: Die veränderte Niere ist genußuntauglich, der Tierkörper in der Regel unbeeinflußt.

Niereninfarkt

Bild: Schnittfläche einer Niere eines an Amyloidose (Stoffwechselkrankheit) gestorbenen alten Steinmarders.
Befunde: Der Pfeil weist auf die keilförmige, scharf begrenzte Rötung eines Gewebeareals hin, in dem sich straßenförmig hellere Anteile darstellen.
Ursachen: Es handelt sich um einen Niereninfarkt. Typisch ist die keilförmige Struktur, die aber nicht immer gegeben ist. Infarkte beruhen auf einem Blutgefäßverschluß durch eine Embolie oder durch einen Thrombus. Häufige Ursache ist eine Herzklappenentzündung mit Bildung eines Thrombus (Gerinnsels), von dem sich kleine Teile lösen und Blutgefäße in den Nieren oder anderen Organen verstopfen.
Beurteilung: Niereninfarkte sind erhebliche sinnfällige Veränderungen. Eine Fleischuntersuchung ist einzuleiten.

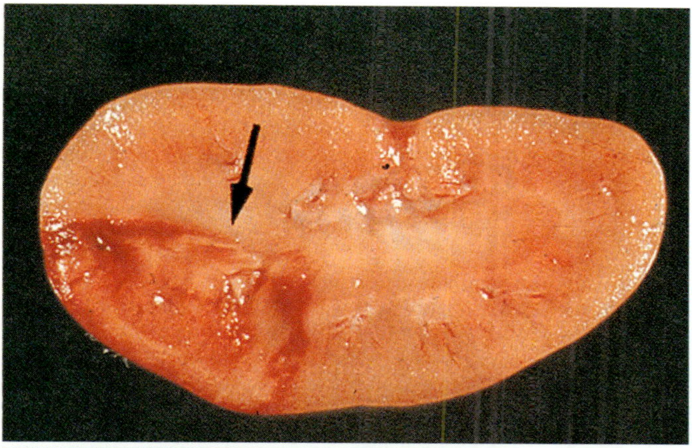

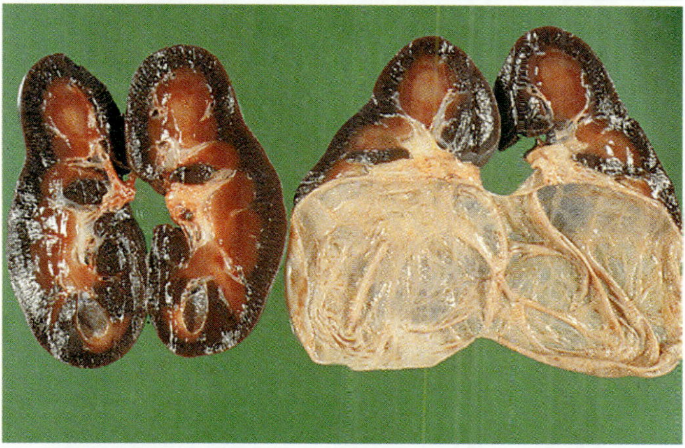

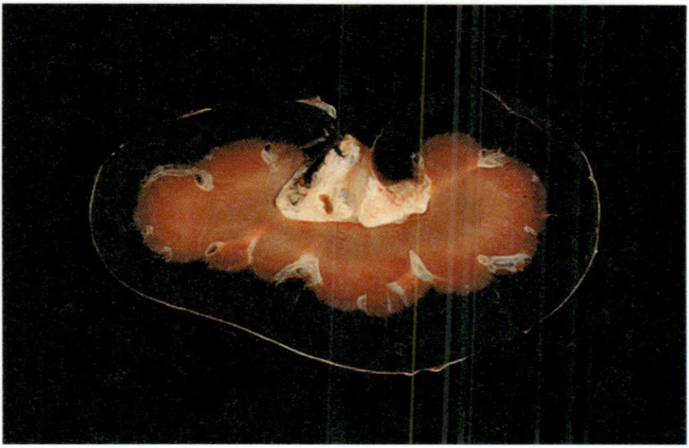

Nierensteine

Bild: Aufgeschnittene und auseinandergeklappte Niere eines sechsjährigen Fischotterrüden.
Befunde: Im Nierenbecken finden sich zahlreiche unterschiedlich große Steine, die seine Ausweitung bewirkt haben. Kleine Steine können die Harnleiter verlegen.
Ursachen: Diese als *Urolithiasis* bezeichnete Krankheit wird durch Ausfällungen verschiedener Stoffe aus dem Harn verursacht, die sich einem Kristallisationskern anlagern. Gelegentlich läuft der Steinbildung eine Nierenentzündung voraus.
Beurteilung: Bei Verlegung der Harnwege kann eine »Harnvergiftung« (Urämie) entstehen. Vor dem Verzehr des Wildbrets ist deshalb eine Fleischuntersuchung zu veranlassen.

Nierenentzündung

Bild: Schnittfläche einer Rehniere.
Befunde: In der Rinde sind fleck- oder strichförmige Aufhellungen erkennbar. Das Nierenbecken (Pfeil) ist geringgradig erweitert, die Nierenpapille weist einen roten Saum auf.
Ursachen: Die hellen Areale und die Rötung der Nierenpapille sind Ausdruck einer Entzündung. Dabei kommt es zur Ansammlung von Entzündungszellen im Nierengewebe, stellenweise auch zur Weitstellung der Blutgefäße (Rötung!). Derartige Entzündungen sind häufig Folgen einer Infektion mit unterschiedlichen Krankheitserregern.
Beurteilung: Nierenentzündungen sind als erhebliche sinnfällige Veränderung häufig Teil einer den ganzen Körper betreffenden Krankheit mit möglicher Harnvergiftung, weshalb eine Fleischuntersuchung einzuleiten ist.

Schrumpfnieren

Bild: Oberfläche und Schnittfläche einer Niere von einem an einer sogenannten Harnvergiftung (Urämie) verendeten Reh.
Befunde: Die oberflächlich grauen, eingesunkenen Bezirke der Rinde sind auf der Schnittfläche erheblich verschmälert. Das rotbraune Gewebe ist der Rest des normalen Nierengewebes. Das Nierenmark weist große helle Areale auf, das Nierenbecken ist ausgeweitet.
Ursachen: Schrumpfnieren können verschiedene Ursachen haben. Im vorliegenden Fall lag den Veränderungen eine von der Harnblase aufsteigende Entzündung durch Bakterien zugrunde. Bei derartig fortgeschrittenen Nierenveränderungen weist das Wildbret beim Zubereiten einen Harngeruch auf.
Beurteilung: Wegen eingeschränkter Genußtauglichkeit wird eine Beseitigung des Wildbrets empfohlen.

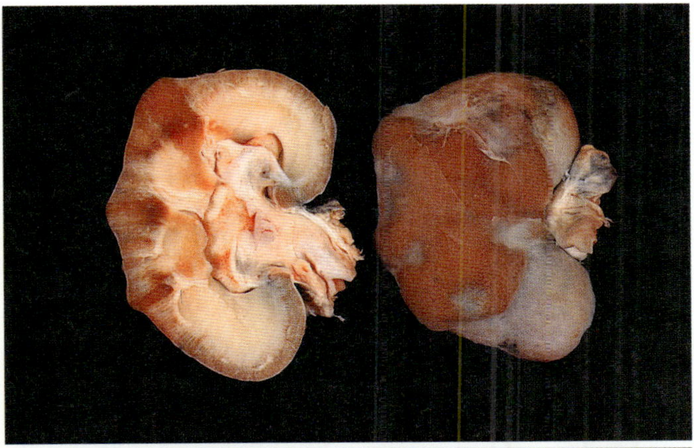
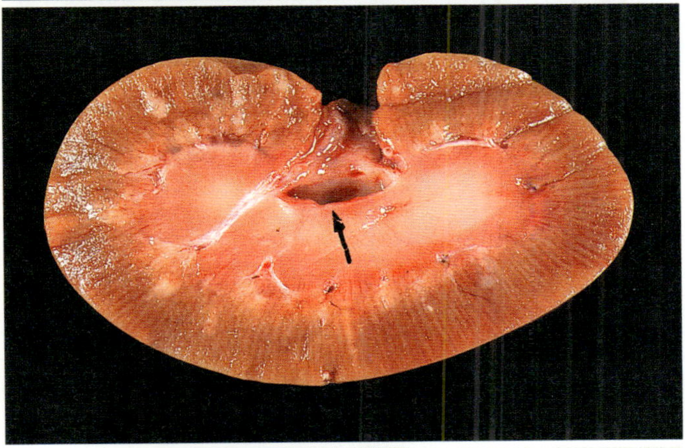
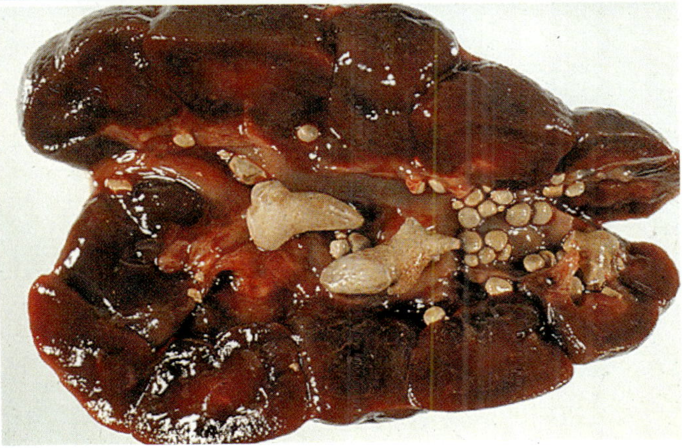

Einseitige Schrumpfniere

Bild: Nieren eines wegen deutlicher Krankheitserscheinungen erlegten Schmalrehes.
Befunde: Eine Niere ist nur halb so groß wie die andere. Beide Nieren weisen oberflächlich graufleckige Aufhellungen auf, die sich auf der Schnittfläche fortsetzen. Das Gewebe ist verfestigt, das der kleineren Niere ausgesprochen derb. Der Dickdarminhalt riecht nach Ammoniak.
Ursachen: Durch eine bakterielle Infektion verursachte, von der Harnblase aufsteigende Entzündung der Nieren mit einseitiger Nierenschrumpfung. In diesem chronischen Stadium ist das Nierengewebe durch Bindegewebe ersetzt worden.
Beurteilung: Wie im vorigen Bild.

Sackniere

Bild: Nieren mit Harnleiter und Harnblase (H) eines halbjährigen männlichen Damkalbes.
Befunde: Die Harnblasenschleimhaut ist entzündlich geschwollen und weist zahlreiche punktförmige Blutungen auf. Ein Harnleiter (Pfeil) ist verdickt, die zugehörige Niere hat ein ausgeweitetes Becken. Das Gewebe des Nierenmarkes ist hochgradig, das der Rinde erheblich verringert.
Ursachen: Durch die Harnblasenentzündung ist es zum Verschluß der Einmündung eines Harnleiters in die Harnblase gekommen, wodurch der Harn nicht mehr abfließen konnte und eine sackartige Ausweitung des Nierenbeckens mit Abschmelzung der Nierengewebes verursacht hat.
Beurteilung: Die Veränderungen sind erheblich sinnfällig, eine Fleischuntersuchung ist einzuleiten.

Harnblasenentzündung

Bild: Harnblase (B), Harnleiter (Pfeile) und Nieren einer alten, hochgradig abgemagerten Rehgeiß.
Befunde: In der Harnblase befindet sich reichlich entzündliches Material, welches eingedickt und teilweise verkalkt ist. Die Harnblasenwand ist verdickt und mit der benachbarten Gebärmutter verwachsen (wurde vor der Aufnahme abpräpariert). Die Harnleiter sind verdickt und derb. Die Nieren sind herdförmig geschrumpft und haben ein fleckiges Aussehen.
Ursachen: Im Vordergrund steht die Harnblasenentzündung, die wahrscheinlich auf einer aufsteigenden Infektion mit Bakterien aus der Scheide oder Gebärmutter beruht. Harnleiter und Nieren sind in den chronischen Entzündungsprozeß einbezogen.
Beurteilung: Wie im vorigen Bild.

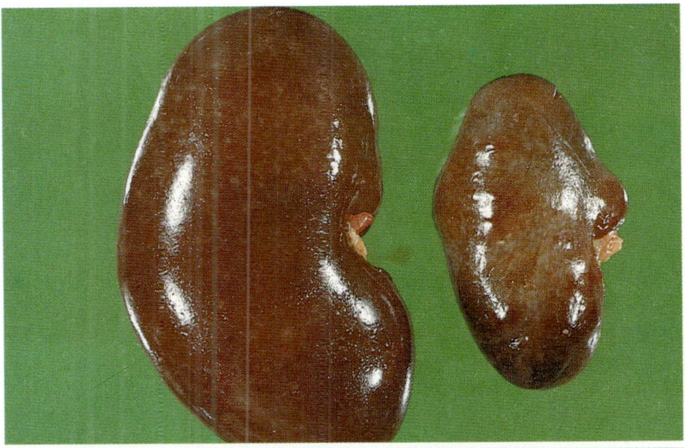

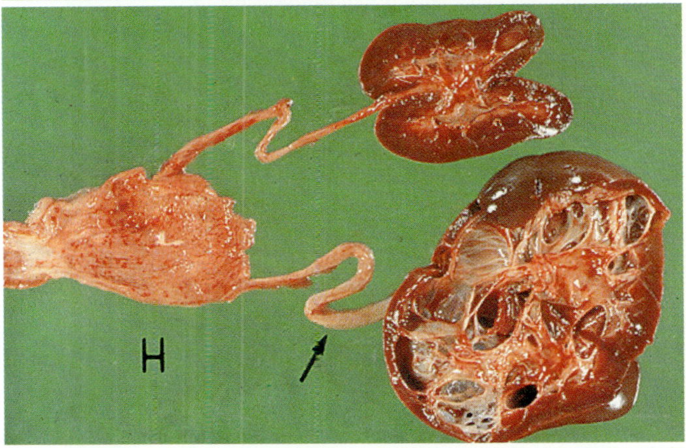
H

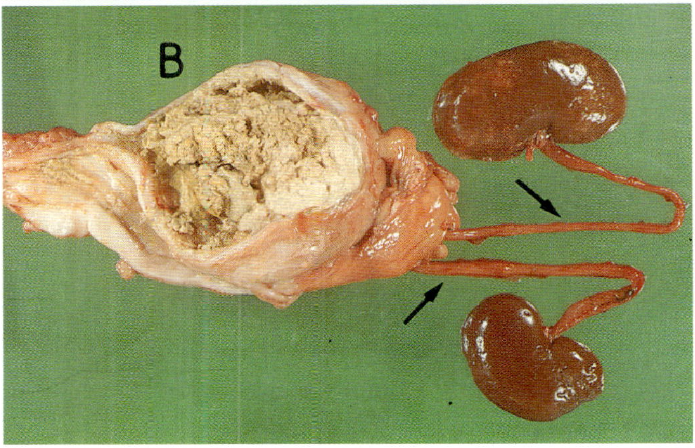
B

Geschlechtsorgane

1. *Männliche Tiere*: Die Hoden sind ei- oder bohnenförmig. Sie befinden sich mit den ihnen eng anliegenden Nebenhoden im Hodensack (bei den Hasenartigen nur während der Paarungszeit, sonst in Leistenkanal oder Bauchhöhle). Sie sind von festen bindegewebigen Hüllen umgeben. Der Hodensack ist beim wiederkäuenden Schalenwild am Unterbauch zwischen den Oberschenkeln, beim Schwarzwild, dem Haarraubwild, den Hasenartigen und den Nagetieren hinter den Oberschenkeln unter dem After zu finden. Der Penis enthält das Ende der Harnröhre, die vom Beckenende zwischen den Oberschenkeln am Bauch kopfwärts zieht. Bei den Hasenartigen endet er unterhalb des Afters, bei den anderen Wildtierarten hinter dem Nabelbereich. Das Glied der Fleischfresser enthält im vorderen Ende einen länglichen, tierartlich unterschiedlich geformten Knochen. Es ist von einer drüsenreichen Vorhaut umhüllt.
2. *Weibliche Tiere*: Die kugeligen, ei- oder bohnenförmigen Eierstöcke sind bei Fleischfressern, Hasenartigen und Nagetieren hinter den Nieren in der Lendengegend, beim Schalenwild dicht vor dem Becken zu finden. Sie sind über dünne geschlängelte Eileiter mit der Gebärmutter verbunden. Diese setzt sich aus langen, muskulösen Hörnern, einem vergleichsweise kurzen muskulösen Gebärmutterkörper und dem Gebärmutterhals, der in die Scheide mündet, zusammen. Sie ist ein mit Schleimhaut ausgekleidetes drüsenreiches Hohlorgan, in dem das befruchtete Ei, im weiteren der Embryo (bis zum Abschluß der Organentwicklung) oder der Fetus (Ausreifung bis zur Geburt) heranreifen. Die Jungen sind von Flüssigkeit enthaltenden Hüllen schützend umgeben, welche beim wiederkäuenden Schalenwild mit knopfartigen bis pilzförmigen Vorsprüngen der Gebärmutterwand (*Karunkeln*, Rotwild 6 bis 14, Reh 3 bis 12, Gams, Mufflon über 50 bis 100) verbunden sind, über die sich Teile der Hüllen stülpen (*Kotyledonen*). Bei den übrigen Tierarten sind die Fruchthüllen eher flächenhaft der Gebärmutterschleimhaut angeheftet. Die heranwachsenden Jungen werden über den Nabelstrang aus den Gefäßen der Fruchthüllen ernährt.

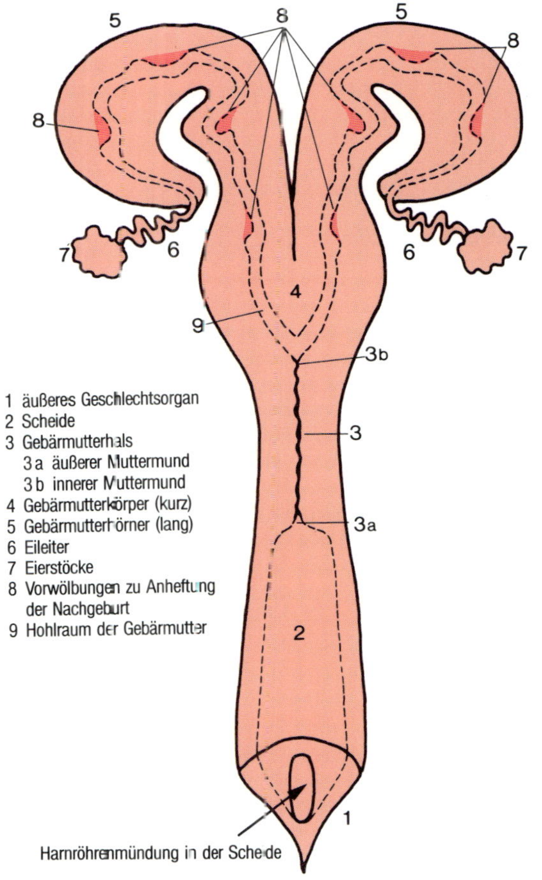

Gebärmutter, schematische Darstellung für wiederkäuendes Schalenwild und Sauen

Kryptorchismus

Bild: Eröffnete Bauchhöhle eines siebenjährigen erlegten Rehbockes mit einer Gehörnabnormität.
Befunde: Der Penis ist seitlich abgelegt, die Bauchhöhle eröffnet. Beide Hoden (Pfeile) befinden sich in der Bauchhöhle und sind sehr klein. Das Geweih ist voll entwickelt und verfegt, die rechte Stange ist verkürzt und abnorm gekrümmt.
Ursachen: Diese Mißbildung der Hoden wird als abdominaler Kryptorchismus bezeichnet (= in der Bauchhöhle verborgene Hoden). Ihre Ursache ist nicht bekannt. Die Stangenverformung steht damit sehr wahrscheinlich nicht im Zusammenhang (Verletzung?).
Beurteilung: Das Wildbret ist genußtauglich.

Hodenentzündung

Bild: Vergrößerter Hoden (rechts) eines Hasen, der an einer Yersiniose (s. Seite 214) erkrankt war und daran gestorben ist. Links ein normaler Hoden eines anderen Hasen.
Befunde: Die Vergrößerung beruht auf einer entzündlichen Schwellung mit hochgradiger Blutfülle und Zerfall von Teilen des Hodengewebes (Nekrose). Beide Hoden waren in gleicher Weise verändert.
Ursachen: Derartige Hodenveränderungen können durch verschiedene Bakterienarten hervorgerufen werden, unter anderem auch durch die für den Menschen infektiösen Erreger der Brucellose.
Beurteilung: Schwellung der Hoden ist eine bedenkliches Merkmal. Beim Schalenwild wäre eine Fleischuntersuchung einzuleiten, die beim Hasen jedoch unwirtschaftlich ist.

Hodentumor

Bild: Umfangsvermehrung eines Hodens von einem fünfjährigen tot aufgefundenen Hirsch mit ungeklärter Todesursache.
Befunde: Hodengeschwulst mit einem Gewicht von 9,7 kg. Auf der Schnittfläche fallen teils schleimige, teils trockene Areale und kleinere Hohlräume auf, in denen bröckeliges Material oder Haare enthalten sind. Das Gewebe ist sehr derb, an manchen Stellen kaum schneidbar. Im Gewebepräparat erkennt man mikroskopisch Knorpel- und Knochenbildung, Schleimhautzellen mit Verhornung und Haarbildung.
Ursachen: Es handelt sich um eine seltene Hodentumor-Form (*Teratom*), die bei allen Tierarten vorkommen kann.
Beurteilung: Sofern keine anderen Organbefunde vorliegen, ergeben sich gegen die Verwendung des Wildbrets bei einem normal erlegten Tier keine Bedenken.

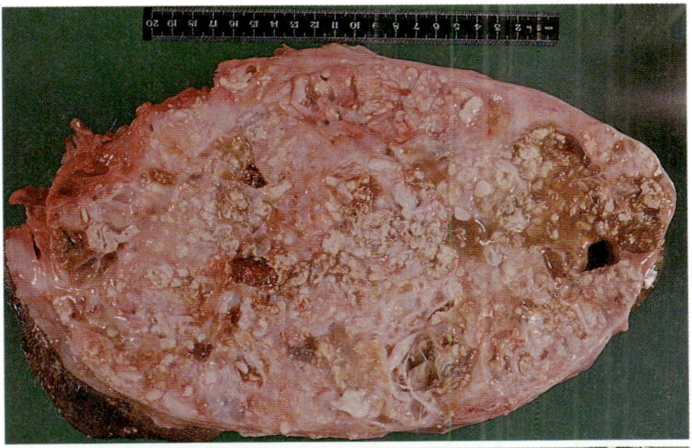

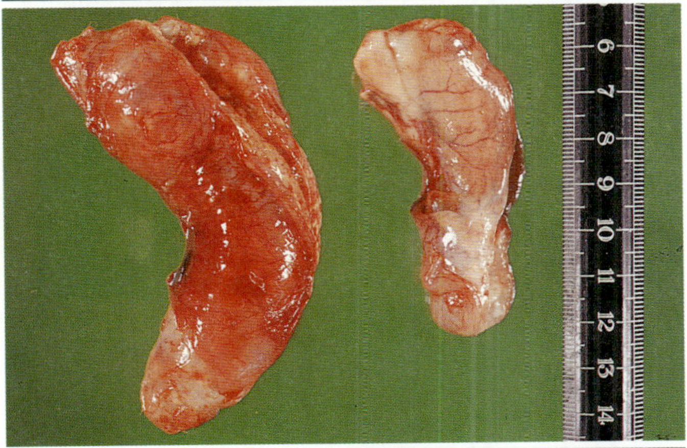

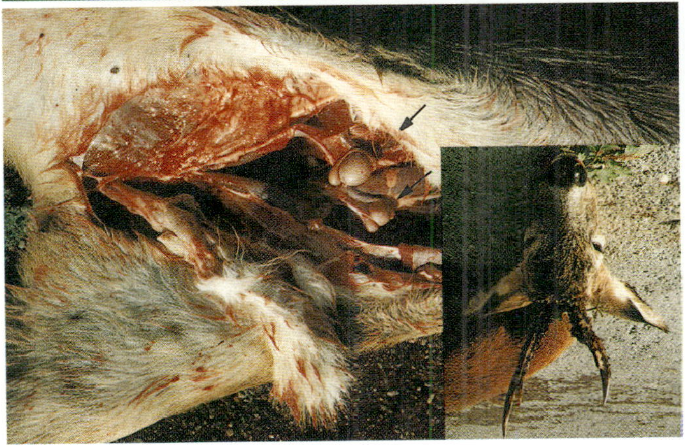

Gesunde Gebärmutter einer Rehgeiß

Bild: Aufbau der normalen nichtträchtigen Gebärmutter einer älteren erlegten Rehgeiß.
Befunde: Muttermund (M), Gebärmutterkörper (K) und Gebärmutterhörner (H) sind in Längsrichtung aufgeschnitten, um die Innenstruktur sichtbar zu machen. Die graubraune Verfärbung der normalerweise gelblichroten Schleimhaut in den Hörnern ist eine Folge der nach dem Tode beginnenden Blutzersetzung. Im Gebärmutterkörper fallen die auch außerhalb der Trächtigkeit erkennbaren Anheftungsstellen für die Eihüllen auf (Karunkeln, davon zwei mit Pfeilen markiert). Die Eierstöcke (E) sind aus ihrer Tasche herausgelöst, sie befinden sich im Ruhezustand (keine Eibläschen oder Gelbkörper).

Gebärmutter einer alten Steingeiß

Bild: Gebärmutter einer vierzehnjährigen, im Sozialverband abgestuften Steingeiß aus einem Tierpark.
Befunde: Auffallend sind die starren, teilweise kalkig weißen Blutgefäße an der verdickten Wand der Gebärmutter (gleiche Befunde ergeben sich oft auch in anderen Organen). Die Eierstöcke (Pfeile) sind inaktiv (ohne Eibläschen und Gelbkörper).
Ursachen: Das starre Aussehen der Blutgefäße beruht auf einer mit zunehmendem Alter auch bei Wildtieren gehäuft vorkommenden Verhärtung und Verkalkung (Arteriosklerose). Die kompakten Gebärmutterhörner lassen auf eine größere Anzahl früherer Trächtigkeiten schließen, die inaktiven Eierstöcke sprechen für altersbedingte Unfruchtbarkeit.
Beurteilung: Bei gutem Ernährungszustand des Tieres sind die Veränderungen unbedenklich.

Zwillingsträchtigkeit beim Reh

Bild: Gebärmutter einer Rehgeiß bei Zwillingsträchtigkeit Mitte Februar. Das Tier war hochgradig abgemagert und ist an einer akuten Verdauungsstörung mit Aufblähung und blutiger Darmentzündung gestorben.
Befunde: Krankhafte Veränderungen liegen an dem dargestellten Organ nicht vor. Die eröffnete Gebärmutter ist hochgradig ausgeweitet, ihre Wand durchscheinend dünn und mit runden oder ovalen, teilweise pilzförmigen Karunkeln in unterschiedlicher Größe besetzt. Die Nachgeburt ist völlig abgelöst, was im vorliegenden Fall durch Zersetzungsvorgänge nach dem Tode des Muttertieres zu erklären ist. (Bei einer Normalgeburt sollten sich die Eihüllen innerhalb des ersten Tages lösen und abgehen, was aber mit einer Verkleinerung der Gebärmutter verbunden ist.)

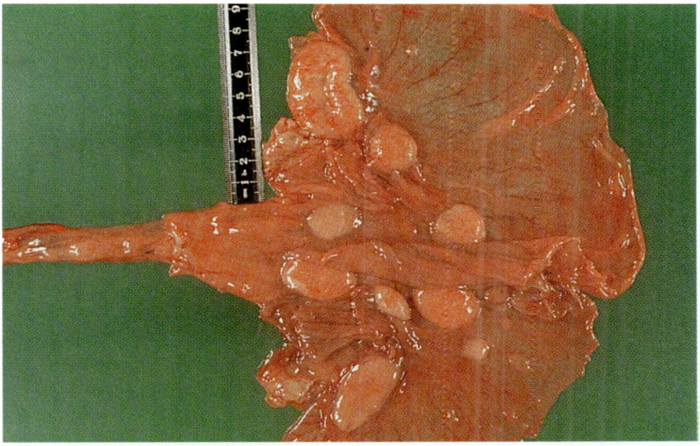

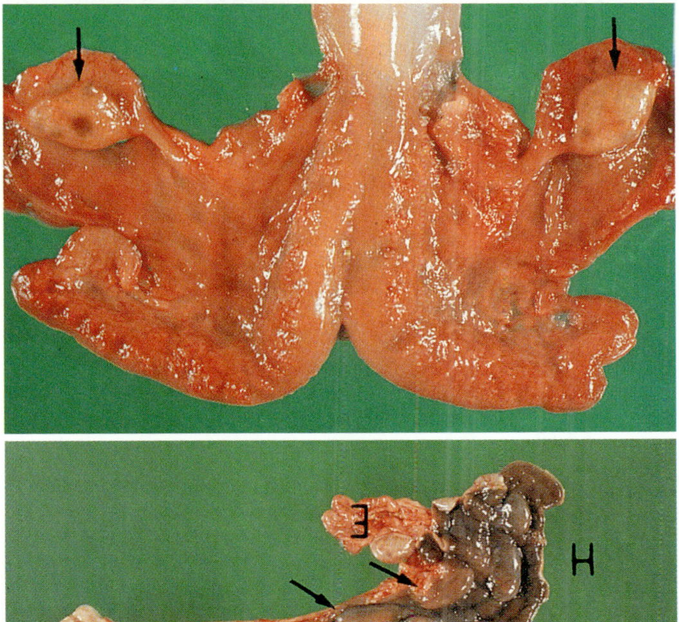

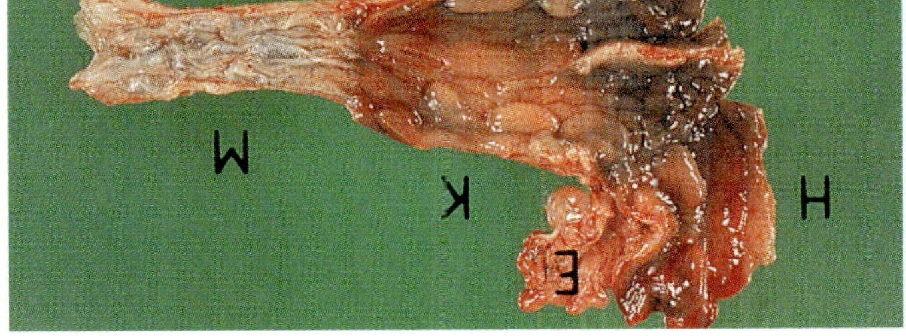
H
H
E
E
K

Trächtigkeit beim Muffelschaf

Bild: Trächtige Gebärmutter eines zweijährigen Muffelschafes mit einer Frucht Anfang Februar. Das Tier mußte wegen hochgradiger Lahmheit infolge chronischer Moderhinke erlegt werden. An den inneren Organen ergaben sich außer einem Befall mit Lungenwürmern keine krankhaften Befunde.

Befunde: An der eröffneten Gebärmutter fallen die schaftypisch napfförmigen Karunkeln auf, deren Zahl bis 100 betragen kann. Ihre Größe kann bis zu zwei Zentimeter im Durchmesser erreichen. Die durchscheinend dünnen, aber sehr derben Eihüllen (Nachgeburt) sind in den Karunkeln mit zahlreichen Fortsätzen fest verankert und stehen mit dem Fetus über die Nabelschnur in Verbindung.

Trächtigkeit beim Damtier

Bild: Gebärmutter eines zweijährigen Damtieres mit einem normal entwickelten Fetus Mitte Mai. Das Tier ist an den Folgen einer akuten Virusinfektion mit hochgradiger Lungenentzündung gestorben.

Befunde: Die Gebärmutter und die das Kalb umschließende Eihaut sind eröffnet worden, das in ihnen enthaltene klare, wäßrig-schleimige Fruchtwasser ist dabei abgeflossen. Das bereits völlig behaarte Kalb liegt frei, wobei seine gekrümmte Haltung jener in der Gebärmutter weitgehend entspricht. Die Nabelschnur steht noch mit den Fruchthüllen in Verbindung. Die gelbe Blase enthält den während der Trächtigkeit entstandenen, trüben und wäßrigen Harn des Kalbes. Durch die Wand der Blase zeichnen sich mehrere rötlich schimmernde Karunkeln ab.

Nachgeburtsverhaltung

Bild: In Längsrichtung eröffnete Gebärmutter einer vierjährigen Rehgeiß am fünften Tag nach der Geburt.

Befunde: Das Organ befindet sich in Rückbildung zum Ruhezustand, das heißt, daß sich die während der Trächtigkeit ausgedehnte Gebärmutter durch die Kontraktion der Wandmuskulatur wieder verkleinert. Im Inneren befinden sich noch blutiger Schleim und Teile der Nachgeburt (davon vier herausgenommen und beidseits des Muttermundes abgelegt).

Ursachen: Eine Nachgeburtsverhaltung kann auf eine bakteriell- oder pilzbedingte Infektion, auf eine Wehenschwäche oder auf örtliche Kreislaufstörungen zurückzuführen sein.

Beurteilung: Sofern keine Milz- oder Leberschwellung vorliegt, kann das Wildbret verzehrt werden, die Gebärmutter ist unschädlich zu beseitigen.

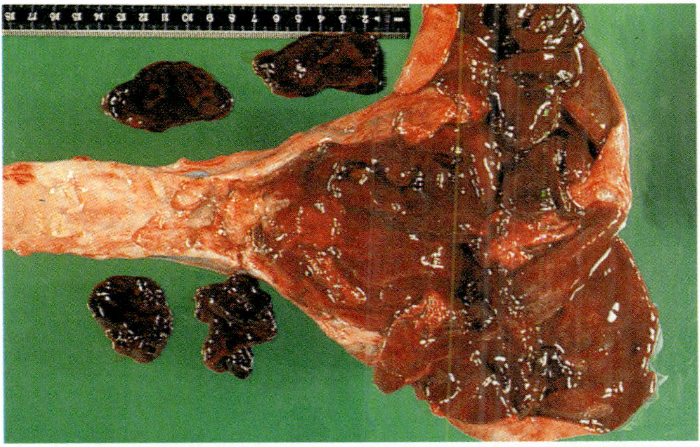

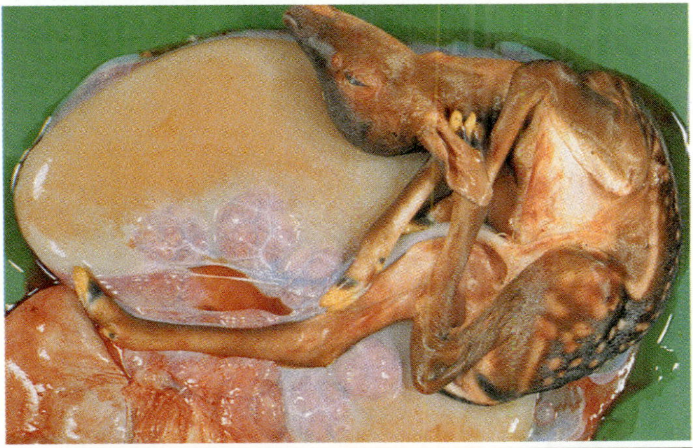

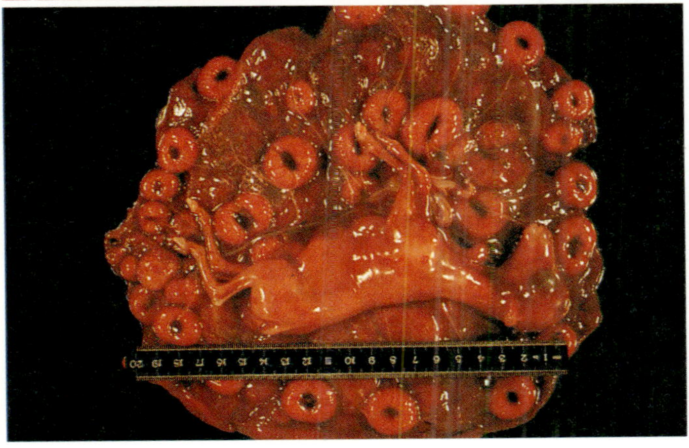

Abnorme Zwillingsträchtigkeit

Bilder: Gebärmutter eines Gehege-Damtieres, das wegen fortgeschrittener Bewegungsstörungen und Festliegens aus tierschützerischen Gründen trotz erkennbarer Trächtigkeit getötet werden mußte (10. Juni).

Befunde – Oben: In der eröffneten Gebärmutter liegt ein normal entwickeltes, voll behaartes männliches Kalb mit einer Länge vom Scheitel bis zur Schwanzwurzel (SSL) von 48 cm. Neben den Hinterläufen des Kalbes befindet sich ein grobhöckeriges, kugelartiges, derbes Gebilde (Pfeil), das ebenfalls über eine Nabelschnur mit der Gebärmutter in Verbindung steht. – ***Mitte:*** Dieses Gebilde enthält ein zweites Kalb, weiblich, mit einer SSL von 28 cm. Es ist nicht behaart und hat eine lederartige Haut. Die Augen sind eingesunken, das Skelett (Rippen, Wirbelsäule) scheint nicht bemuskelt zu sein. In der Fruchthülle ist kein Fruchtwasser, sondern lediglich wenig trüber bräunlicher Schleim enthalten.

Ursachen: Bei dem abnormen Kalb handelt es sich um eine sogenannte Mumie. Der Tod ist, gemessen an der unterschiedlichen SSL der Zwillinge, bereits vor längerer Zeit eingetreten. Durch Flüssigkeitsentzug ist eine Eintrocknung (Mumifikation) erfolgt. Die Einlagerung von Kalksalzen bedingte eine Verhärtung der Mumie (Steinfrucht). Eine Besiedelung mit Bakterien hat nicht stattgefunden (s. unten!). Ursächlich kann der Fruchttod auf einer Abschnürung der Nabelschnur oder auf einer Erkrankung des Muttertieres beruhen.

Beurteilung: In diesem Trächtigkeitsstadium werden Wildtiere nur dann erlegt, wenn ein krankhaftes Verhalten vorliegt. Sollte das Wildbret trotzdem verwertet werden, ist eine Fleischuntersuchung einzuleiten.

Mazeriertes Rehkitz

Bild: Gebärmutter einer älteren, hochgradig abgemagerten Rehgeiß, erlegt im Dezember.

Befunde: In einem Horn der eröffneten Gebärmutter ist ein Kitz in verfaultem Zustand enthalten, von dem einzelne Knochen erkennbar sind. Haut und Weichgewebe sind zerfallen. Ein Nachgeburtsteil ist oben herausgelegt worden, die Gebärmutterschleimhaut ist entzündlich gerötet.

Ursachen: Der Tod des Kitzes ist, unter Berücksichtigung der Größe der Knochen, im Frühjahr eingetreten. Im Gegensatz zur oben dargestellten Mumifikation ist hier eine Besiedelung mit Bakterien erfolgt, die zur Zersetzung des Fetus (Mazeration) geführt hat. Die Todesursache ist nicht ermittelbar.

Beurteilung: Gebärmutterbefund und Zustand der Geiß erfordern eine Fleischuntersuchung oder die Beseitigung.

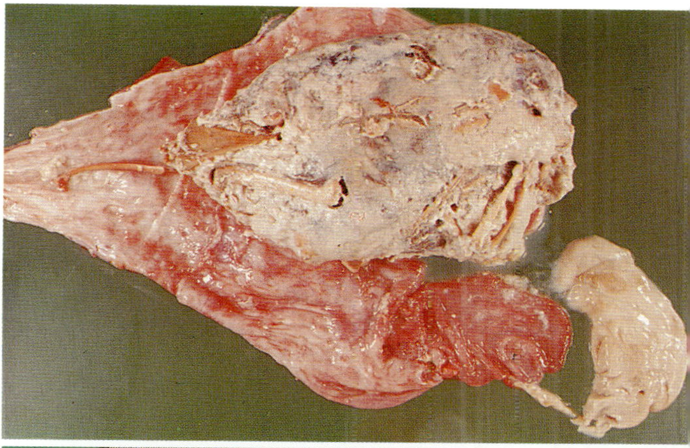

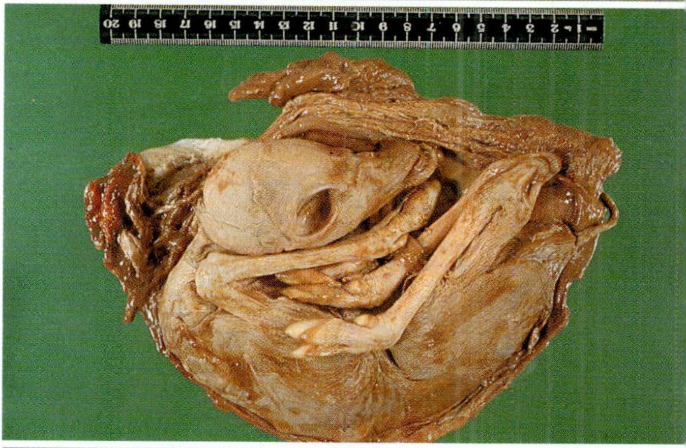

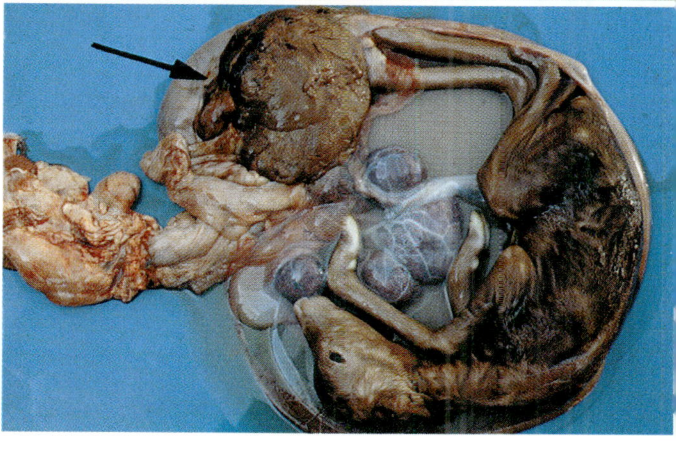

Gebärmutterentzündung

Bild: Gebärmutter einer siebenjährigen, wegen schlechten Allgemeinzustandes und Abmagerung Mitte August erlegten Gamsgeiß.

Befunde: In der eröffneten Gebärmutter sind die Karunkeln nicht zurückgebildet. Sie sind teilweise rötlichbraun verfärbt, teilweise weisen sie eine weißliche Pünktelung auf. Einige Karunkeln sind oberflächlich trocken.

Ursachen: Es handelt sich um eine fortgeschrittene Entzündung mit Absterben der Schleimhaut durch Bakterien.

Beurteilung: Die Veränderung ist erheblich sinnfällig, weswegen eine Fleischuntersuchung einzuleiten ist. Hierzu veranlaßt auch die Abmagerung des Tieres.

Bauchhöhlen-Trächtigkeit

Bilder: Kugelige Gebilde aus der Bauchhöhle von auf Treibjagden im Herbst erlegten Hasen.

Befunde – Mitte: Es handelt sich um vollkommen eingekapselte Hasenfeten. Sie sind von den Fruchthüllen und einem chronischen Entzündungsgewebe umgeben. Die grünschwarze Verfärbung weist auf eine fortgeschrittene Zersetzung hin. Die Häsin dürfte durch den entzündlichen Vorgang in ihrer Bauchhöhle im Allgemeinzustand beeinträchtigt gewesen sein. – ***Unten:*** Eine der beiden oberflächlich glatten und nicht entzündeten Kugeln ist eröffnet und ein voll behaarter Fetus herausgenommen worden. Er weist keine Zersetzungserscheinungen auf, war also zum Zeitpunkt der Erlegung der Häsin noch nicht abgestorben. Hinweise auf eine Erkrankung des Muttertieres ergeben sich nicht.

Ursachen: Bei dem in den dargestellten Fällen vorliegenden weit entwickelten Zustand ist anzunehmen, daß die Feten in einem späten Trächtigkeitsstadium durch einen Riß der Gebärmutter in die Bauchhöhle gelangt sind. Hierfür kommt im oben dargestellten Fall ursächlich eine nicht tödliche Schußverletzung in Betracht, bei der mit den Projektilen auch Bakterien in die Bauchhöhle gelangt sind, im unten abgebildeten Fall eine stumpfe Gewalteinwirkung ohne bakterielle Infektion.

Beurteilung: Die Verwendbarkeit des Wildbrets hängt weitgehend vom Ernährungszustand der Muttertiere und von den weiteren Organbefunden ab (Verwachsungen, Milzschwellung?). Bei einer offensichtlichen bakteriellen Infektion ist die unschädliche Beseitigung zu empfehlen.

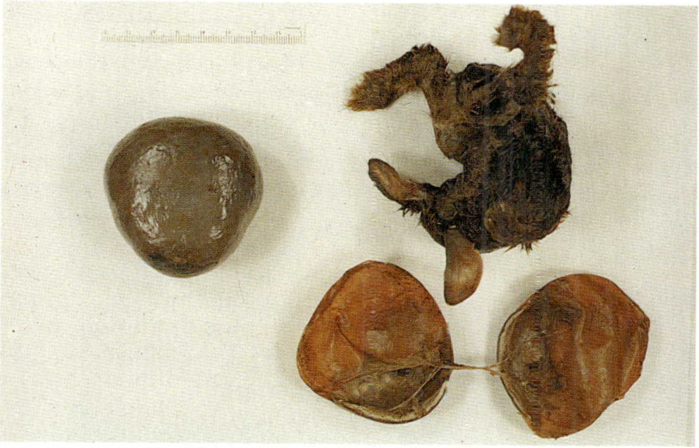

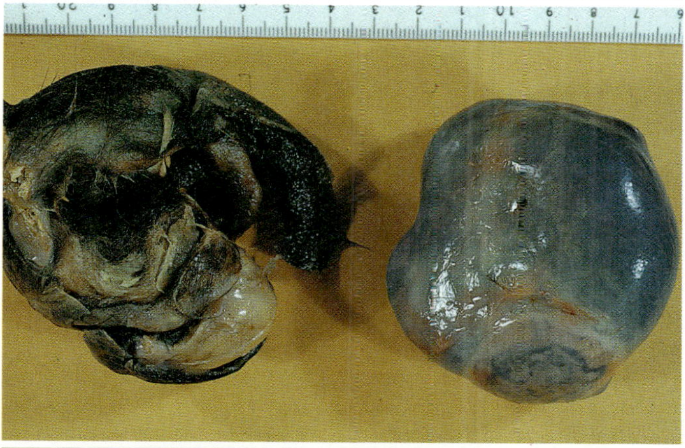

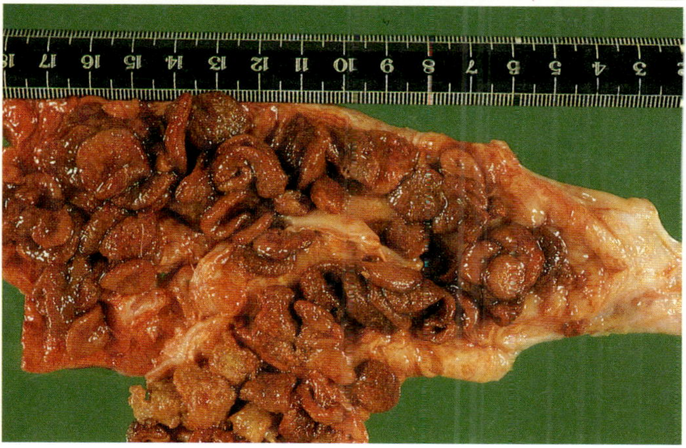

Stützorgane

Grundlage des Körperbaues der Wirbeltiere ist das knöcherne Skelett, dessen Zentrum, das Rumpfskelett, von der Wirbelsäule gebildet wird. Nach ihrer Lage unterscheidet man Halswirbel (Säugetiere 7, Seekuh 6), Brustwirbel (Wiederkäuer 12 bis 13, Fleischfresser 13 bis 14, Schwein 14, Hasenartige 12, Nagetiere 13), Lendenwirbel (zumeist 6, Fleischfresser 7), Kreuzbein (aus 3 bis 5 Teilen verschmolzen), Schwanzwirbel (ab 5 beim Reh bis zu 23 bei den Fleischfressern).
Am vorderen Ende der Wirbelsäule sitzt der Kopf mit Hirn- und Gesichtsschädel. An den Brustwirbeln setzen die Rippen in gleicher Zahl an, sie nehmen eine direkte oder indirekte (sogenannte falsche Rippen) knorpelige Verbindung mit dem Brustbein auf. Die Vordergliedmaßen bestehen jeweils aus dem Schulterblatt, dem Oberarmknochen, den Unterarmknochen (Elle und Speiche) und dem Vorderfußskelett. Die Hintergliedmaßen setzen beidseits in der Pfanne des Beckens mit der Kugel des Oberschenkelknochens an, nach unten folgen die Unterschenkelknochen (Schien- und Wadenbein) und schließlich die Hinterfuß- und Zehenknochen.
Die meisten Knochen sind untereinander gelenkig verbunden, lediglich zwischen dem Brustkorb und den Vordergliedmaßen besteht eine rein muskuläre Verbindung (Schlüsselbeine sind meist zurückgebildet!). Die Gelenke bestehen aus knorpeligen Gelenkflächen und einer Kapsel mit Gelenkbändern. Sie sind mit einer für die Produktion der Gelenkflüssigkeit verantwortlichen Gelenkinnenhaut ausgekleidet. Zwischen den Knochen der Wirbelsäule befinden sich faserig-knorpelige Zwischenwirbelscheiben. Das Kniegelenk ist zusätzlich durch zwei knorpelige Menisken abgepolstert.
Die Bewegung der Knochen erfolgt mit Hilfe der Muskulatur. Diese ist direkt oder mit sehnenartigen Ausläufern den Knochen angeheftet. Die Funktion der Muskeln wird überwiegend durch Nerven gesteuert, die mit dem Gehirn in Verbindung stehen.
In allen Körperregionen und den meisten Organen findet sich Fettgewebe als Polster und Energiereserve.

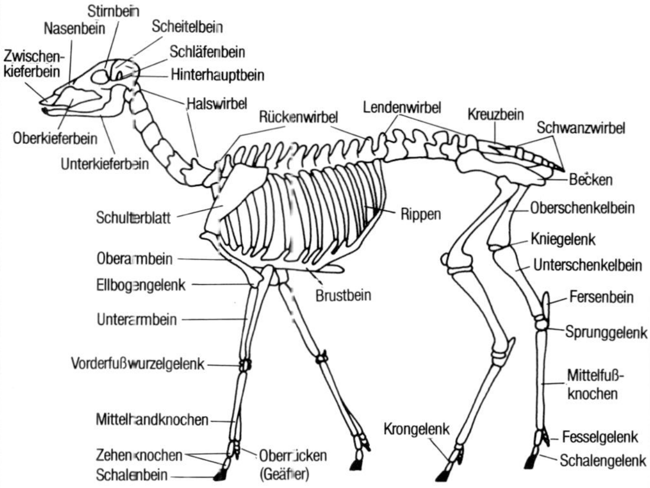

Skelett eines Rehes
(Beispiel für wiederkäuendes Schalenwild)

Kiefermißbildung

Bild: Gesichtsschädel eines vier Wochen alten Steinbockkitzes. Zur besseren Darstellung der Abnormität sind Ober- und Unterlippe mit Nadeln nach rückwärts fixiert worden.
Befunde: Verkürzung des Oberkiefers, so daß die Schneidezähne vorragen und ihrer Funktion nicht entsprechen können. Eine gewisse Kompensation wäre in diesem Ausprägungsgrad allerdings durch das Zurückschieben des Unterkiefers bei der Nahrungsaufnahme denkbar.
Ursachen: Angeborene Mißbildung, deren Ursache unbekannt ist, die aber erblich sein kann.
Beurteilung: Bei normalem Ernährungszustand ergibt sich keine Einschränkung der Verwendung des Wildbrets.

Gesichtsschädel-Mißbildung

Bilder: Schädel einer dreijährigen, gut genährten, im November erlegten Rehgeiß. Die linke Aufnahme zeigt den Grad der Abweichung zwischen Ober- und Unterkiefer, die rechte die Verhältnisse im abgekochten Zustand.
Befunde: Die Verformung des Gesichtsschädels beruht auf einer Krümmung des knöchernen Nasenskeletts. Der Unterkiefer ist unverändert. Die Schneidezähne zeigen kein abnormes Wachstum, die Backenzähne sind normal abgenützt.
Ursachen: Es handelt sich um eine angeborene Mißbildung, die als *Campylognathia superior* bezeichnet wird. Ursächlich wird bei dieser Mißbildungsform eine Fehllage in der Gebärmutter, möglicherweise eine Beeinflussung durch die um den Oberkiefer geschlungene Nabelschnur angenommen.
Beurteilung: wie im vorigen Bild.

Gliedmaßenmißbildung

Bild: Hinterlauf einer gut genährten Rehgeiß.
Befunde: Unterhalb des Sprunggelenkes liegt eine Zweiteilung des Mittelfußknochens vor. Beide Teile sind völlig mit normal behaarter Haut überzogen. Der stärkere Teil endet mit einem in Abrieb befindlichen Schalenpaar, der schwächere weist nur eine (nicht abgenutzte) Schale auf.
Ursachen: Die Mißbildung ist angeboren, möglicherweise Folge einer Hemmung der Gliedmaßenentwicklung während der Embryonalentwicklung (unvollständige Rückbildung von der Fünf- zur Zweizehigkeit). Die Ursache ist nicht bekannt. Die Behinderung führt gelegentlich zu Verletzungen.
Beurteilung: Gegen den Verzehr des Wildbrets bestehen nur Bedenken, wenn das Tier abgemagert oder chronisch verletzt ist. Dann wäre eine Fleischuntersuchung erforderlich.

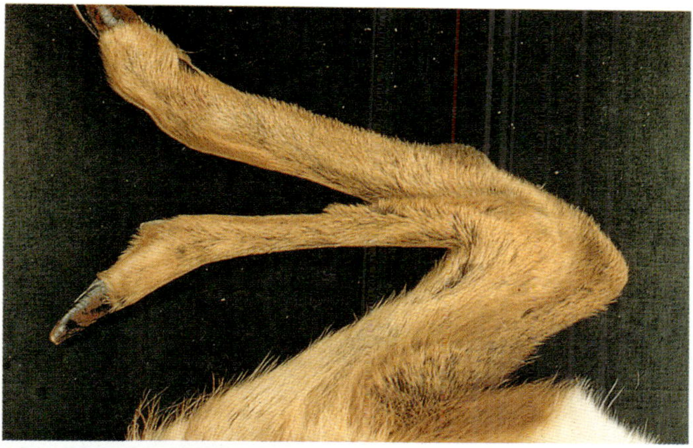
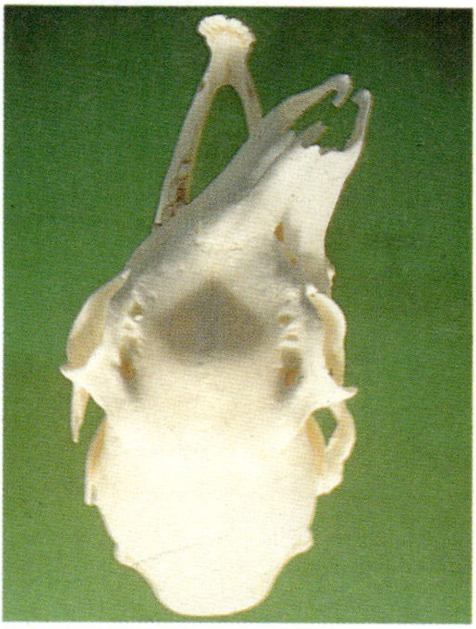
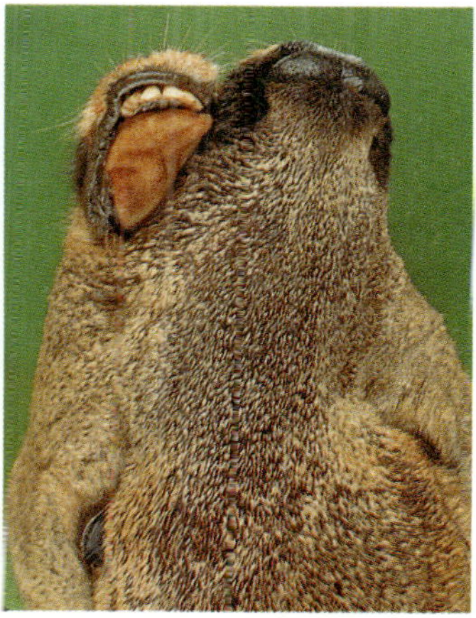
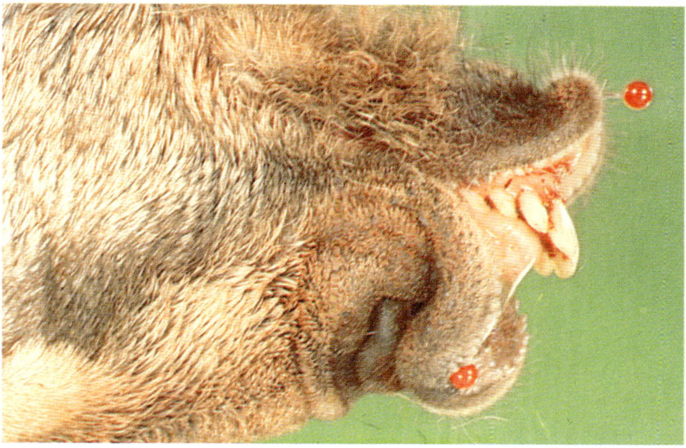

Fußverletzung

Bild: Vorderlauf von einem älteren, abgemagerten Hirsch aus freier Wildbahn.
Befunde: Die Schalen sind auseinandergebogen. Ein Hornschuh ist nach oben gekrümmt und teilweise aufgelöst. Im Zwischenschalenspalt ist die Haut entzündlich gerötet, stellenweise geschwürig. Der Fuß weist bis zum Mittelfußknochen eine erhebliche Schwellung auf.
Ursachen: Derartige Befunde ergeben sich in der Regel nach einer Verletzung, im vorliegenden Fall mit Entzündung der Haut, möglicherweise auch der Zehenknochen.
Beurteilung: Die Gelenkschwellung ist ein bedenkliches Merkmal. Eine Fleischuntersuchung ist zu beantragen.

Kampfverletzung

Bild: Abgekochter Schädel eines dreijährigen Rehbockes, der wegen der Geweihabnormität (einseitiger Knopfbock) erlegt worden ist.
Befunde: An der präparierten Trophäe sind in der Schädeldecke zwei runde, annähernd gleich große, perforierende Verletzungen im Abstand von wenigen Zentimetern sichtbar.
Ursachen: Größe, Form und Anordnung der Löcher sprechen für die Folge eines Kampfes mit einem Rivalen, wobei dessen Stangenenden die Schädelkapsel durchbohrt haben. Offenbar war die Verletzung nicht tödlich. Die einseitig eingeschränkte Stangenentwicklung dürfte auf eine Verletzung des Keimzentrums im Rosenstock zurückzuführen sein.
Beurteilung: Sofern keine Abmagerung vorliegt, bestehen gegen den Verzehr des Wildbrets keine Bedenken.

Schußverletzung am Brustkorb

Bild: Brustwand eines in einem Gehege gehaltenen Damtieres, das wegen einer chronischen, fortschreitenden Lähmung erlegt werden mußte und deswegen nicht verwertet wurde.
Befunde: Umfangreiche Blutungen in Form von Blutergüssen in der Umgebung des Schußkanals (tiefer Kammerschuß). Schußbedingt sind auch die Luftblasen unter dem Brustfell und in der Brustmuskulatur (Pfeile).
Ursachen: Mit der Aufnahme sollen die Auswirkungen eines perforierenden und sich zerlegenden Geschosses demonstriert werden. Die Blutungen beruhen nicht nur auf der direkten Zerstörung von Blutgefäßen durch Geschoßpartikel, sondern auch auf einer indirekten Blutgefäßzerreißung durch die Schockwirkung.
Beurteilung: Die blutigen Teile sind nicht genußtauglich.

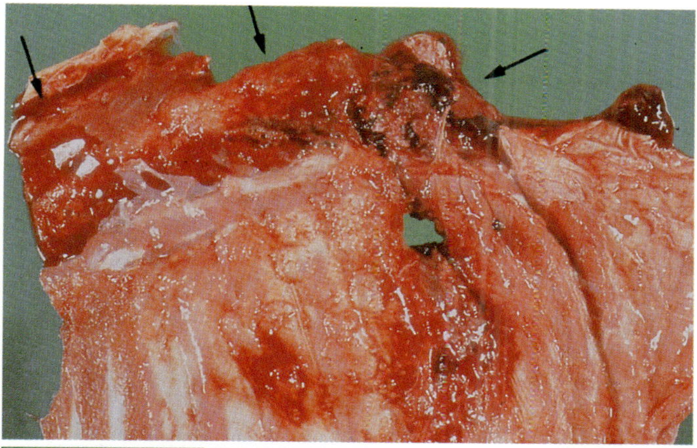

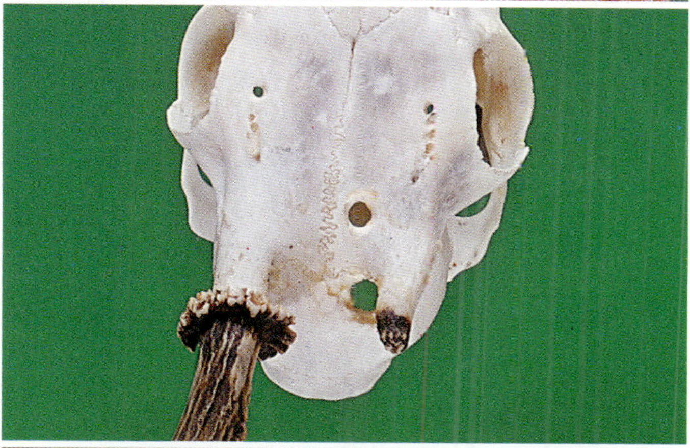

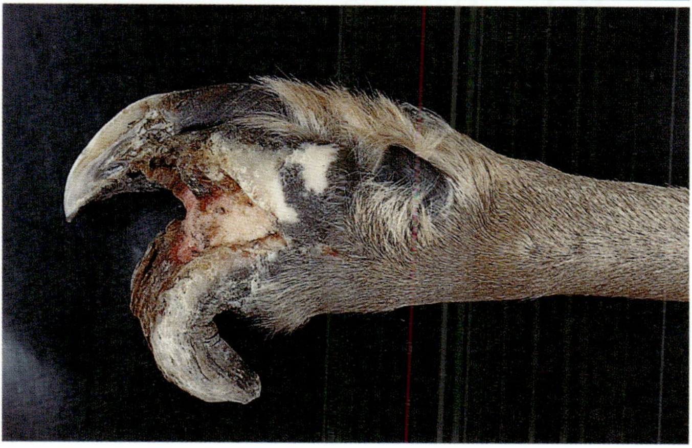

Rippenbrüche in Abheilung

Bild: Teil der Brustwand eines erlegten alten Keilers aus einem Wildschweingatter.
Befunde: Neben frischen schußbedingten Rippenverletzungen und Blutungen fallen an zwei Rippen knotenförmige Auftreibungen (Pfeile) von knochenderber Beschaffenheit auf.
Ursachen: Es handelt sich um alte, in Abheilung befindliche Rippenbrüche. Die Knoten sind im Verlauf des Heilungsprozesses im Übermaß entstehende Knochenwucherungen (*Kallus*), die sich später, nach Wiederherstellung der ursprünglichen Festigkeit der Knochen, wieder zurückbilden können.
Beurteilung: Sofern keine eitrige Entzündung vorliegt, braucht eine Fleischuntersuchung nicht durchgeführt werden.

Offener Bruch

Bild – Mitte: Haupt eines halbjährigen chronisch erkrankten und abgemagerten Damkalbes aus einem Gehege. – ***Unten:*** Abgekochter linker Unterkiefer des gleichen Tieres. Die gepunktete Linie gibt die ursprüngliche Ausdehnung des Unterkieferastes an.
Befunde: Fistelbildung der Haut hinter dem linken Auge. Aus dem Fistelkanal ragt ein Knochensplitter heraus, der vom Unterkieferast stammt. Das die Fistelöffnung umgebende Haarkleid ist durch eitrige Absonderungen verklebt. Die nahegelegenen Lymphknoten sind in den Entzündungsprozeß eingebunden und erheblich geschwollen. Das unten abgebildete Knochenpräparat zeigt das Ausmaß der Entzündung, die eine herdförmige Auflösung des Unterkieferastes verursacht hat.
Ursachen: Primär dürfte es sich um einen Bruch des Unterkieferastes gehandelt haben, der sekundär mit Bakterien infiziert wurde. Die Infektion kann über eine gleichzeitig mit dem Bruch entstandene Hautwunde erfolgt sein. Denkbar wäre aber auch eine Infektion über die Maulhöhle, die möglicherweise durch Knochensplitter verletzt gewesen ist, so daß Eiterbakterien in die Tiefe des Gewebes vordringen konnten.
Beurteilung: Offene Knochenbrüche und Abmagerung sind bedenkliche Merkmale, die eine Fleischuntersuchung erforderlich machen, wenn das Wildbret als Nahrungsmittel für den Menschen dienen soll. Es muß in einem derartigen Fall mit der Einleitung einer bakteriologischen Untersuchung durch den amtlichen Tierarzt gerechnet werden.

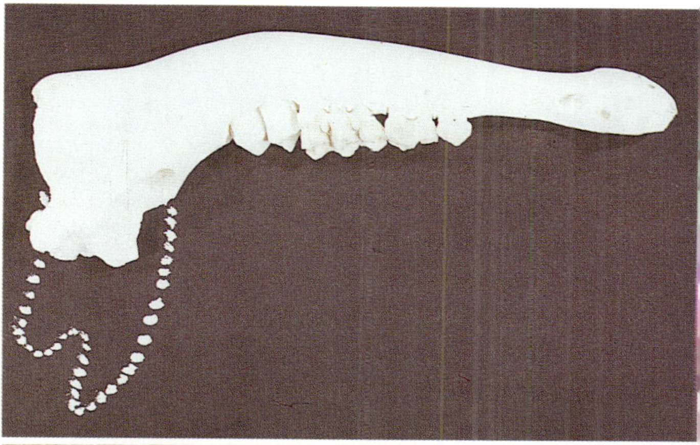
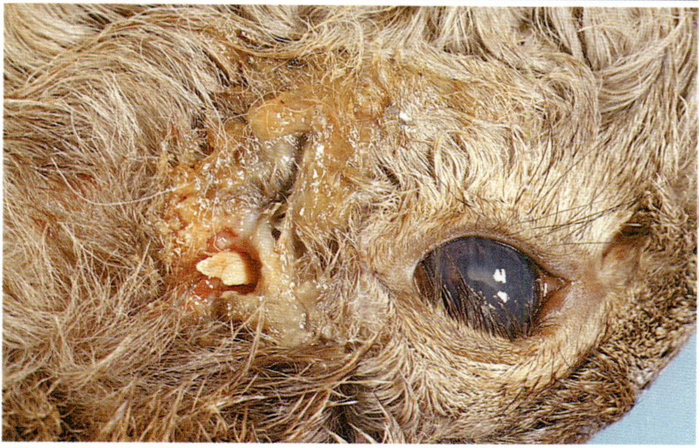
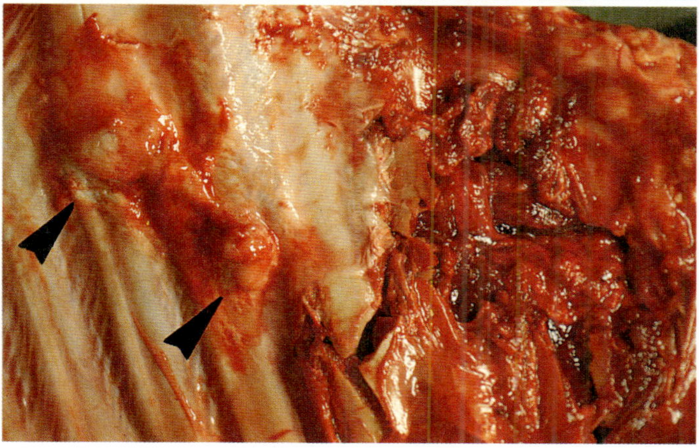

Infizierter Bruch

Bild: Abgezogener Brustbeinbereich eines tot aufgefundenen, hochgradig abgemagerten Gatter-Hirsches.
Befunde: Halbkugelige, derbe Schwellung an der Unterseite des Brustbeines als auffälligster Sektionsbefund, hervorgerufen durch eine chronisch-einschmelzende, eitrig-abszedierende und fistelnde (Pfeil) Entzündung im Bereich eines Trümmerbruches des Brustbeines mit zahlreichen Knochensplittern. Die regionären Lymphknoten sind in einen derartigen Prozeß stets eingebunden und hochgradig geschwollen.
Ursachen: Es handelt sich um einen sekundär bakteriell infizierten Bruch im Sinne eines offenen Bruches.
Beurteilung: Wie im vorigen Fall.

Knochenwucherung

Bild: Abgezogener und in der Längsachse durchgesägter Schädel einer alten erlegten Rehgeiß.
Befunde: Halbkugelige Vorwölbung einer tumorartigen Knochenneubildung am Übergang vom Nasendach zur Stirn. Durch die Schnittführung wird erkennbar, daß sich die Wucherung sowohl nach außen als auch in die Nasen- und Schädelhöhle vorwölbt (Pfeile). Die weiterführende mikroskopische Untersuchung weist die Veränderung als Folge einer chronischen Entzündung aus, ohne daß Anzeichen für eine Infektion mit Eitererregern vorliegen.
Ursachen: Derartige Veränderungen sind meist die Folge einer chronischen Irritationen der Knochenhaut.
Beurteilung: Gegen den Verzehr des Wildbrets bestehen keine Bedenken, sofern das Tier nicht abgemagert ist.

Kieferabszeß

Bild – Links: Haupt eines Rehbockes (Jährling), der wegen eines Tumors im Kehlgangsbereich erlegt worden ist. – ***Rechts:*** Knochenpräparat des Unterkiefers.
Befunde: Bei der Vorwölbung am Unterkiefer handelt es sich um einen Abszeß, durch den der Unterkieferknochen teilweise aufgelöst ist. Er ist durch einen Fistelkanal mit dem darüberliegenden Zahnfach verbunden. Der Knochen weist am Rand eine dachartig überstehende Wucherung auf.
Ursachen: Infektion mit Eiterbakterien, entweder vom Zahnfach oder von einer perforierenden Verletzung der Haut ausgehend.
Beurteilung: Sofern dieser Abszeß der einzige Entzündungsherd ist und keine weiteren Veränderungen vorliegen, ist das Wildbret als genußtauglich zu beurteilen.

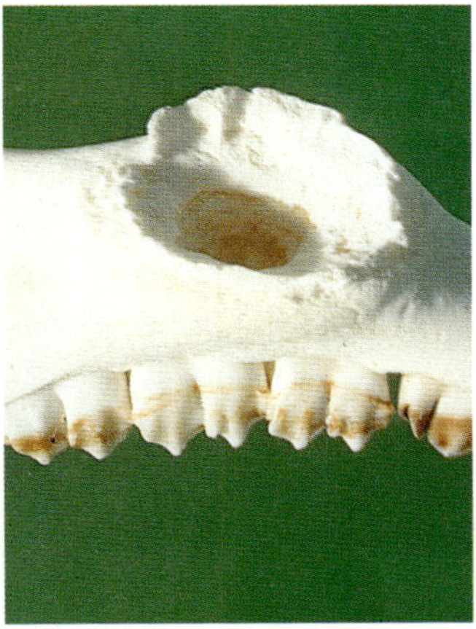

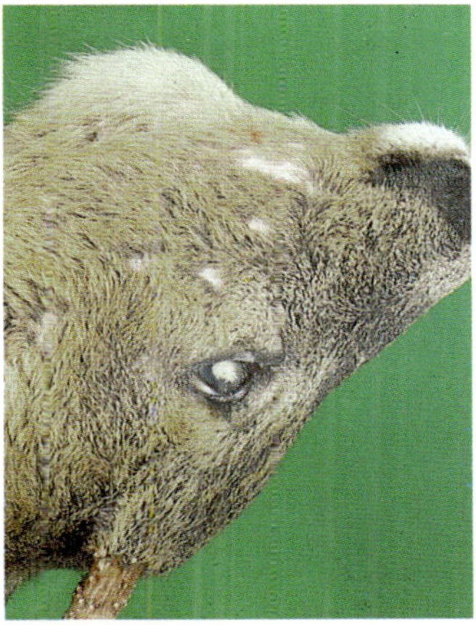

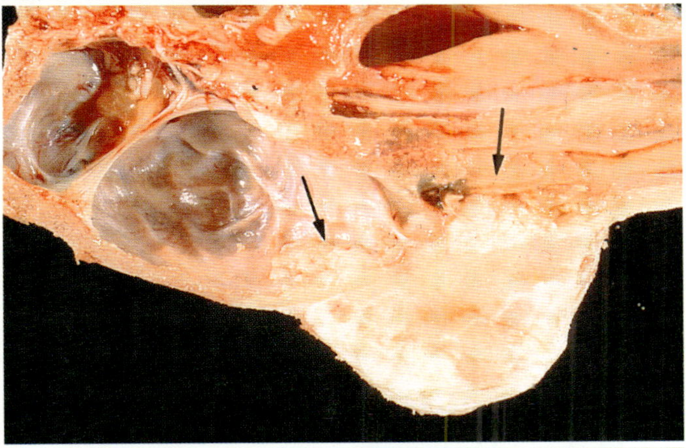

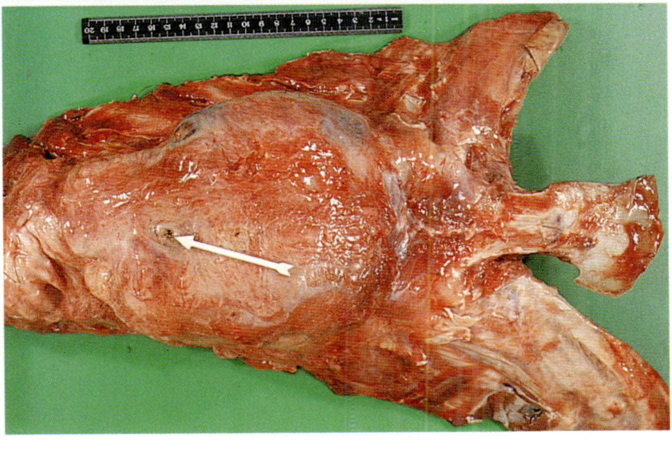

Knöcherne Totenlade

Bild: Schienbein-Präparat eines Rehes ohne nähere Angaben (aus der Sammlung des Institutes).
Befunde: Der Knochen hat in der Schaftmitte eine mäßig ausgeprägte Auftreibung mit einer Höhlung, in der sich ein beweglicher Knochensplitter befindet.
Ursachen: Derartige als »Totenlade« bezeichnete Veränderungen entwickeln sich gelegentlich durch das Absterben eines Knochenteiles, der nicht durch eine Entzündung aufgelöst, sondern von neugebildetem Knochen umgeben wird, verkalkt und dann wieder verknöchert.
Beurteilung: Das Wildbret ist genußtauglich, wenn nicht eine Entzündung mit Lymphknoten- und Milzschwellung vorliegt.

Knochenhautentzündung

Bild: Schädelpräparat eines Jährlings, der wegen einer tennisballgroßen Umfangsvermehrung im Bereich des rechten Auges und wegen Orientierungsschwierigkeiten erlegt worden ist. Er war abgemagert und hatte nicht verfegt (17. Mai).
Befunde: Die überwiegend haarlose Vorwölbung hat sich bei der Sektion als Abszeß mit einer bis zu 0,5 cm dicken Kapsel erwiesen, der die Augenhöhle einbezogen hat. An dem abgekochten Präparat fallen ein dachartiger knöcherner Vorsprung am oberen Augenbogen und eine herdförmige Abschmelzung des Jochbogens (Pfeil) auf.
Ursachen: Entzündung durch Infektion mit Eitererregern (Nachweis von *Streptokokken*).
Beurteilung: Wegen des bedenklichen Allgemeinzustandes ist eine Fleischuntersuchung einzuleiten.

Knochengeschwulst

Bild: Schädel eines sechsjährigen, wegen hochgradiger Abmagerung erlegten Gamsbockes.
Befunde: Am Unterkiefer fällt eine etwa faustgroße, oberflächlich vielfach zerklüftete Gewebswucherung auf, die nur teilweise von Haut bedeckt ist. Die Schneidezähne befinden sich nicht mehr in ihrer normalen Lage, sondern sind an den unteren Rand der Zubildung verlagert. Der Unterkieferknochen ist im Zentrum der Geschwulst weitgehend aufgelöst. Das Ergebnis der mikroskopischen Gewebeuntersuchung ist das Vorliegen eines »bösartigen« Tumors, der sich vom Knochen des Unterkiefers herleitet (*Osteosarkom*).
Ursachen: Unbekannt.
Beurteilung: Der Tumor allein wäre keine Veranlassung zu einer Fleischuntersuchung, sondern die Abmagerung.

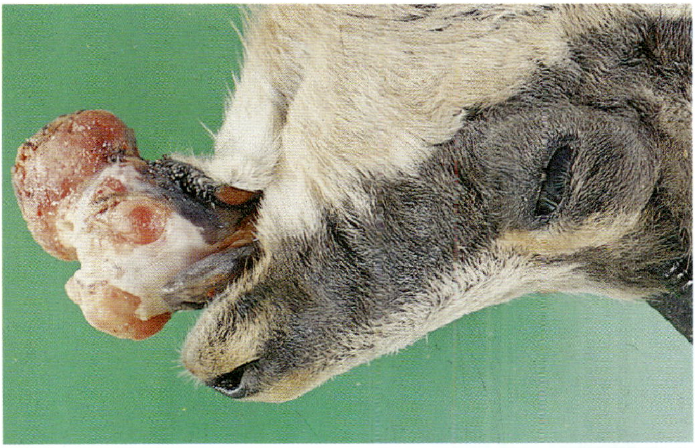

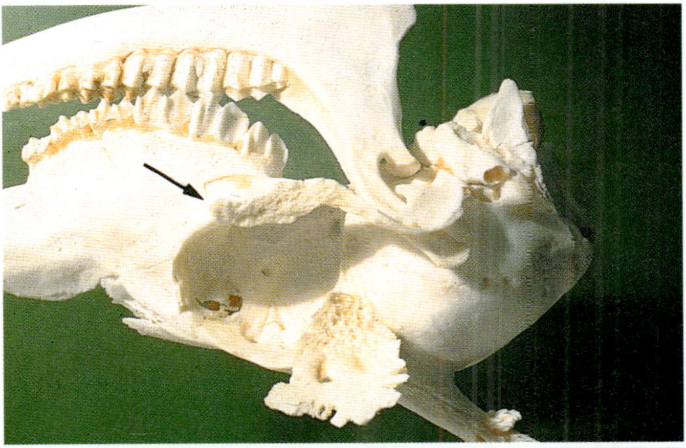

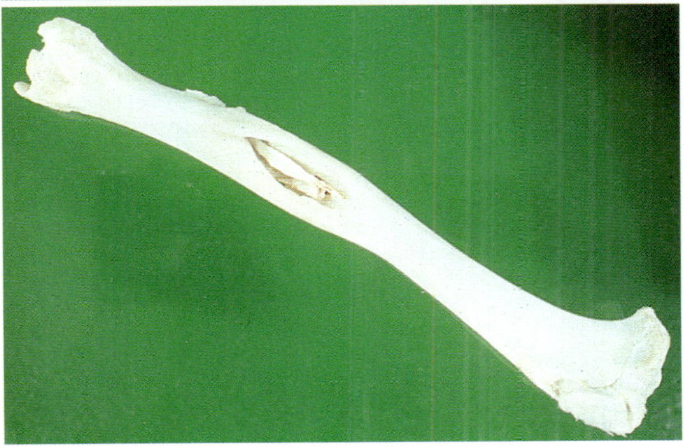

Gelenkschwellung

Bilder: Fuß des linken Hinterlaufes eines fünfjährigen Rehbockes, der hochgradig abgemagert und dessen rechte Gehörnstange schwach vereckt war, das heißt auf dieser Seite waren die Gehörnsprossen schlecht entwickelt.

Befunde: Hochgradige Schwellung am gesamten Fuß mit herdförmiger geschwüriger Entzündung und eitrigen Belägen.

Ursachen: Die Annahme einer Verletzung ist naheliegend. Der geschwürige Gewebezerfall und die Eiterbeläge sind bakteriell bedingt. Die Entwicklungsstörung der gegenseitigen Gehörnstange hängt damit wahrscheinlich zusammen.

Beurteilung: Gelenkschwellung ist ein bedenkliches Merkmal, eine Fleischuntersuchung ist einzuleiten.

Gelenkentzündung

Bild – Mitte: Vorderfuß eines sechsjährigen Rothirsches, der wegen hochgradiger chronischer Lahmheit erlegt werden mußte. – ***Unten:*** Sägeschnitt durch die veränderte Außenzehe, Ansicht der Schnittfläche.

Befunde: Äußerlich liegt eine Anschwellung oberhalb der Außenschale vor. Die Haut ist stellenweise geschwürig zerfallen und entzündlich gerötet. Diese Entzündung dehnt sich auf den Zwischenschalenbereich aus. Das Schalenhorn ist am oberen Rand aufgeweicht und abgehoben. Auf der Schnittfläche erkennt man eine eitrige Entzündung im Sehnenscheidenbereich mit Einbruch in das Schalenbeingelenk, die Umgebung ist durch Vermehrung des Gelenkkapsel-Bindegewebes deutlich verdickt. Das Sohlenhorn ist unverändert, das Wandhorn im oberen Randbereich wellig verformt.

Ursachen: Primär dürfte eine Verletzung der Haut vorgelegen haben. Der Einsender vermutete einen Zusammenhang mit der Aufschotterung eines Forstweges, weil nach dieser Maßnahme über mehrere Monate hinweg Lahmheiten bei etwa zehn Stück Rotwild zu beobachten waren. Die Entzündung beruhte in diesem Falle auf einer Infektion mit Eitererregern (*Actinobacillus pyogenes*) und sporenbildenden sowie gasbildenden Bakterien (*Clostridien*) vom Typ des Pararauschbrandes, eine Infektion, die auf bestimmten Almen auch beim nicht schutzgeimpften Weidevieh gehäuft vorkommt.

Beurteilung: Schwellungen der Gelenke gehören zu den bedenklichen Merkmalen, die Anlaß zur Einleitung einer Fleischuntersuchung sind. Je nach dem Allgemeinzustand des übrigen Tierkörpers wird man aus wirtschaftlichen Erwägungen gleich eine unschädliche Beseitigung des Tieres vornehmen.

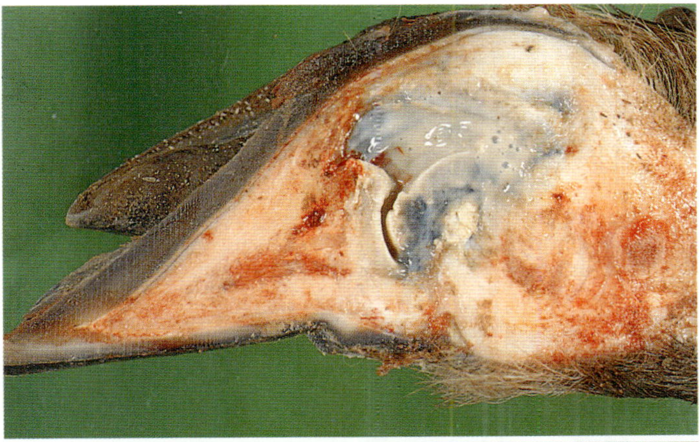

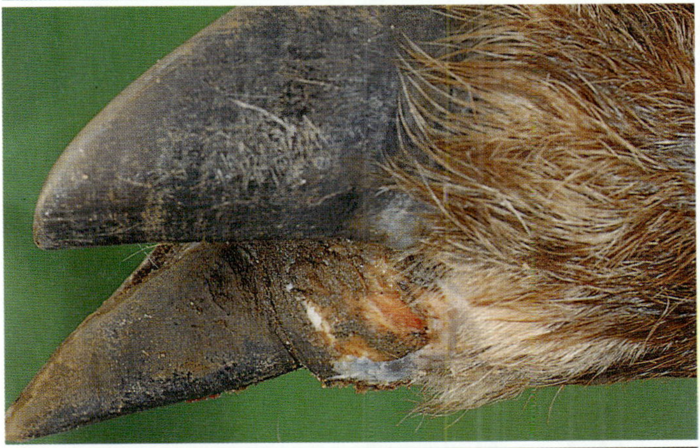

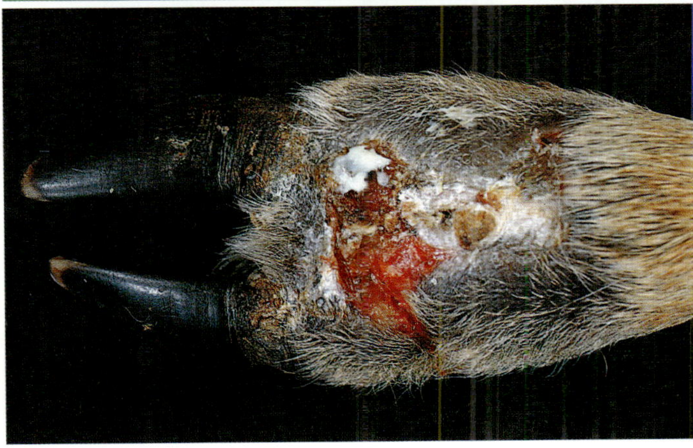

Fäulniserscheinungen

Bild: Tot aufgefundene Rehgeiß, teilweise enthäutet.
Befunde: An den unter der Haut liegenden, hier freigelegten Muskel- und Bindegewebsschichten der Bauchwand ist eine fortgeschrittene Vergrünung auffällig. Der Bauch erscheint trommelartig aufgetrieben.
Ursachen: Durch die Aufgasung von Magen und Darm dringen Gase in die benachbarten Gewebe und reagieren unter anderem mit dem sich zersetzenden Blut.
Beurteilung: Nach der Fleischhygiene-VO sind erhebliche Farbabweichungen der Muskulatur ein bedenkliches Merkmal, das eine Fleischuntersuchung erforderlich macht. Praxisnäher wäre jedoch die unschädliche Beseitigung von Fallwild.

Muskelschwund

Bild – Mitte: Tot aufgefundener dreivierteljähriger Rehbock (Fallwild, 11 kg schwer) im Winterhaar (A) und nach dem Enthäuten (B), Ansicht von hinten. – ***Unten:*** Ansicht der Wirbelsäule und der Rippen des gleiches Tierkörpers
Befunde: Was im Winterhaar (Bild, Mitte links) nicht so deutlich erkennbar ist, wird nach dem Enthäuten (rechts) sichtbar: hochgradige Abmagerung mit Fehlen jeglicher Fettdepots und mit fortgeschrittenem Muskelschwund (*Kachexie*). Die Wirbelsäulenfortsätze stehen vor, die Rippen (Bild unten) sind nur mehr in wenig Muskulatur eingebettet.
Ursachen: Äußerlich ist in der Regel nicht ersichtlich, an welcher Krankheit ein derartig abgemagertes Tier gelitten hat, es sei denn, es hätte einen kotverschmutzten Spiegel, was auf eine Darmentzündung hinweisen würde. Nahrungsmangel ist in den seltensten Fällen die alleinige Ursache. Meist kommt es bei einem Tier, das infolge eines länger bestehenden Hungerzustandes geschwächt ist, zu einer Parasitose oder zu einer anderen Infektionskrankheit. Man muß auch an eine Gebißanomalität oder chronische Organkrankheiten wie Leberzirrhose oder Schrumpfnieren denken. Im vorliegenden Falle wurde eine chronische Pilzinfektion von Lunge und Lymphknoten der Brusthöhle festgestellt.
Beurteilung: Das Wildbret von Fallwild ist als Nahrungsmittel für den Menschen untauglich. Wird ein in dem abgebildeten Ausmaß abgemagertes Tier allerdings noch lebend angetroffen und erlegt und wird das Fleisch zum Verzehr vorgesehen, so ist eine Fleischuntersuchung zu beantragen, weil erhebliche Abmagerung und Schwund von Muskelpartien bedenkliche Merkmale sind.

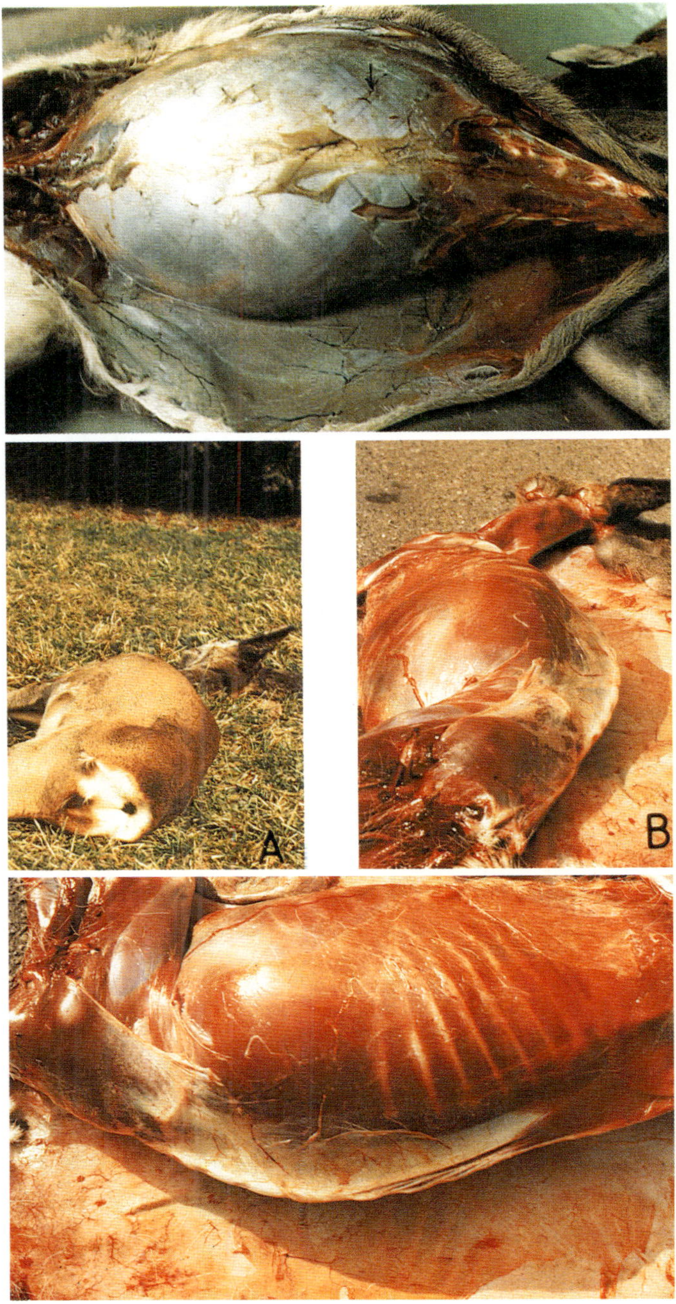
A
B

Rehfinnenbefall

Bild: Laufmuskulatur eines gesund erlegten Rehes.
Befunde: Die Muskulatur ist durchsetzt mit weißen Stippchen. Gleichartige Veränderungen können auch in der Zunge, im Zwerchfell und im Herzmuskel (s. Seite 26) vorkommen.
Ursachen: Es handelt sich um einen mittelgradigen Befall mit der sogenannten Rehfinne (*Cysticercus cervi*). Sie ist das Larvenstadium einer Bandwurmart vom Fuchs (*Taenia cervi*).
Beurteilung: Bei Finnenbefall (»sonstige erhebliche sinnfällige Veränderung«) ist eine Fleischuntersuchung einzuleiten. Schwachfinniges Wildbret wird als bedingt tauglich (d. h. es wird im amtlichen Verfahren durchgefroren), starkfinniges als untauglich beurteilt.

Bindegewebstumor

Bild: Vorderlauf eines wegen Bewegungsstörungen und offensichtlicher Behinderung erlegten abgemagerten Rehes.
Befunde: Teils weich- bis derbelastische, teils knöchern derbe Umfangsvermehrung im Bereich von Ober- und Unterarm ohne Veränderung der Laufknochen; im Gewebe umschriebene trockene Einschmelzung, an einer Stelle mit inselförmiger Verknöcherung. Die mikroskopische Untersuchung von Gewebeschnitten weist die Zubildung als »bösartige« Geschwulst des Bindegewebes aus (*Fibrosarkom*).
Ursachen: Unbekannt.
Beurteilung: Es handelt sich um eine erhebliche sinnfällige Veränderung, außerdem liegt eine Abmagerung als bedenkliches Merkmal vor. Auf Grund dieser Befunde ist eine Fleischuntersuchung einzuleiten.

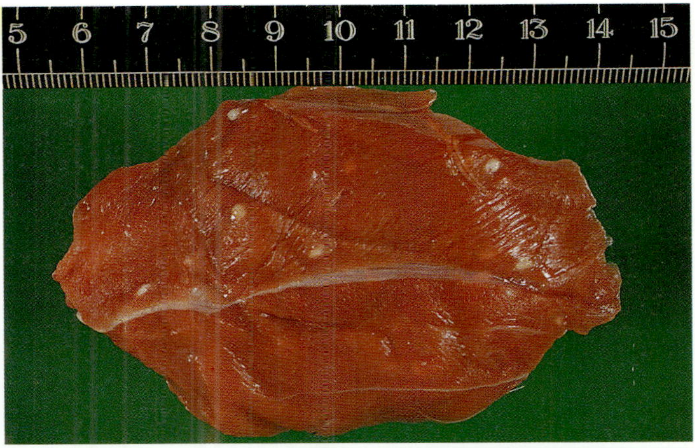
5 6 7 8 9 10 11 12 13 14 15

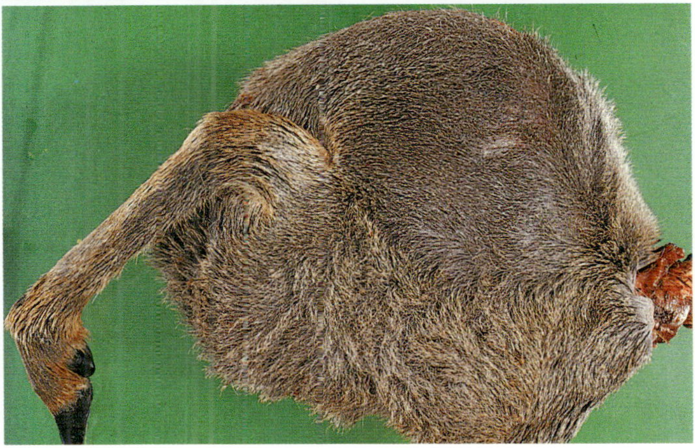

Fettgewebsschwund in der Bauchhöhle

Bild: Nierenbereich eines halbjährigen Damkalbes aus einem Gehege. L und R bezeichnen die linke und rechte Niere.
Befunde: Die Nieren, die bei normal ernährten Tieren in reichlich Fettgewebe eingebettet sind (s. Seite 104), sind hier nur von ihrer dünnen bindegewebigen Kapsel umgeben. Der weiße Strang im Bild oberhalb der linken Niere ist die Bauchschlagader. Jegliche Fetteinlagerung fehlt.
Ursachen: Dieses Tier war infolge sozialer Abstufung und damit zusammenhängenden chronischen Nahrungsmangels (Abdrängen von der Fütterung durch stärkere Tiere) hochgradig abgemagert und verstärkt mit Darmparasiten befallen.
Beurteilung: Siehe untenstehenden Text!

Fettgewebsschwund am Herzen

Bild: Darstellung des Fettgewebes am Herzen einer gesunden, erwachsenen Rehgeiß aus freier Wildbahn (links) und eines abgemagerten Damtieres aus einem Gehege (rechts). R und L bezeichnen die rechte und die linke Herzseite.
Befunde: Bei einem normal ernährten Tier ist am Herzen vor allem an der gesamten Ausdehnung der Herkranzfurche (oben) und entlang der Längsfurchen reichlich Fett deponiert. Die Blutgefäße erhalten dadurch ein schützendes Lager. Am rechts abgebildeten Herzen fehlt diese Fetteinlagerung, statt dessen ist das Gewebe sulzig durchtränkt und von gallertiger, durchscheinender Beschaffenheit.
Ursachen, Beurteilung: Es gelten im wesentlichen die im Abschnitt »Muskelschwund« (s. Seite 138) und die zum nächsten Bild gemachten Erläuterungen.

Fettgewebsschwund am Labmagen

Bild: Labmagen eines vier Monate alten, hochgradig abgemagerten Rotwildkalbes aus einem Gehege.
Befunde: Anstelle des an diesem Organ normalerweise reichlich vorhandenen Fettgewebes ist nur mehr ein gallertiges Restgewebe erhalten. Man erkennt darin die netzartig verlaufenden Blut- und Lymphgefäße und den sonst im Fettgewebe nicht sichtbaren Lymphknoten (Pfeil).
Ursachen: Langdauernde Hungerzustände oder chronische zehrende Krankheiten sind die häufigsten Gründe für den Schwund des Fettgewebes. Er beruht auf dem Ersatz der Fettsubstanzen in den Fettzellen durch wäßrige Bestandteile aus dem Blutserum (»*seröse Atrophie*«).
Beurteilung: Abmagerung mit Fettgewebsschwund ist als bedenkliches Merkmal Anlaß zur Fleischuntersuchung.

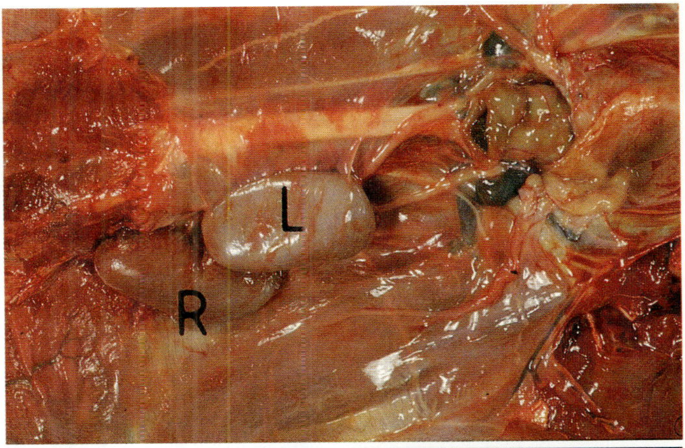
L
R

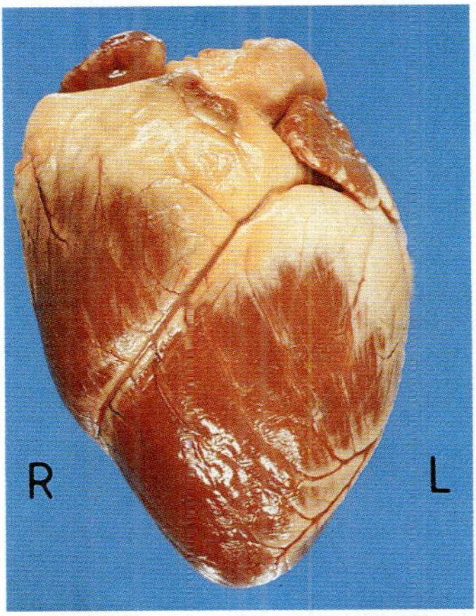
R
L

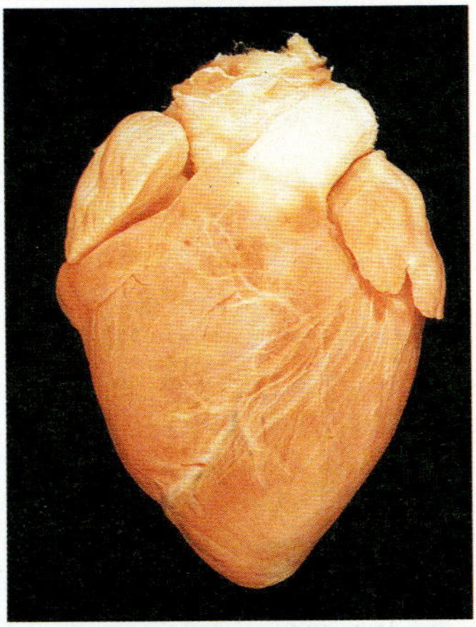

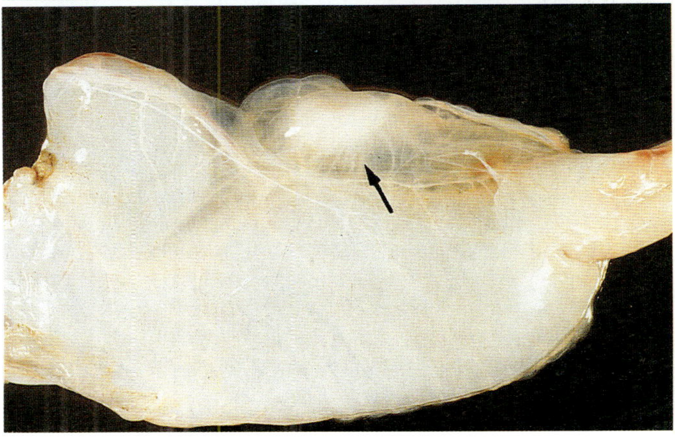

Nervensystem

Gehirn und Rückenmark bilden das zentrale Nervensystem. Sie sind von Schutzhüllen umgeben. Der knöchernen Schädelkapsel bzw. den Wirbelknochen folgt nach innen eine weiße, sehr derbe bindegewebige Haut *(Pachymeninx)*, die bis über ein Millimeter dick sein kann, dann eine weiche, dünne Haut, die der Nervensubstanz dicht aufliegt *(Leptomeninx)*. In einem Spalt in der Leptomeninx ist Flüssigkeit *(Liquor)* enthalten.

Das Gehirn unterteilt sich in mehrere Abteilungen, deren auffälligste Groß- und Kleinhirn sind. Sie sind im unteren Bereich durch das Mittelhirn verbunden. Nach hinten schließt sich das Rückenmark an. Dem vorderen Bereich des Großhirns ist das Riechhirn angelagert, zwei kolbenförmige Vorwölbungen, die sich von unten her in entsprechende Höhlungen des Schädels zur Nase hin einfügen. In der Mitte der Hirnunterseite ragt ferner ein kugeliger Fortsatz vor, der ebenfalls in eine knöcherne Ausbuchtung der Schädelbasis eingepaßt ist, die Hirnanhangsdrüse *(Hypophyse)*. Sie reißt – wie auch die Riechkolben – bei der Entnahme des Gehirns häufig ab und verbleibt in der Schädelhöhle.

Die Oberflächen von Groß- und Kleinhirn sind durch Windungen und Furchen gekennzeichnet. Die Riechkolben, die Hirnanhangsdrüse und das Rückenmark haben eine glatte Oberfläche. Alle Abteilungen des Zentralnervensystems, vom Riechhirn über Groß-, Mittel- und Kleinhirn bis zum Rückenmark, enthalten ein mit Flüssigkeit *(Liquor cerebrospinalis)* gefülltes, zusammenhängendes Hohlraumsystem (vier Ausweitungen in den Hirnabteilungen, als *Ventrikel* bezeichnet, und den Zentralkanal im Rückenmark).

Aus Riechhirn, Gehirn und Rückenmark gehen beidseits Nerven ab, von denen jeder zu einem bestimmten Organ oder Gebiet zieht. Diese Nerven sind nahe ihrem Ursprung und in größeren Geflechten, beispielsweise in der Achselhöhle und im Lendenkreuzbein-Bereich, als weiße Stränge zu erkennen. In ihrem Verlauf verzweigen sie sich vielfach und werden schließlich so dünn, daß sie mit bloßem Auge nicht mehr zu sehen sind.

Gehirn

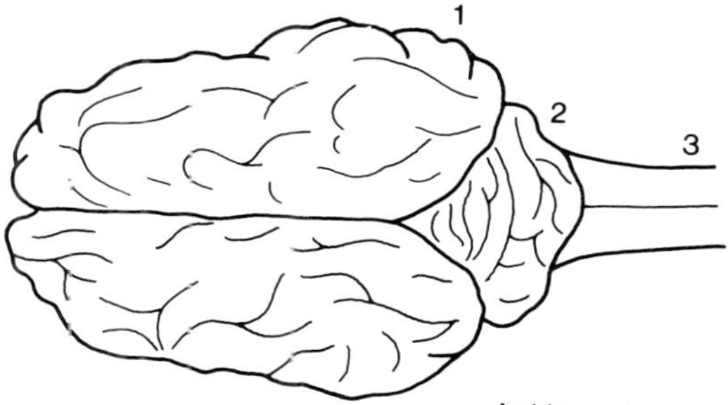

Ansicht von oben

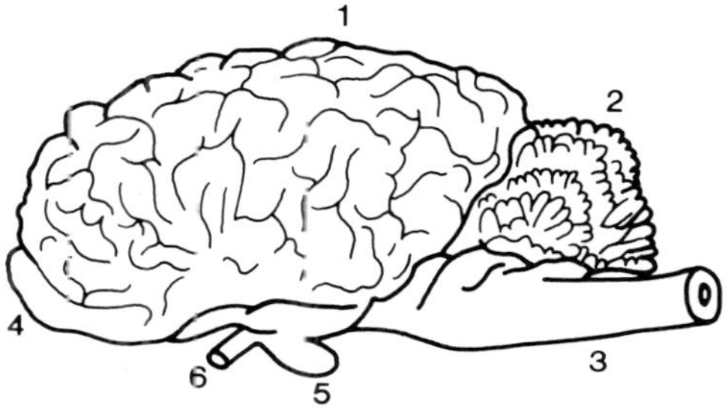

Ansicht von der Seite

1 Großhirn
2 Kleinhirn
3 verlängertes Rückenmark
4 Riechhirn
5 Hirnanhangsdrüse
6 Sehnerv

Innerer Hydrozephalus (Wasserkopf)

Bild: Gewebescheibe aus dem Gehirn eines jungen Steinmarders, der von einem Förster gefunden worden ist und aufgezogen werden sollte. Der Marder entwickelte eine nervöse Störung, drehte sich ständig im Kreis und erblindete. Er wurde aus tierschützerischen Gründen eingeschläfert.
Befunde: Hochgradige Ausweitung der Hirnkammern durch einen Flüssigkeitsstau mit Schwund der inneren Hirnsubstanz.
Ursachen: Ein Hydrozephalus kann erblich oder die Folge einer Infektion vor oder nach der Geburt sein.
Beurteilung: Es handelt sich um eine erhebliche sinnfällige Veränderung. Bei Wild, dessen Fleisch verzehrt werden soll, müßte eine Fleischuntersuchung veranlaßt werden.

Gehirnentzündung nach Verletzung

Bild: Enthäuteter Schädel einer Rehgeiß, die wegen Verhaltensstörungen erlegt worden ist (links); Ansicht des Gehirns und der Innenfläche des Schädeldaches nach Eröffnung der Schädelhöhle (rechts).
Befunde: Runde Zusammenhangstrennung in Haut und Knochen des Scheitelbeines mit entzündlicher Rötung des Unterhautgewebes in diesem Bereich. An der darunterliegenden Hirnrinde fallen eine grauschwarze Verfärbung und daneben eine gelblich verfärbte Eindellung auf.
Ursachen: Die Befunde sprechen für eine perforierende Gewalteinwirkung mit eitriger Entzündung und herdförmigem Schwund des Gehirns (*Malazie*).
Beurteilung: Der Schädel ist zu beseitigen. Bei Fehlen weiterer bedenklicher Merkmale ist das Wildbret genußtauglich.

Hirnblasenwurm

Bild: Ansicht des Gehirns eines zweijährigen Gamsbockes, der wegen Bewegungsstörungen erlegt worden ist.
Befunde: In der rechten Großhirnhälfte fallen mehrere nebeneinanderliegende Blasen mit wäßrigem, klarem Inhalt auf (Pfeil). Die Gehirnsubstanz ist durch diese Gebilde geschwunden (*Druckatrophie*). Die linke Hirnhälfte und das Kleinhirn (K) sind unverändert.
Ursachen: Die Blasen sind Finnen (*Coenurus cerebralis*) einer Bandwurmart, die bei Fuchs- und Hund parasitiert (*Taenia multiceps*).
Beurteilung: Der Schädel ist unschädlich zu beseitigen. Tierkörper und Organe sind gewissenhaft auf weitere krankheitsbedingte bedenkliche Merkmale zu untersuchen, die eine Fleischuntersuchung erforderlich machen würden.

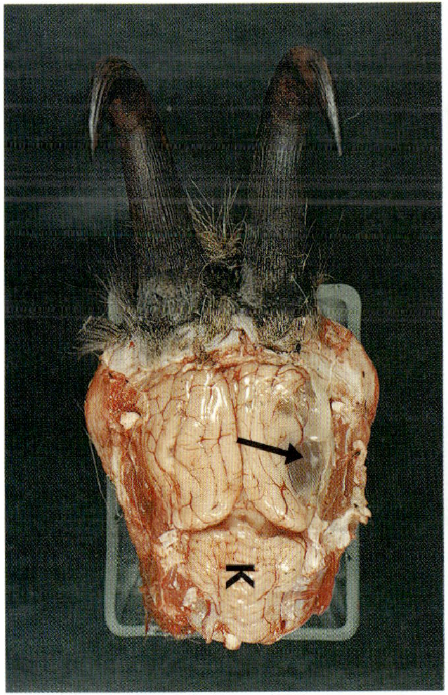
K

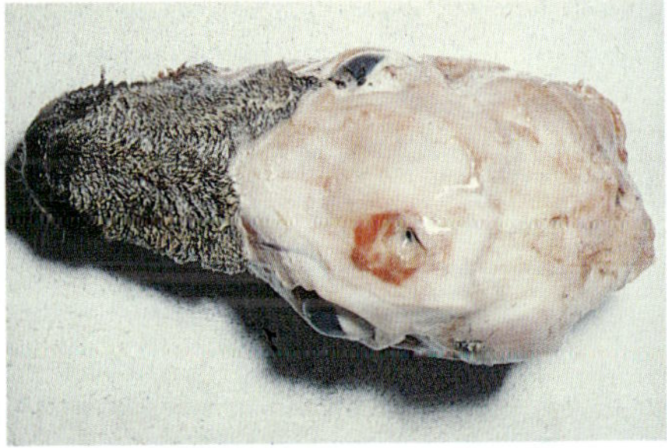

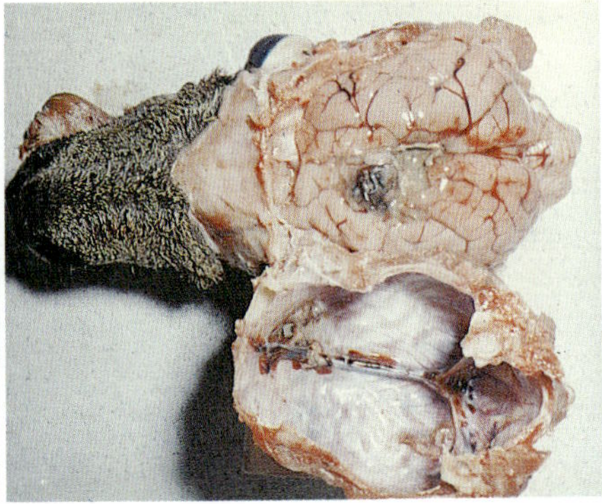

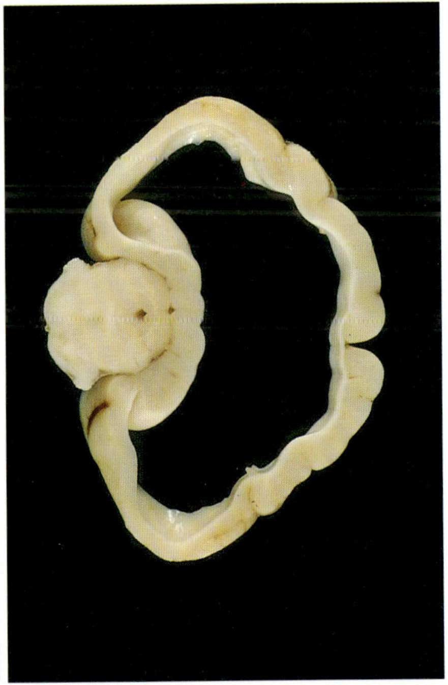

Sinnesorgane

Augentrübung nach dem Tode

Bilder: Gesunde Augen eines verunfallten Wildkaninchens etwa einen Tag nach dem Tode. Das links abgebildete Auge war verschlossen, rechts waren die Lider offen.
Befunde: Während die Hornhaut des geschlossenen Auges durchsichtig und feucht geblieben ist, zeigt die des anderen eine hochgradige Trübung und weiße Verfärbung, mikroskopisch ohne krankhaften Prozeß.
Ursachen, Beurteilung: Diese einseitige Veränderung ist durch die Einwirkung der Luft und den möglichen Zutritt von Fäulnisbakterien hervorgerufen worden.

Augenmißbildung

Bild: Schädel eines wegen Orientierungslosigkeit getöten Rothirschkalbes aus freier Wildbahn.
Befunde: Beide Augen sind sehr klein, die Hornhaut ist nicht durchsichtig; an Tierkörper und Organen keine weiteren krankhaften Veränderungen.
Ursachen: Diese als *Mikrophthalmie* bezeichnete, seltene, angeborene Mißbildung kann ein- oder beidseitig auftreten. Eine erbliche Disposition ist nicht auszuschließen. Beidseits betroffene Jungtiere werden in der Regel bald nach der Geburt eine Beute von Raubtieren oder verenden infolge Nahrungsmangels, weil sie dem Muttertier nicht mehr folgen können.
Beurteilung: Das Wildbret solcher Tiere ist meist noch nicht ausgereift, so daß eine Beseitigung anzuraten ist.

Einseitige Augenverletzung

Bild: Augen eines erlegten neunjährigen Gamsbockes zur Abklärung einer möglichen Gamsblindheit.
Befunde: Rechtes Auge: hochgradige Schrumpfung des Augapfels, Trübung der Hornhaut; linkes Auge: ausgeprägte Trübung und Fältelung der Hornhaut. Die mikroskopische Untersuchung ergab eine fortgeschrittene Verkleinerung (*Atrophie*) des rechten Augapfels, links lediglich Veränderungen, wie sie nach dem Tode entstehen. Anzeichen für Gamsblindheit lagen nicht vor.
Ursachen: Die Veränderung am rechten Auge dürfte auf eine Verletzung vor längerer Zeit zurückzuführen sein, die am linken auf Zersetzungsvorgängen nach dem Tode beruhen.
Beurteilung: Für die Genußtauglichkeit des Wildbrets ist nur die nach dem Tode einsetzende Zersetzung bedeutsam.

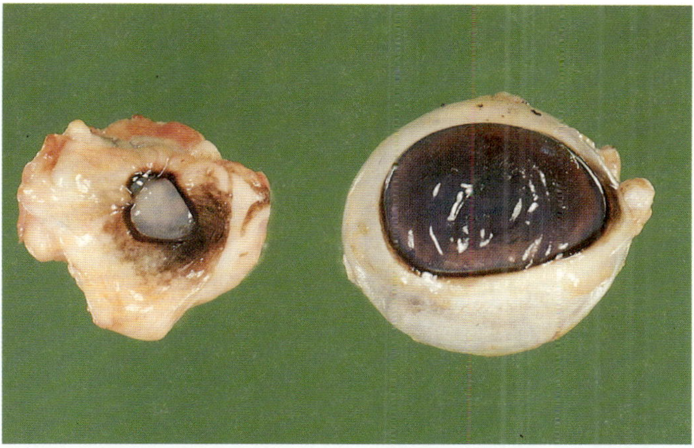

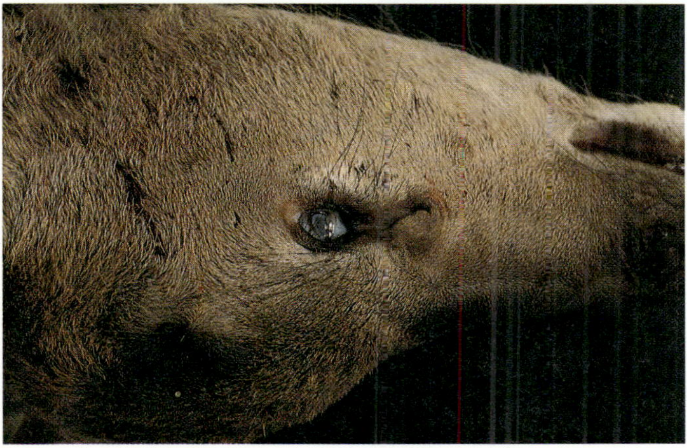

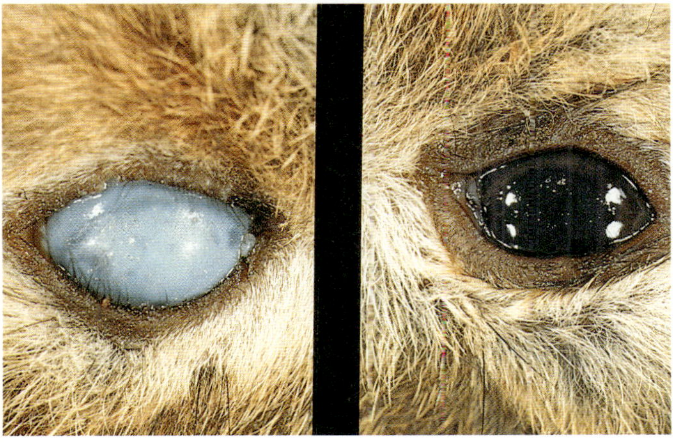

Gamsblindheit

Bild: Augäpfel einer wegen offensichtlicher Orientierungsschwierigkeiten erlegten, abgemagerten Gams aus einem Gebiet mit gehäuften Verlusten im Gamswildbesatz.
Befunde: Beidseitige hochgradige Trübung und Verdickung der Hornhaut. Im mikroskopischen Gewebepräparat weisen Lidbindehaut, Hornhaut und vordere Augenkammer eine fortgeschrittene Entzündung auf.
Ursachen: Die Befunde sprechen für eine Infektion im Sinne der Gamsblindheit. Erreger lassen sich dabei nicht nachweisen, daher ist die Diagnose unsicher.
Beurteilung: Augenbefund und Abmagerung sind bedenkliche Merkmale, eine Fleischuntersuchung ist einzuleiten.

Infektiöse Augenentzündung bei Hasen

Bild – Mitte und unten: Augen von Hasen mit Augenentzündung. Derartige Fälle treten in verschiedenen Revieren Deutschlands im Herbst gehäuft auf. Die betroffenen Tiere zeigen orientierungslose, unbeholfene Fortbewegung mit Stolpern und deutlich verringerter Fluchtdistanz und können vom Hund gegriffen oder mit der Hand aufgenommen werden.
Befunde: Die Tiere sind abgemagert. Die Augen weisen eine unterschiedlich fortgeschrittene Entzündung auf (sogenannte *Panophthalmitis*). Die Hornhaut kann getrübt sein, manchmal ist sie mit schleimig-eitrigen Belägen bedeckt. Die Lider sind geschwollen, teilweise fällt an ihnen ein brillenartiger Haarausfall und eine entzündliche Rötung der Haut auf. Bei anderen sind die Haare verklebt, und eine Tränenrinne verläuft bis zur Nase. An den inneren Organen liegt eine Magendarmentzündung vor, manchmal sind damit ein erhöhter Kokzidienbefall und eine Leberentzündung verbunden. In Einzelfällen findet man außerdem eine eitrige Lungenentzündung.
Ursachen: Es besteht Verdacht auf eine Infektionskrankheit. Ein Primärerreger ist bis jetzt nicht bekannt. Die eitrige Entzündung ist sekundär und wird durch bestimmte Bakterien hervorgerufen (unter anderem *Streptococcus epidermidis*).
Beurteilung: Abmagerung, Magendarmentzündung und die übrigen erheblichen sinnfälligen Veränderungen sind bedenkliche Merkmale, bei denen eine Fleischuntersuchung vorgeschrieben ist, die hier aber unwirtschaftlich wäre. Die Tierkörper sind daher unschädlich zu beseitigen (zur Vermeidung einer Verbreitung der Krankheit nicht am Luderplatz auslegen!)

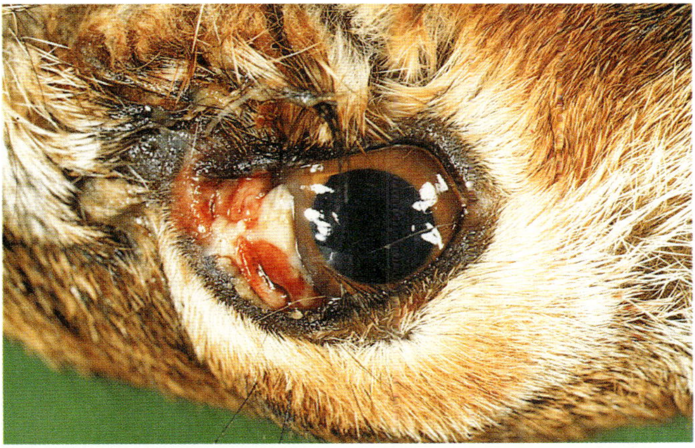

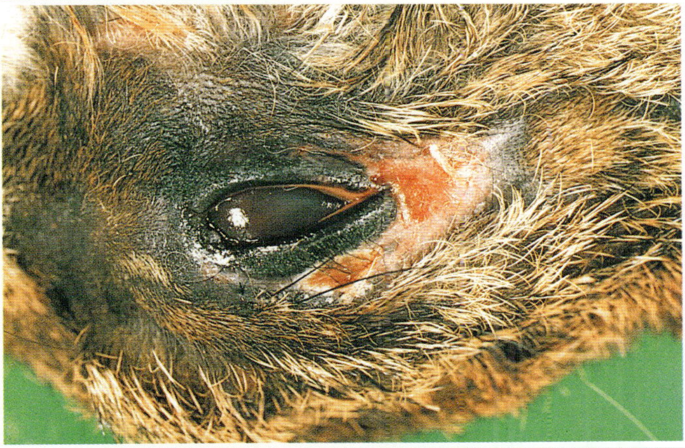

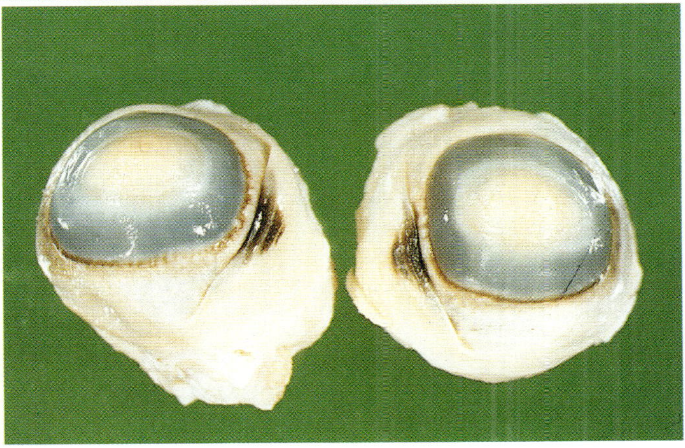

Hormondrüsen

Drüsen, deren Absonderungen (Hormone) nicht über Ausführungsgänge nach außen oder in ein Hohlorgan, sondern über die Blutkapillaren ins Blut gelangen, werden als Organe der inneren Sekretion bezeichnet. Hierzu gehören unter anderem die in der Grafik auf Seite 145 dargestellte **Hirnanhangdrüse** (*Hypophyse*) als zentrales Steuerorgan für die meisten Hormondrüsen und den Blutdruck, ferner die stoffwechsel- und wachstumssteuernden **Schilddrüsen** an der Luftröhre hinter dem Kehlkopf, des weiteren die im Bereich der Nieren auffindbaren paarigen **Nebennieren** als sogenannte Streßorgane und auch die für die Zuckerkrankheit bedeutsamen **Inselzellen** in der Bauchspeicheldrüse.
In der Wildbrethygiene spielen diese Organe nur dann eine Rolle, wenn sie eine auffällige Größenzunahme aufweisen, so daß der Jäger die Veränderungen beim Aufbrechen erkennen kann und sie als erhebliche sinnfällige Veränderungen zum Anlaß für die Einleitung einer Fleischuntersuchung macht.

Schilddrüsenkrebs

Bild: Freipräparierter Kehlkopf (links) mit Luftröhre (rechts) und Schilddrüsen einer sechsjährigen Rehgeiß, die wegen symmetrischer Haardefekte am Körper erlegt worden ist.
Befunde: Grobknotig vergrößerte, derbe Schilddrüsen. Die Gewebepräparate zeigen mikroskopisch eine beidseitige fortgeschrittene tumoröse Entartung.
Ursachen: Für Wildtiere liegen bislang keine näheren Erkenntnisse über mögliche Entstehungsursachen vor. Die festgestellten Haardefekte sind möglicherweise die Folge einer durch das Krebswachstum erklärbaren Unterfunktion der Schilddrüsen (*Hypothyreose*).
Beurteilung: Nach der Fleischhygieneverordnung ist das Wildbret genußtauglich, solange nicht weitere Geschwülste in den inneren Organen vorliegen.

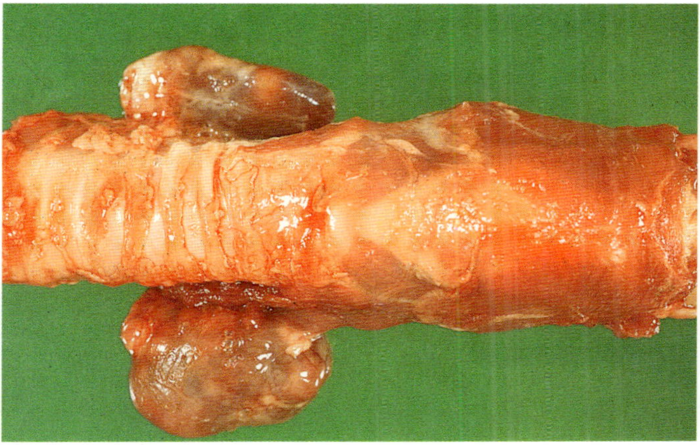

Körperdecke

Haut und Anhangsgebilde

Die Haut bietet als Bedeckung des Körpers einen gewissen Schutz gegen äußere Einflüsse, beispielsweise gegen Gewalteinwirkungen, Temperaturschwankungen, schädliche Strahlen oder Krankheitserreger. Sie hat außerdem eine Speicherfunktion und scheidet Fettstoffe (Talg) und Schweiß aus, womit sie einerseits eine Schutzschicht für die Oberfläche produziert, andererseits einen Beitrag zur Wärmeregulierung leistet. Eine weitere Funktion liegt in ihrer Eigenschaft als sensibles Organ, insbesondere hinsichtlich ihrer Tastempfindung.

Die Haut besteht aus einer äußeren Schicht, der Oberhaut (*Epidermis*), die oberflächlich verhornt ist und einen Farbstoff, das Melanin, enthält. Sie ragt mit vielen Zapfen in die darunterliegende bindegewebsreiche, mit zahlreichen Blut- und Lymphgefäßen sowie Nerven versorgte Schicht, die Lederhaut (*Kutis*). Dieser schließt sich eine aus lockeren Bindegewebsfasern und Hautmuskeln bestehende, fettspeichernde Unterhaut (*Subkutis*) an.

In der Lederhaut befinden sich die Haarbälge sowie die Talg- und Schweißdrüsen. Die Drüsenausführungsgänge der Talgdrüsen münden in die Haartrichter (wo welche vorhanden sind), oder sie haben eigene Öffnungen auf der Oberfläche, beispielsweise an haarlosen Hautstellen (Nasenspiegel, Rüsselscheibe, Sohlenballen). Die Schweißdrüsengänge enden generell auf der Hautoberfläche.

Sonderformen der Hautdrüsen sind:

1. die paarigen ***Analdrüsen*** der Fleischfresser (beispielsweise die sogenannten Stinkdrüsen der Marderartigen), die in ihrem Gangsystem meist eine Aussackung als Einrichtung zum Sammeln des Sekretes, den Analbeutel, besitzen;
2. die ***Milchdrüse***, die bei geschlechtsreifen weiblichen Tieren einen erheblichen Umfang erreicht, namentlich während der Säugezeit;
3. die ***Duftdrüsen***. Als Beispiele seien genannt: die Voraugendrüsen in der Tränengrube (Hirsch; Muffelwild), die Brunftfeige hinter den Stirnzapfen (Gamsbock), die

Bürstendrüsen außen unter dem Sprunggelenk (Cerviden), das Karpalorgan oberhalb der vorderen Afterschalen und die Präputialdrüsen in der Vorhaut nahe dem Pinsel (Schwarzwild, Rehbock), das Stirnorgan vor und zwischen den Rosenstöcken (Rehbock), die Zwischenklauensäckchen an den Hinterläufen (Gams; bei Reh- und Muffelwild an allen vier Läufen), das Wedelorgan am Schwanz (Rotwild), die Viole oberhalb des siebten Schwanzwirbels und die Ballendrüsen (Fuchs), die Leistentaschen (Muffelwild, Hasenartige), die Kinndrüsen und Analdrüsen (Kaninchen) und die Backendrüsen (Hase).

Besondere Ausformungen der Haut sind die Haare, deren Wurzeln in Haarbälgen verankert sind und die in Schüben wachsen. Zum Teil werden sie im Frühjahr abgestoßen. Je nach ihrer Form, Dicke und Länge unterscheidet man Deck-, Woll-, Lang-, Borsten- und Tasthaare. Die wesentliche Funktion der meisten Haararten besteht in einem Schutz gegen mechanische Einwirkungen (Dämpfung) und extreme Temperaturschwankungen (Pufferung durch unterschiedlichen Luftgehalt).

Weitere Bildungen der Haut sind die Hufe, Klauen (Schalen), Krallen und Hörner, die gleichfalls schubweise wachsen, was an Hornringen zu erkennen ist. Diese zumeist sehr kompakten Horngebilde dienen überwiegend zum Abfangen größerer mechanischer Belastungen.

Bei den Cerviden leistet die Haut schließlich noch einen Beitrag zur Geweihbildung, indem sie während des Schiebens der knorpeligen Grundstruktur des Geweihes bis zu deren Verknöcherung einen dicken Überzug mit Haaren, Blutgefäßen und Nerven bildet. Nach der Ausreifung des Geweihes stirbt diese als Bast bezeichnete Deckschicht ab und wird an Sträuchern, kleinen Bäumen oder am Boden abgestreift (gefegt).

Veränderungen nach dem Tode

Bild – Oben: Bauchwand eines abgemagerten Damkalbes, gestorben infolge einer chronischen Darmentzündung mit fortgeschrittener Austrocknung des Tierkörpers; Zustand vier Tage nach dem Tode; Lagerung im Freien (Januar). – ***Mitte:*** Bauchwand eines zweijährigen Damtieres, gestorben infolge einer Nekrobazillose mit Durchbruch eines Magengeschwürs und septischer Bauchfellentzündung (s. Seite 218 ff.); Zustand eineinhalb Tage nach dem Tode; Lagerung im Freien (warme Herbstwitterung Mitte Oktober).

Befunde: Mit den Abbildungen sollen unterschiedliche Stadien der Zersetzungserscheinungen an der Haut, exemplarisch beim wiederkäuenden Schalenwild, dargestellt werden. Im oberen Bild erkennt man eine nur geringgradige grünliche Verfärbung der wenig behaarten Haut an den Schenkelinnenflächen (Pfeile). Die mittlere Aufnahme zeigt eine hochgradige grünschwärzliche Verfärbung sowohl des Euters als auch der dünn behaarten Haut am Bauch und an den Schenkelinnenflächen, gleichzeitig liegt eine hochgradige Aufgasung vor.

Ursachen: Aus dem Darm austretende schwefelhaltige Gase und andere Darminhaltsstoffe dringen in das Gewebe benachbarter Organe und der Bauchwand ein und verbinden sich mit dem zerfallenden Blutfarbstoff. Wärme und eine septische Krankheit begünstigen die Zersetzung.

Beurteilung: Fallwild und hochgradig verfärbte Tierkörper sind unschädlich zu beseitigen. An erlegten Tieren ist die Beurteilung einer geringgradigen Verfärbung als eines der bedenklichen Merkmale dem amtlichen Tierarzt bei der Fleischuntersuchung zu überlassen, sofern sich Zweifel an der Verwertbarkeit ergeben.

Schußverletzung

Bild: Innenseite der Haut von der Brustwand eines erlegten Gehege-Damtieres.

Befunde: Ausgedehnte Unterhautblutung im Bereich der geschoßbedingten Perforation der Haut (Pfeil). Die Blutung ist nicht symmetrisch um den Schußkanal angeordnet, sondern überwiegend exzentrisch.

Ursachen: Das Geschoß verletzt Blutgefäße beim Durchdringen des Gewebes direkt, so daß Blut unmittelbar um den Schußkanal austritt. Außerdem zerplatzen Blutgefäße indirekt durch die »Schockwirkung« des Projektils, wobei die Schädigung in Abhängigkeit von der Blutgefäßverteilung meist eine unregelmäßige Ausdehnung hat.

Beurteilung: Das blutige Gewebe ist wegen erhöhter Verderblichkeit und kleiner Geschoßpartikel genußuntauglich.

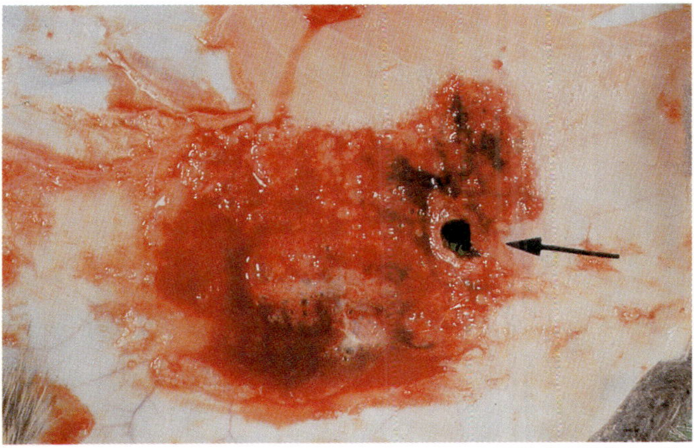

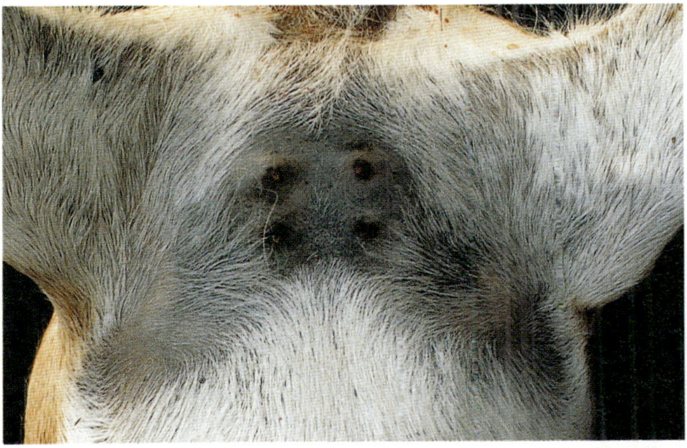

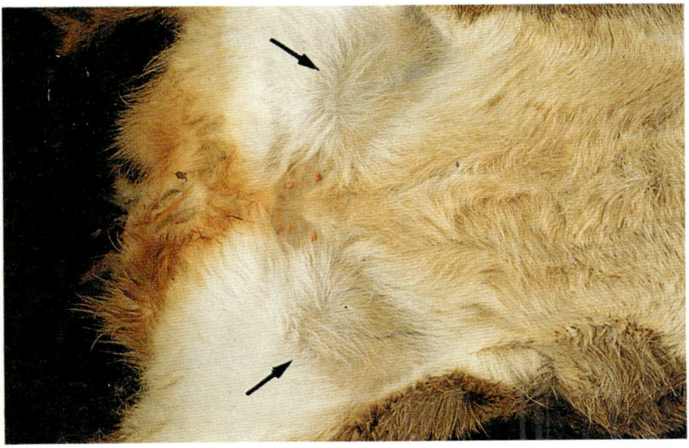

Septische Blutungen

Bild: Innenseite der Haut eines tot aufgefundenen erwachsenen Damtieres aus einem Gehege.
Befunde: In der Unterhaut am ganzen Körper und in zahlreichen Organen fallen punkt- und fleckförmige, stellenweise zusammenfließende Blutungen auf.
Ursachen: Derartige, in vielen Organen auffällige Blutungen beruhen entweder auf einer Blutungsneigung (wie bei einer Vergiftung) oder auf der Schädigung der Blutgefäßwände (wie bei einer septischen Erkrankung durch eine Infektion mit Bakterien oder Viren).
Beurteilung: Es handelt sich um erhebliche sinnfällige Veränderungen, eine Fleischuntersuchung ist einzuleiten.

Chronische Hautentzündung

Bild: Haupt eines dreijährigen Rehbockes, der sich vorsichtig bewegte und ständig den Kopf scheuerte. Der Jäger sah an der Stelle einen Befall mit Fliegenmaden (August), die er aber vor dem Zerwirken des Tieres aus hygienischen Gründen entfernt hat.
Befunde: Die rechte Stange fehlt bis auf einen kleinen Knopf oberhalb der Geweihplatte (Rose). Hinter den Rosenstöcken sind die Haare infolge einer eitrigen Entzündung verklebt. Die Kopflymphknoten sind geschwollen.
Ursachen: Es handelt sich um die Folgen einer Verletzung mit Abbruch einer Stange und Entzündung der Haut, kompliziert durch den Fliegenmadenbefall (*Myiasis*).
Beurteilung: Der Kopf ist unschädlich zu beseitigen. Ohne weitere Veränderungen wäre das Wildbret unbedenklich.

Chronische Hautverdickung

Bild: Hinterlauf eines in freier Wildbahn erlegten zehnjährigen Damhirsches, gleichartige Veränderungen an allen vier Läufen, sonst keine weiteren krankhaften Befunde.
Befunde: Wulstartige Verdickung der Haut zwischen den Schalen und Afterschalen auf Grund einer chronischen nichteitrigen Entzündung mit Bindegewebszubildung und oberflächlich verstärkter Verhornung (*Hyperkeratose*).
Ursachen: Durch eine weiterführende mikroskopische Untersuchung war die Ursache nicht zu klären (es war lediglich ein Fuß eingesandt worden!). In derartigen Fällen könnte eine sachverständige Überprüfung der übrigen, oft nur geringfügig veränderten Organe möglicherweise Aufschluß bringen.
Beurteilung: Da es sich um erhebliche sinnfällige Veränderungen handelt, ist eine Fleischuntersuchung einzuleiten.

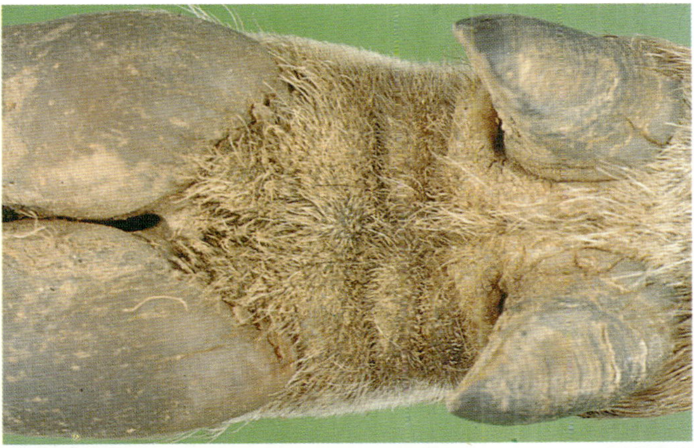

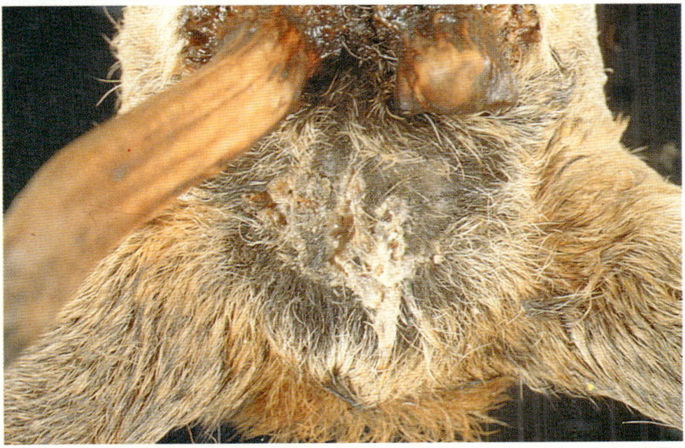

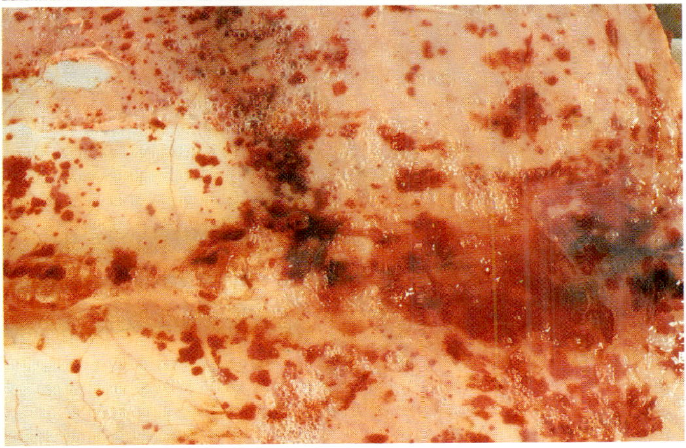

Unterhaut-Abszesse

Bild: Innenseite der Schwarte eines hochgradig abgemagerten einjährigen Wildschweines (Überläufers).
Befunde: Zahlreiche, mit einer unterschiedlich dicken bindegewebigen Kapsel umgebene und mit gelblichem, dickrahmigem Inhalt gefüllte Hohlräume; gleichartige Veränderung in mehreren Lymphknoten und in inneren Organen; ältere Rippenbrüche; chronische Leberentartung (Degeneration).
Ursachen: Infektion mit eiterbildenden Bakterien auf der Basis einer allgemeinen Schwächung des Tieres, deren Ursache häufig nicht geklärt werden kann.
Beurteilung: Unschädliche Beseitigung! Bei diesen Befunden wäre eine Fleischuntersuchung unsinnig.

Hauttumor

Bild: Ohr eines erlegten Rehes.
Befunde: Grobknotige Umbildung am Ohrrand. Das Gewebe ist derb-elastisch, auf der Schnittfläche weiß, von faseriger Struktur und gegenüber dem benachbarten Gewebe scharf begrenzt. Im mikroskopischen Gewebepräparat erweist sich der Knoten als rein bindegewebiger Tumor. Es handelt sich um eine als »gutartig« zu beurteilende Geschwulst, die keine Tochtergeschwülste bildet.
Ursachen: Die Entstehungsursache dieser als *Fibrom* bezeichneten, vor allem beim Reh wiederholt beobachteten Tumorart ist ungeklärt.
Beurteilung: Der Tumor ist unschädlich zu beseitigen. Gegen den Verzehr des Wildbrets bestehen darüber hinaus keine Bedenken.

Läusebefall

Bild: Schwarte eines erheblich abgemagerten Wildschweines aus einem Gatter.
Befunde: Die Haut weist ein struppiges Haarkleid auf und ist an etlichen Körperstellen entzündet (Scheuerstellen). Derartig erkrankte Sauen sind in vielen Fällen blutarm.
Ursachen: Hochgradiger Befall mit Nissen von Läusen (*Haematopinus suis*). Bevorzugte Befallsbereiche sind die Ohren, der Hals und die Achselgegend. Läuse sind Blutsauger und verursachen ständigen Juckreiz. Das Ausmaß des Befalles hängt ab von der Abwehrkraft der Tiere, die durch einseitige oder Mangelernährung und Überbelegung des Gatters geschwächt werden kann (sog. Faktorenkrankheit).
Beurteilung: Ein geringgradiger Befall ist unbedenklich. Abgemagerte Tiere sind fleischbeschaulich zu untersuchen.

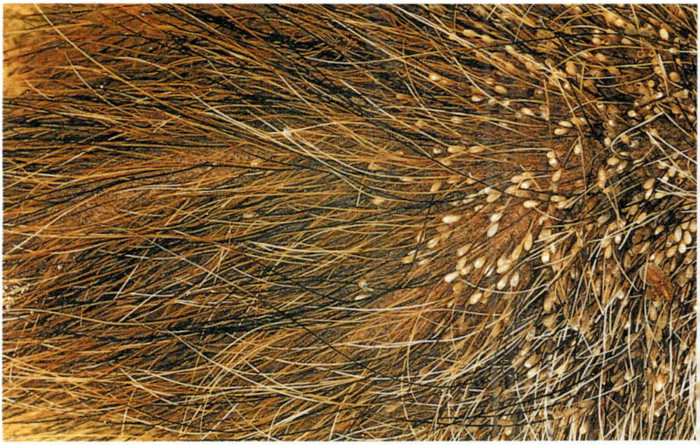
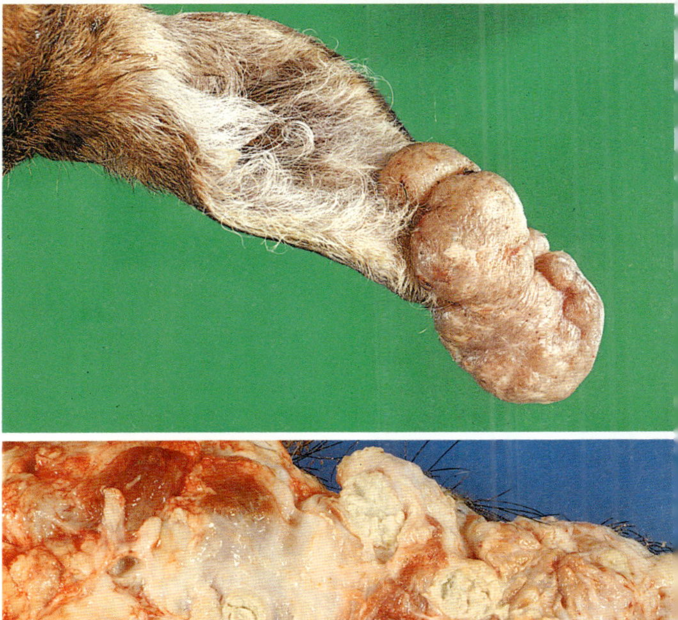
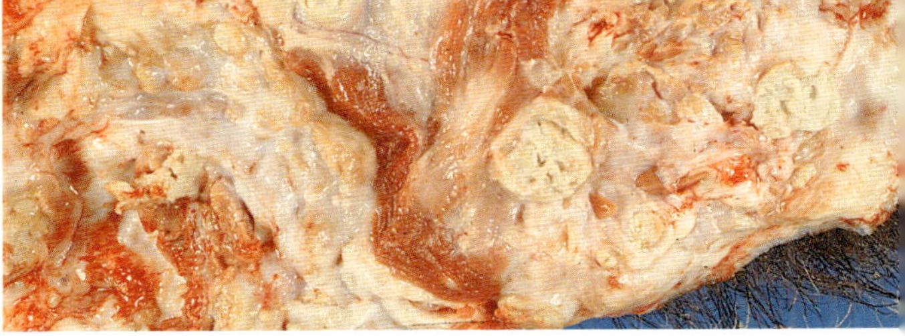

Auszehrung mit Hautparasitenbefall

Bild: Haut einer alten, hochgradig abgemagerten Dächsin, die orientierungslos und ohne Scheu angetroffen wurde.
Befunde: Struppiges Haarkleid; Befall mit zahlreichen Hautparasiten (Flöhe, Haarbalgmilben und Haarlinge), letztere erkennbar an den hellen Stippchen an den Haaren; Blutarmut des Tieres; Zahnausfall und Zahnfleischentzündung; hochgradiger Lungenwurmbefall; Arteriosklerose.
Ursachen: An Hand der zahlreichen Organveränderungen ist ersichtlich, daß einem hochgradigen Parasitenbefall in der Regel eine erhebliche Schwächung des Tieres zugrundeliegt.
Beurteilung: Bei derartig abgemagerten Tieren ist von vornherein die unschädliche Beseitigung anzuraten.

Zeckenbefall

Bild: Nahaufnahme der Haut eines fünfjährigen verunfallten Rothirsches, der zum Ausschluß einer Erkrankung an Tollwut zur Untersuchung angeliefert worden ist.
Befunde: Der Tierkörper wies außer Verletzungen keine krankhaften Veränderungen auf. An der Hautfotografie fallen zwischen den Haaren zahlreiche kugelige, rosafarbene bis dunkelrote Parasiten auf. Sie sind infolge der nach dem Tode des Wirtstieres einsetzenden Eintrocknung nicht mehr prall wie ursprünglich, sondern erscheinen eingedellt.
Ursachen: Es handelt sich um Zecken (*Ixodes spec.*), die im vorliegenden Beispiel in großer Zahl vorhanden sind. Sie befallen alle Haarwildarten, sind Blutsauger und können zahlreiche Krankheitserreger übertragen.
Beurteilung: Für den Verzehr des Wildbrets unbedenklich.

Hirschlausfliegenbefall

Bild: Fotografisch dreifache Vergrößerung einer Hirschlausfliege (*Lipoptena cervi*) auf einer Rehhaut.
Befunde und Ursachen: Die 3 bis 5 Millimeter langen braunen, breitköpfigen Parasiten schwärmen im Frühherbst und setzen sich bevorzugt an der Schenkelinnenfläche und am Bauch fest. Wirtstiere sind alle Cervidenarten und offenbar auch das Muffelwild, während beim Gamswild eine eigene Parasitenart vorkommt (*Melophagus rupicaprinus*), die auch beim Steinwild gefunden wird. Die direkte Schadwirkung ist gering, sie verursachen eher als Lästlinge Juckreiz und beunruhigen die Wirtstiere. Sie können auch auf Menschen übergehen und verschiedene behaarte Bereiche aufsuchen.
Beurteilung: Gegen den Verzehr des Wildbrets durch den Menschen bestehen keine Bedenken.

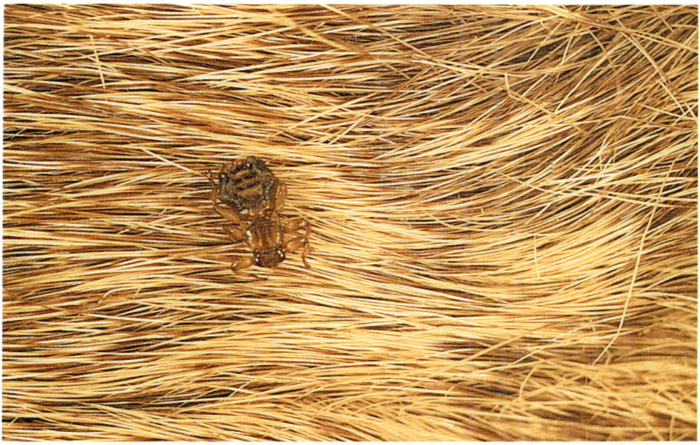
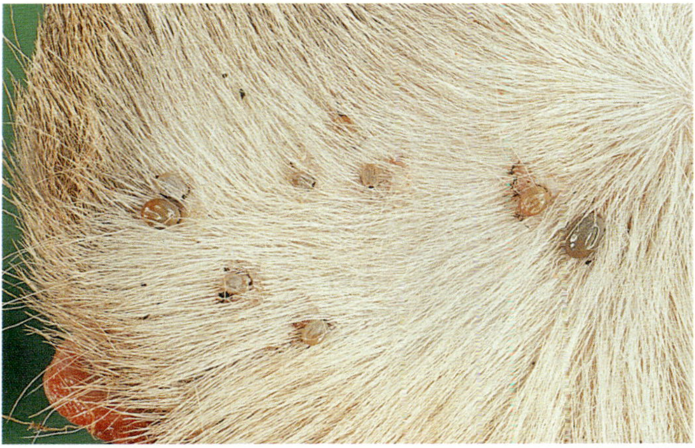
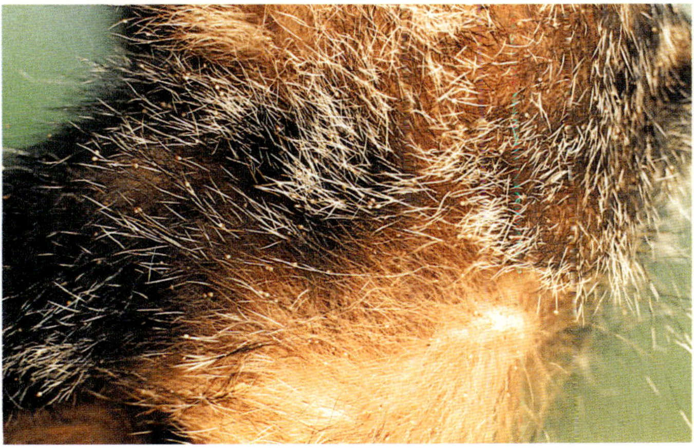

Dassellarvenbefall

Bild – Oben: Haut eines im Dezember erlegten Rehes (A).; Innenseite der Haut am Rücken des gleichen Tieres (B). – ***Mitte:*** Innenseite der Rückenhaut eines Rehes, Mitte Januar (A); Darstellung der Schäden in der Haut des gleichen Tieres (B). – ***Unten:*** Zustand des Befalles in der Unterhaut eines Rehes, Mitte März.

Befunde: Anfängliche äußere Kennzeichen eines erheblichen Dassellarvenbefalles sind im Spätherbst und zum Winterbeginn Haarausfall und Abschürfungen infolge juckreizbedingten Scheuerns (oben, A). In der Unterhaut sind die Blutgefäße hochgradig gefüllt, teilweise kommt es zu Blutungen und zur blutig-sulzigen Durchtränkung. Die Larven (Pfeil) sind zunächst noch nicht eingekapselt (oben, B). Die heranwachsenden Parasiten verursachen eine entzündliche Reizung, die zu einer Einkapselung führt (Mitte, A). Über den eingekapselten Parasiten weist die Haut dünne, dunkle Druckstellen (Atrophie) auf, außerdem entwickeln sich unmittelbar daneben die anfangs noch sehr kleinen Schlupflöcher (Mitte, B). Während der gesamten Einnistungszeit der Parasiten kann eine begrenzende Entzündung im Kapselbereich ablaufen, die sich als hochgradige Rötung darstellt. An der eröffneten Kapsel erkennt man das Schlupfloch (unten, Pfeil), die freipräparierte Larve zeigt bereits eine beginnende bräunliche Verfärbung. Die für das Verlassen des Körpers notwendigen Löcher beeinträchtigen die Verwendbarkeit der Haut zur Lederherstellung. Bei hochgradigem Befall können die betroffenen Tiere abmagern und für andere Krankheiten empfänglich werden.

Ursachen: Dassellarven sind Entwicklungsstadien der Dasselfliegen, die beim wiederkäuenden Schalenwild in verschiedenen Arten vorkommen (*Hypoderma*-Arten). Die bis zu 1,2 cm langen Fliegen schwärmen ab Mai. Sie legen ihre Eier an die Haare der hinteren Körperpartien ab. Nach einigen Tagen schlüpfen die Larven, bohren sich in die Haut ein und beginnen, je nach der Art auf verschiedenen Wegen, ihre Wanderung zum Rücken. Dort kommen sie im Dezember bzw. Januar an und wachsen heran, bis sie im März die »Beulen« verlassen und sich im Boden verpuppen.

Beurteilung: Schäden können sich schon zur Jagdzeit im Dezember/Januar entwickeln und, abhängig vom Grad des Befalls, erhebliche sinnfällige Veränderungen am Rücken verursachen, die eine Fleischuntersuchung erforderlich machen.

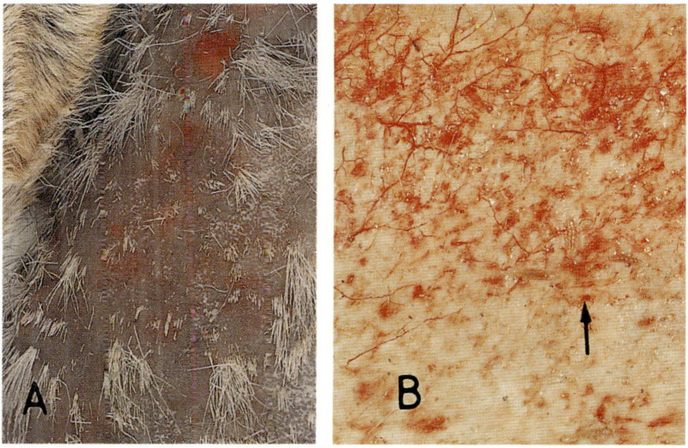
A
B

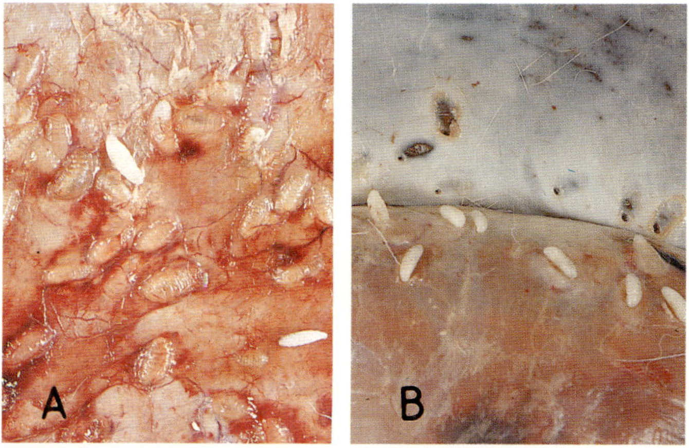
A
B

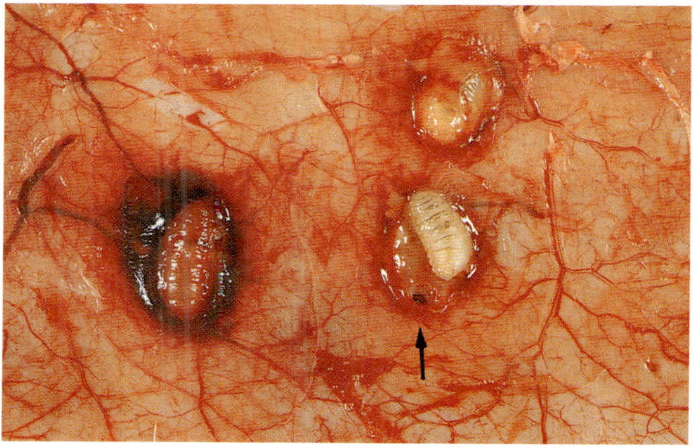

Schalenmißbildung

Bild: Vorder- und Rückseite der Schalen eines einjährigen Mufflon-Schafes, das an den Folgen einer akuten Infektionskrankheit verendet ist.
Befunde: (Nebenbefund) Übermäßiges Längenwachstum und krallenartige Ausformung mit Verdickung der Schalenspitzen an allen Läufen (sogenannte *Onychogryposis*).
Ursachen: Die Annahme einer erblichen Veranlagung liegt nahe. Auswirkungen einer Fehlernährung oder Stoffwechselstörung lassen sich jedoch nicht ausschließen.
Beurteilung: Sofern sich infolge der Schalenabnormität keine Folgeerkrankung (z. B. Abmagerung) entwickelt hat, stehen dem Verzehr des Wildbrets keine Bedenken entgegen.

Abnorme Gamskrucken

Bild: Krucken (Hörner) einer Gamsgeiß und eines Gamsbockes aus einem neuseeländischen Revier mit gehäuft vorkommenden Abnormitäten an den Hornschläuchen.
Befunde: Ein Teil der Hornschläuche weist Abschilferungen und herdförmige Defekte auf. In etlichen Fällen sind von den Hörnern ein- oder beidseitig nur mehr Stümpfe erhalten.
Ursachen: Im Einzelfall könnte man wohl von einer Verletzung ausgehen. Bei mehrfachem Auftreten ist jedoch an eine möglicherweise übertragbare, juckende, entzündliche Erkrankung am Schädel mit Einbeziehung der Lederhaut des Hornzapfens zu denken, in deren Verlauf die Tiere sich intensiv an den Krucken scheuern.
Beurteilung: Wenn der Allgemeinzustand der Tiere gut ist, bestehen gegen den Verzehr des Wildbrets keine Bedenken.

Frische Gehörnverletzung

Bild: Schädel eines getöteten dreivierteljährigen Rehbockkitzes nach einem Verkehrsunfall.
Befunde: Bruch beider Rosenstöcke und hochgradige Blutung aus den Wunden; Blutung in der Schädelhöhle und im Gehirn; Beckenbrüche; Anzeichen für eine fortgeschrittene Verdauungsstörung mit Aufblähung und Durchfall.
Ursachen: Die Verletzungen als Folge einer Gewalteinwirkung erklären sich von selbst. Die Verdauungsstörung dürfte durch eine eingeschränkte Beweglichkeit des Tieres zur Entstehung des Unfalles beigetragen haben.
Beurteilung: Die Verletzungen sind einer Schußverletzung gleichzusetzen. Eine Fleischuntersuchung wäre demgemäß entbehrlich, wenn, anders als im vorliegenden Fall, keine weiteren erheblichen sinnfälligen Veränderungen vorlägen.

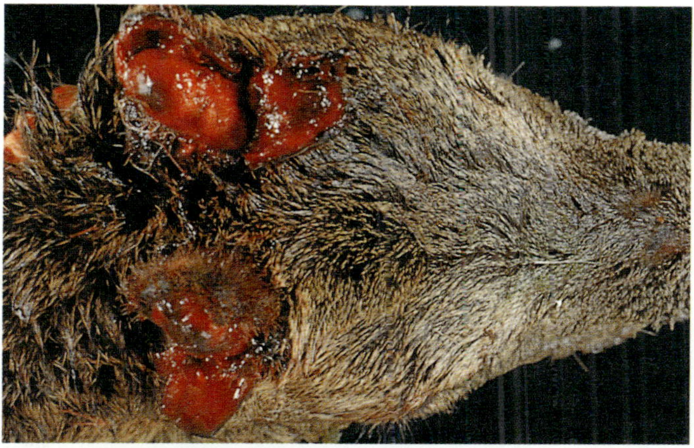

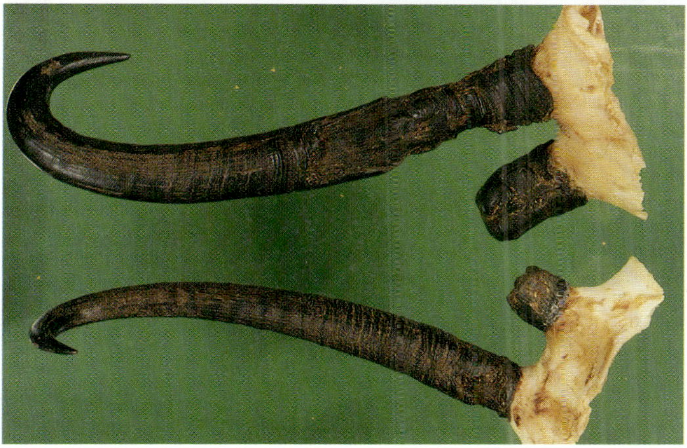

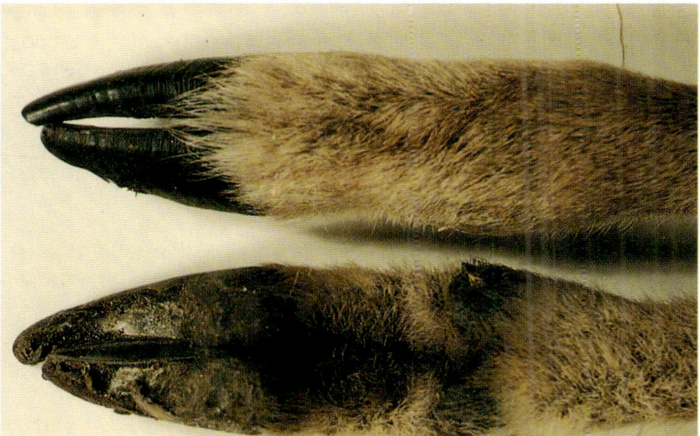

Knopfbock

Bild: Einjähriger Rehbock, der nach einer Auseinandersetzung mit einem stärkeren Bock lahmend angetroffen wurde.
Befunde: Mangelhaft entwickeltes Gehörn in Form zweier knopfartiger Vorsprünge, die voll verfegt sind; frische klaffende Wunde an einem Vorderlauf; innere Organe ohne krankhafte Veränderungen.
Ursachen: Knopfböcke kommen vermehrt in überbesetzten Revieren vor. Sie sind in der Regel schwach entwickelt und haben häufig Parasiten. Die Verletzung am Bein dürfte bei dem beobachteten sozialen Konflikt entstanden sein.
Beurteilung: Bei Fehlen bedenklicher Merkmale ist das Wildbret zum Verzehr geeignet.

Störung der Gehörnentwicklung

Bild: Gehörn (Geweih) eines im Juni (!) erlegten zweijährigen abgemagerten Rehbockes.
Befunde: Das Gehörn ist altersgemäß entwickelt, befindet sich jedoch noch voll im Bast, d. h. es wurde nicht verfegt.
Ursachen: Die Gehörnabnormität weist auf eine chronische Erkrankung hin, die sich offenbar erst nach dem Schieben der Stangen ausgewirkt hat. Oft wird in derartigen Fällen ein hochgradiger Befall mit Lungen- und Magendarm-Parasiten ermittelt. Hinweise auf eine Grundkrankheit, beispielsweise auf eine Virusinfektion, liegen nicht immer vor, weil sie bereits ausgeheilt sein kann, die dadurch verursachte Schwächung allerdings noch nicht überwunden ist.
Beurteilung: Eine erhebliche Abmagerung gilt als bedenkliches Merkmal, eine Fleischuntersuchung ist einzuleiten.

Perückenbock

Bild: Auf die Seite gelegtes Haupt eines Rehbockes mit fortgeschrittener Abnormität des Gehörns.
Befunde: Das Gehörn ist zwar weitgehend ausgebildet, jedoch nicht verfegt. Neben den Stangen fallen über den Schädel herabhängende, klumpige, vielfach gefurchte (linksseitig hochgelegte) Hautlappen auf. Die Hornhaut beider Augen ist undurchsichtig, milchig getrübt und trocken.
Ursachen: In der Regel liegen derartigen Veränderungen hormonelle Störungen infolge erworbener Verletzungen an den Hoden zugrunde. Die Augen sind durch die pendelnden Hautlappen entzündet.
Beurteilung: Sofern das Perückengehörn nicht eitrig entzündet und das Tier normal ernährt ist, stehen dem Verzehr des Wildbrets keine Bedenken entgegen.

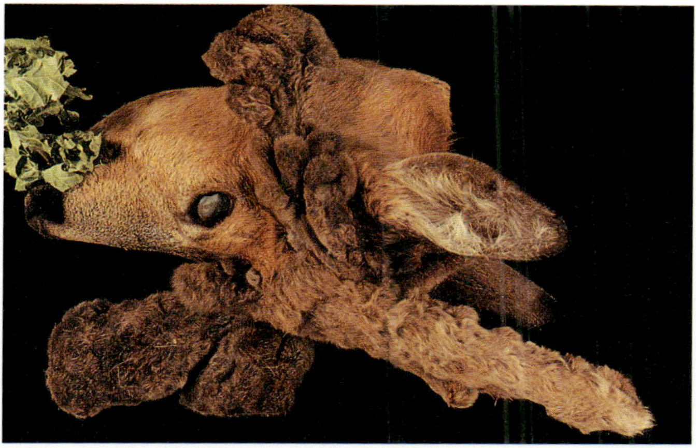

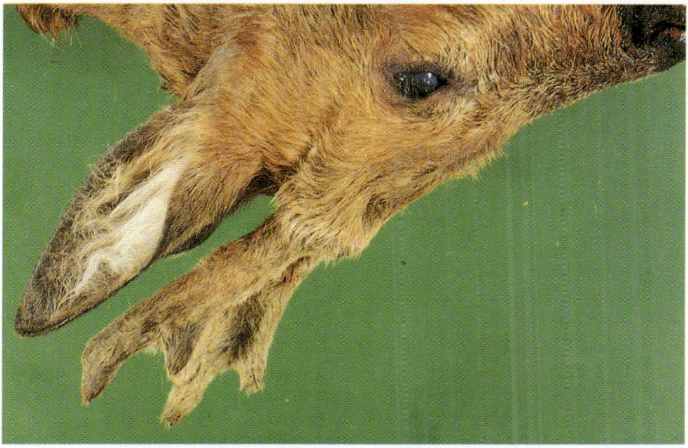

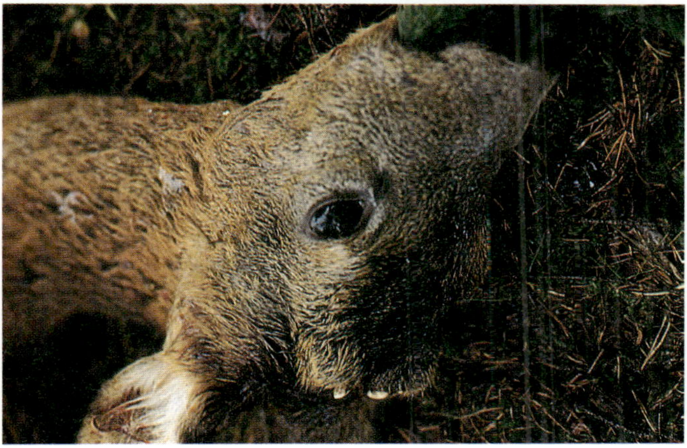

Perückengehörn einer alten Geiß

Bild: Schädel einer wegen fortgeschrittener Abmagerung erlegten Rehgeiß, die keine Kitze mehr gesetzt hat (Geltgeiß) und Merkmale fortgeschrittener Vergreisung zeigte.
Befunde: An der Stirn ist eine knöchern derbe, knotenförmige Vorwölbung erkennbar, die gänzlich mit einer dünnen bastartigen Haut überzogen ist.
Ursachen: Es handelt sich um die Auswirkungen einer hormonellen Störung. In höherem Alter sind die weiblichen Hormone vermindert, und männliche Hormone lösen auch bei weiblichen Rehen die Entwicklung von Rosenstöcken aus.
Beurteilung: Wegen der Abmagerung ist eine Fleischuntersuchung einzuleiten.

»Frost«gehörn

Bild: Erworbene Gehörnabnormität bei einem mittelalten Rehbock.
Befunde: Bis wenige Zentimeter oberhalb der Rosen sind beide Stangen normal entwickelt, bevor sie sich verschmälern und in eine elastische, lederartig derbe, teilweise zerfasernde Substanz übergehen.
Ursachen: Die Schädigung ist in die Zeit der Gehörnentwicklung zu datieren. Ursache sind Durchblutungsstörungen, wodurch der Bast abgestorben und die Verknöcherung der Stangen eingestellt worden ist. Die mangelnde Durchblutung basierte vermutlich auf Mangelerscheinungen. Kälteeinwirkung hat lediglich eine sekundäre Bedeutung.
Beurteilung: Die Nutzung des Wildbrets als Nahrungsmittel wird durch diese Veränderung nicht eingeschränkt.

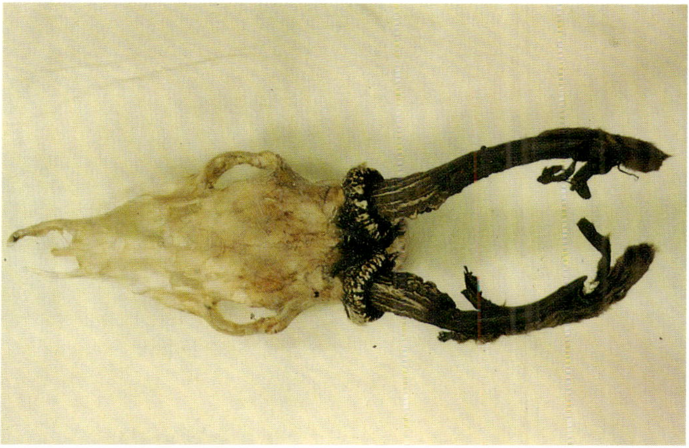

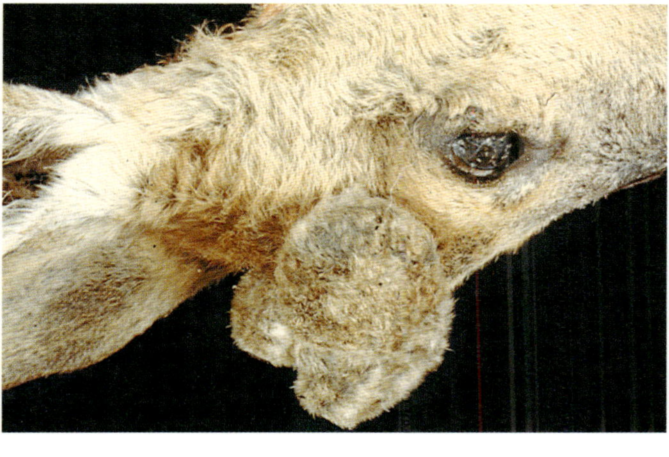

Wichtige Infektionskrankheiten

Krankheiten durch Viren

Maul- und Klauenseuche (MKS)

Vorkommen, Verhaltensstörungen: Bei früheren Seuchenzügen wurde wiederholt eine Erkrankung von Einzeltieren bei Rot-, Reh-, Elch-, Gams- und Schwarzwild festgestellt. Eine seuchenhafte Ausbreitung konnte lediglich beim Wisent beobachtet werden. Todesfälle kamen selten vor.
Krankheitserscheinungen sind verstärkter Speichelfluß, schmatzende Geräusche mit dem Maul (Äser), Beeinträchtigung der Nahrungsaufnahme, Bewegungsunlust, Lahmheit, manchmal Festliegen.
Ursachen: Es handelt sich um eine Virusinfektion, die vor allem die Maulschleimhaut, die Schalen (Klauen) und einige innere Organe (Schlund, Vormägen, Herz) betrifft. Die Infektion erfolgt durch Kontakt mit kranken Tieren über den Speichel, ferner durch Vektoren (Gerätschaften, Kleidung, Fahrzeuge, kleine Nagetiere, Vögel, Insekten). Wildtiere infizieren sich auf Viehweiden, in Saugattern sind Schlachtabfälle, die nicht genügend erhitzt worden sind, die Infektionsquelle.
Organveränderungen: Blasen in der Maulschleimhaut und in der Haut, besonders oberhalb der Schalen, auch an den Afterschalen und an anderen wenig behaarten Stellen der Decke bzw. der Schwarte. Bei der Zerlegung gestorbener oder getöteter Tiere finden sich in einem Teil der Fälle auch Blasen im Schlund sowie in der Vormagenschleimhaut und gelegentlich eine Entzündung des Herzens mit Vernarbungen. An den Schalen kommt es manchmal zum sogenannten Ausschuhen, daraufhin zum Festliegen, zu sekundärer Infektion mit Bakterien und schließlich zum Tode des Tieres.
Beurteilung: Die Krankheit ist anzeigepflichtig. Das Wildbret darf nicht zum Verzehr freigegeben werden. Die Tierkörper sind unschädlich zu beseitigen.

Oben:
Aufgeplatzte Blasen (Aphthen) an der Unterlippenschleimhaut eines Damtieres. Es bestand Verdacht auf MKS. Die virologische Untersuchung hat den Verdacht zwar nicht bestätigt, dennoch darf das Bild als typisch für MKS gelten.

Mitte:
Entzündliche Hautveränderungen an einem Hirschlauf, verursacht durch MKS. Beachtenswert sind die Läsionen am oberen Rand der Schalen und an den Afterschalen (Zeichnung vom Anfang des 20. Jahrhunderts aus der Instituts-Sammlung).

Unten:
Veränderungen an den Schalen eines Rehlaufes nach überstandener MKS: Die Stufenbildung beruht auf einer Entzündung am Schalenrand, wodurch sich das Horn teilweise abgelöst hat (unvollständiges Ausschuhen).

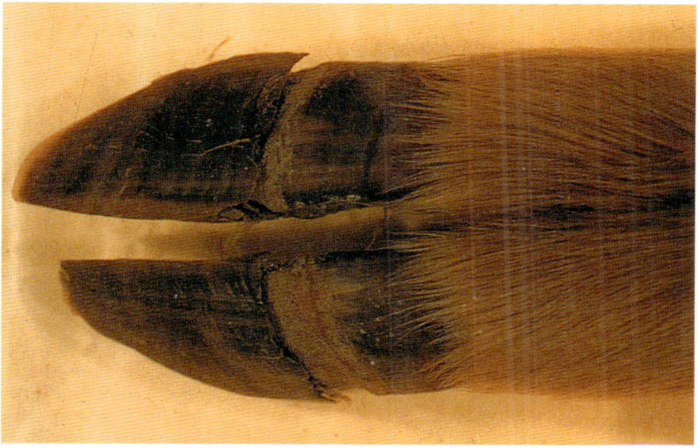

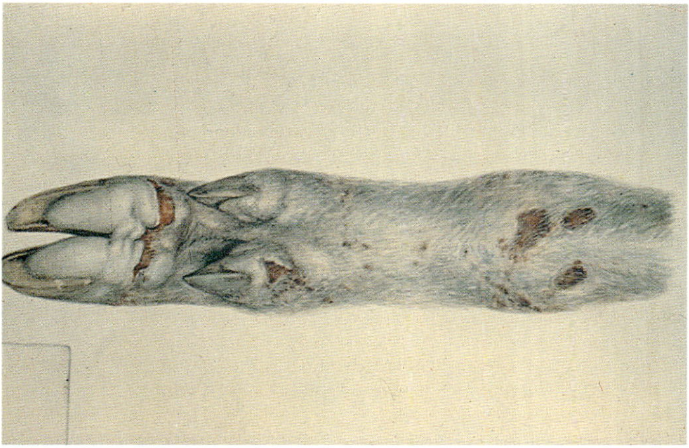

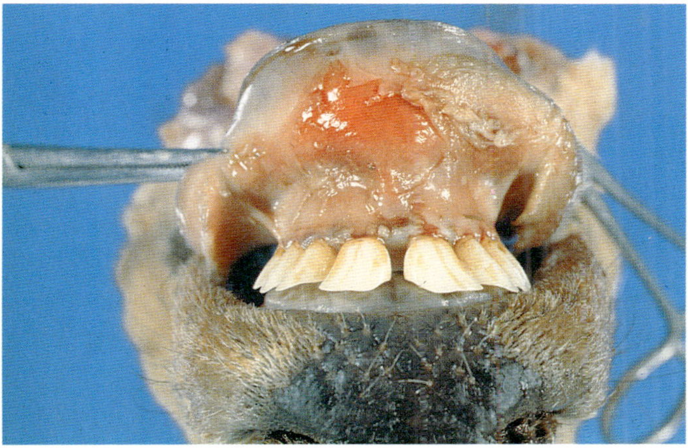

Schweinepest

Vorkommen, Verhaltensstörungen: Wiederholt sind in den vergangenen Jahren im Rahmen von Schweinepest-Seuchenzügen auch bei Wildschweinen Erkrankungen und Todesfälle festgestellt worden. Teilweise wurde Schwarzwild als Ausgangsherd für den Seuchenausbruch in Hausschweinebeständen angesehen. Ein seuchenhaftes Auftreten der Krankheit bei Sauen in freier Wildbahn steht meist mit einer hohen Zunahme der Population im Zusammenhang, was besonders für die Zeiten nach dem Zweiten Weltkrieg galt, solange die Jagd in Deutschland nicht ausgeübt werden durfte.

Die Krankheitserscheinungen können vielfältig sein, lassen für sich allein jedoch nicht unbedingt auf Schweinepest schließen, das heißt, sie sind »unspezifisch«. Die Tiere sind matt, nehmen keine Nahrung auf, haben manchmal Durchfall und fallen durch Bewegungsstörungen, Schwanken, Lähmungen, Kreisbewegungen, Zittern, Krämpfe und Festliegen auf. Gelegentlich trifft man kranke Tiere außerhalb ihrer Einstände an, mit gekrümmtem Rücken und ohne Reaktion auf Geschehnisse in ihrer Nähe. Häufig sind sie von der Rotte getrennt. Ihre natürliche Scheu ist verringert, teilweise werden sie regelrecht zutraulich. Da die Krankheit anfangs mit hohem Fieber einhergeht, suchen die Tiere vermehrt Wasserstellen zum Saufen und Suhlen auf.

Ursachen: Schweinepest ist virusbedingt. Man unterscheidet die Europäische Schweinepest (ESP) von der Afrikanischen Schweinepest (ASP), die durch unterschiedliche Virusarten hervorgerufen werden. Bei uns ist bislang nur die ESP aufgetreten.

Oben:
Lymphknoten bei Schweinepest: Hochgradige blutige Durchtränkung vor allem der Randbereiche. Derartig veränderte Lymphknoten findet man regelmäßig als Folge von Blutungen in den zugehörigen Organen.

Mitte:
Blutige Darmentzündung bei Schweinpest. Auffallend ist die abschnittsweise unterschiedliche Form: Teile des Darmes sind hochgradig blutig durchtränkt, andere weisen lediglich punkt- oder strichförmige Blutungen auf.

Unten:
Im entleerten, ausgespülten Dickdarm findet man in fortgeschrittenen Fällen herdförmige diphtherieartige Veränderungen der Schleimhaut, die sich als gelbe knopfförmige Vorwölbungen darstellen (sogenannte Boutons = Knöpfe).

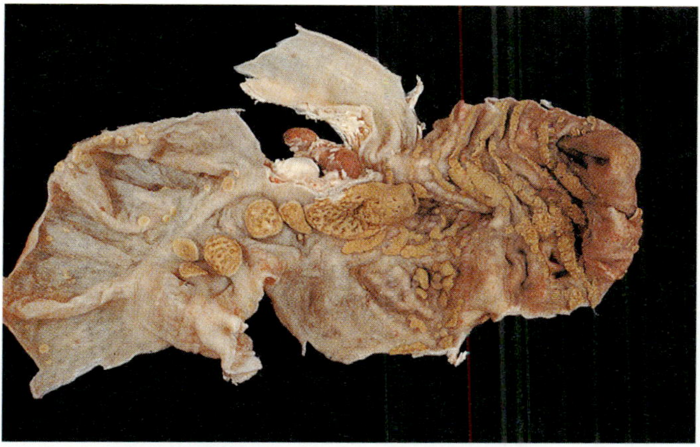

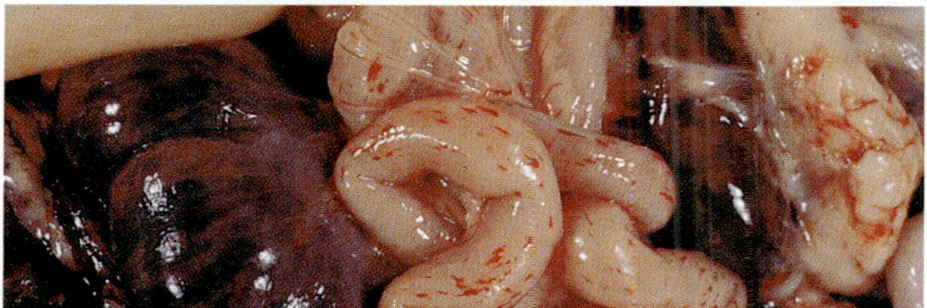

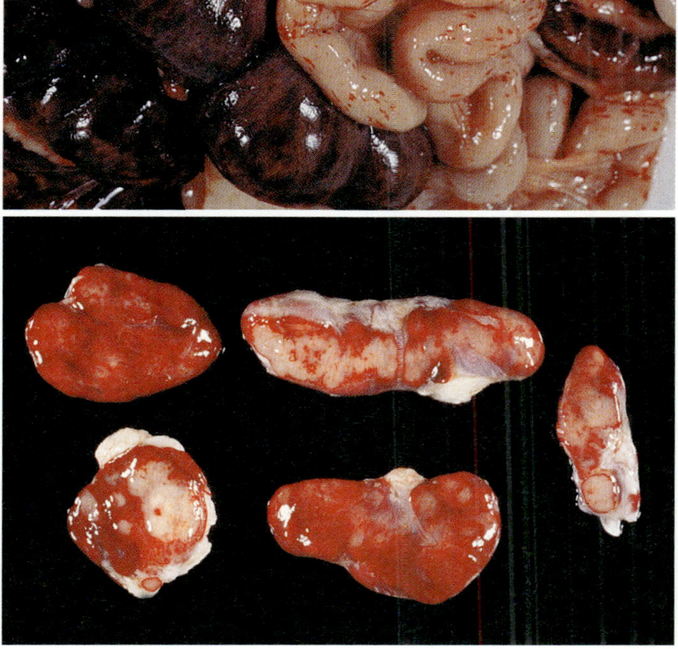

Als primäre Infektionsquelle kommen ungekochte Schlachtabfälle bzw. nicht genügend durchgekochte Essensreste und andere Küchenabfälle (Reste von Pökel- oder Räucherfleisch) von Hotels und Gaststätten in Betracht, die am Luderplatz ausgebracht oder im Gatter verfüttert werden. Die Übertragung und Ausbreitung der Seuche innerhalb der Rotte erfolgt durch direkten Kontakt der Tiere miteinander. Sehr bedeutsam ist die Wanderung der Sauen über große Strecken, wodurch die Seuche weit verbreitet werden kann.
Die Krankheit kann akut oder chronisch verlaufen. Nicht alle infizierten Tiere erkranken, es kommen »stumme« Infektionen vor; die betroffenen Sauen können jedoch eine Ansteckungsquelle bleiben, auch für die heranwachsenden Jungen innerhalb der Gebärmutter. Junge Schweine mit stummer Infektion sind häufig Kümmerer. Wenn Tiere die Krankheit überwinden, sind sie in aller Regel noch über längere Zeit Virusausscheider.
Organveränderungen: Typische Veränderungen sind in den Abbildungen dargestellt, die allerdings in Ermangelung entsprechenden Bildmaterials von Wildschweinen hier vom Hausschwein stammen.
Bei der akuten Verlaufsform stehen Blutungen im Vordergrund. Besonders auffällig sind sie in den Schleimhäuten und auf der Oberfläche der Organe, beispielsweise an Kehldeckel und Darm, in den Nieren, im Lungenfell, am Herzüberzug oder an der Herzinnenauskleidung. Auch Brust- und Bauchfell sind betroffen. Wo Blutungen auftreten, sind die zugehörigen Lymphknoten gleichfalls blutig verändert. Die beim Hausschwein schon äußerlich gut erkennbaren Blutungen in der

Oben:
Milz bei Schweinepest: Typisch sind die am Rand als knotige Auftreibungen ins Auge fallenden Herde, die blutreich sind (Pfeile, N = Netz). Sie entstehen als Folge von Blutgefäßverschlüssen und werden als Milzrandinfarkte bezeichnet.

Mitte:
Hochgradige Durchsetzung der Nieren mit Blutungen (oben Nierenoberfläche nach Entfernen der Kapsel, unten Schnittfläche). Die Blutungen finden sich außer in der Rinde (R) auch im Nierenmark (M) und im Nierenbecken (B).

Unten:
Eröffnete Harnblase: Schleimhaut mit Schweinepestblutungen, die teils flohstichartig, teils großflächig und kissenförmig vorgewölbt sind. Mitunter verursachen derartige Blutungen ein wiederholt auftretendes Blutharnen.

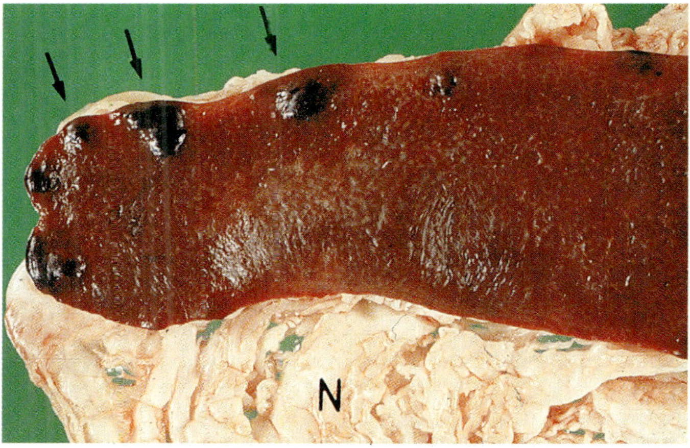
N

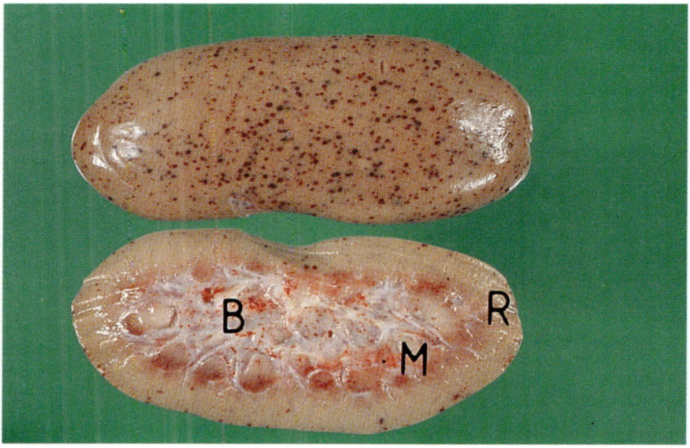
B
R
M

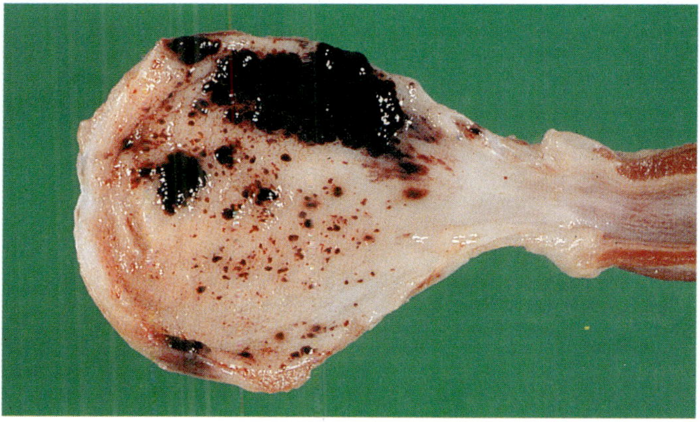

Haut kommen auch beim Wildschwein vor, sind aber wegen der dichten Behaarung und Pigmentierung der Schwarte nicht sichtbar.
Bei längerer Krankheitsdauer entstehen vielfach sogenannte Nekrosen (abgestorbenes, trockenes Gewebe, das vom Laien auch als »brandig« bezeichnet wird). Typische Stellen sind an den Ohrrändern, im Mandel- und Kehlkopf-Bereich und im Darm. Hinzu kommen sekundäre Infektionen durch Bakterien, die eine Lungen- oder Darmentzündung hervorrufen können. Eine in der Mehrzahl der Fälle außer den Blutungen vorliegende Entzündung im Gehirn kann mit bloßem Auge nicht erkannt werden. Hierzu bedarf es einer weiterführenden mikroskopischen Gewebeuntersuchung.
Beurteilung: Liegen die geschilderten Organveränderungen oder nur einige von ihnen vor, ist der Verdacht auf Schweinepest anzuzeigen. Der amtliche Tierarzt leitet dann Laboruntersuchungen ein, um den Verdacht abzuklären. Bei positivem Befund wird eine unschädliche Beseitigung des Wildbrets und der Organe angeordnet.

Oben:
Schweinepest-Blutungen in der Kehlkopfschleimhaut, die wegen des darunterliegenden hellen Knorpelgewebes besonders gut erkennbar sind (links). Manchmal stirbt die Schleimhaut ab und zeigt diphtherieartige Beläge (rechts).

Mitte:
Großhirn (G) und Kleinhirn (K) mit Schweinepest-Blutungen, die im hellen Gewebe besonders gut erkennbar sind. Neben diesen Veränderungen entwickelt sich auch eine Entzündung, die aber mit bloßem Auge nicht feststellbar ist.

Unten:
Bei länger bestehender Erkrankung kommt es nicht selten zu einer Lungenentzündung mit Blutungen. Diese tritt bevorzugt in den vorderen und unteren Lungenbereichen auf und ist Folge einer sekundären Infektion mit Bakterien.

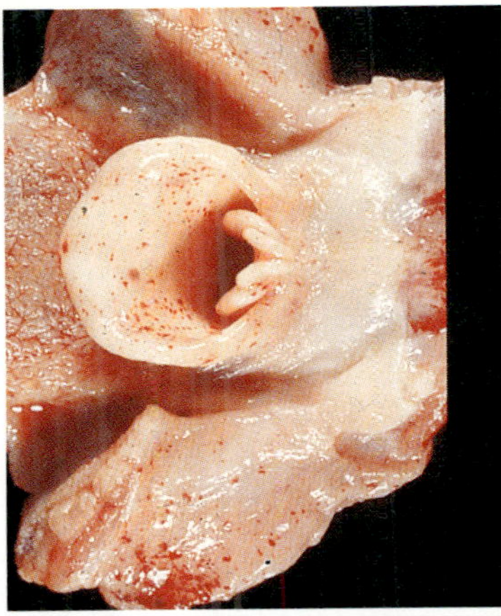

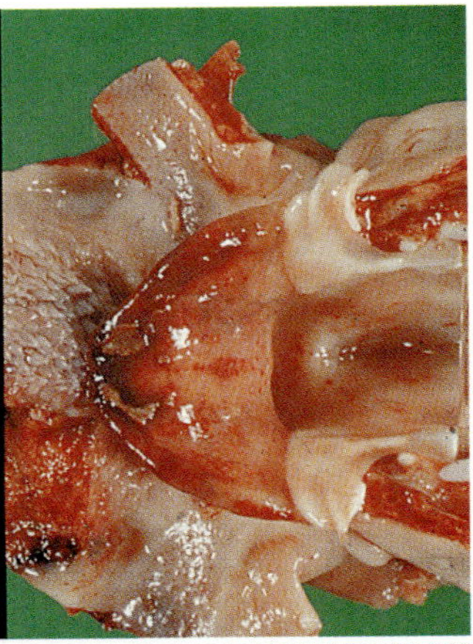

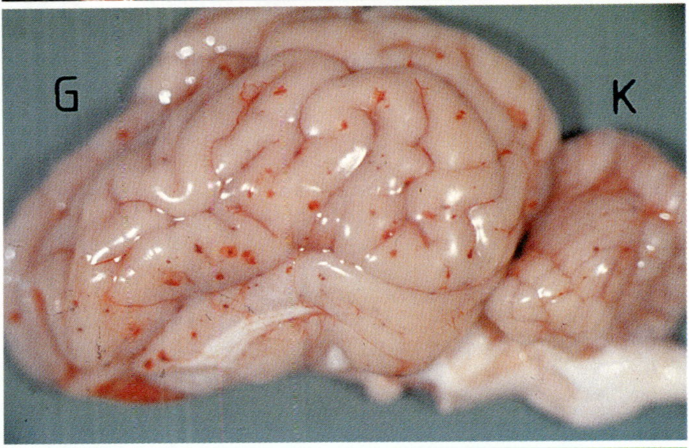
G
K

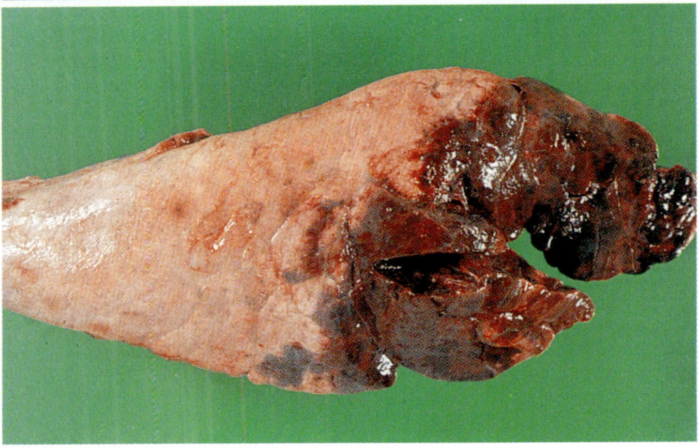

Lippengrind

Vorkommen, Verhaltensstörungen: Der Lippengrind (*Ecthyma contagiosum*) ist in Europa in freier Wildbahn bislang bei Rot-, Gams-und Steinwild festgestellt worden. Aus Neuseeland wird über das Vorkommen in Rothirschfarmen sowie bei wilden Gemsen und beim Thar berichtet.
Die Erkrankung verläuft meist ohne erhebliche Verhaltensbeeinträchtigung der infizierten Tiere. Die Veränderungen heilen innerhalb kurzer Zeit wieder ab. Nur gelegentlich kommt es zu Komplikationen, insbesondere bei hohem Besatz und dadurch bedingtem Dauerstreß, dann auch zu Todesfällen. Anzeichen sind vermehrter Speichelfluß, manchmal Lahmheit, fehlende Nahrungsaufnahme und Schwäche.
Ursache: Es handelt sich um eine Infektion mit Parapoxviren, die auf Äsungsflächen erfolgt, welche vorher von infizierten Schafen oder Ziegen beweidet worden sind. Die Übertragung erfolgt durch die Nahrung oder durch Kontakt von Tier zu Tier.
Organveränderungen: Bei einer fortgeschrittenen Erkrankung sind die betroffenen Tiere abgekommen. Die Sektion ergibt im Frühstadium blasenartige Veränderungen, später eine geschwürige Entzündung der Schleimhaut an Maul und Zunge, Speiseröhre, Vormägen und Labmagen. Die Defekte können verschorfen und sind mitunter durch Pflanzensäfte grünbraun verfärbt. Nicht selten ist auch die Decke entzündet, besonders an den Lippen, im Bereich des Kopfes, der Ohren und der Schalen, wobei sie geschwollen, gerötet und geschwürig ist. In den neuseeländischen Farmen stand eine Entzündung des Bastgeweihes im Vordergrund.
Beurteilung: Da die Veränderungen erheblich sinnfällig und die Tiere abgemagert sind, ist eine Fleischuntersuchung einzuleiten. *Menschen sind infektionsgefährdet!*

Oben:
Haupt eines Rothirschkalbes, gestorben infolge einer Erkrankung an Lippengrind; auffallend sind die gerötete Unterlippe und die geschwürig veränderte Zunge, die zur besseren Beurteilung etwas aus dem Maul vorgezogen wurde.

Mitte:
Die Ansicht der Oberlippe und des vorderen Gaumens des gleichen Tieres zeigen eine intensive Rötung und feuchte Durchsaftung sowie mehrere irregulär verteilte Substanzdefekte mit Verschorfung der Schleimhaut.

Unten:
Nach dem Absetzen des Oberkiefers wurden die papelartigen und geschwürigen, teilweise braun verfärbten Veränderungen an der Zungen- und Maulschleimhaut des Unterkiefers besonders gut sichtbar.

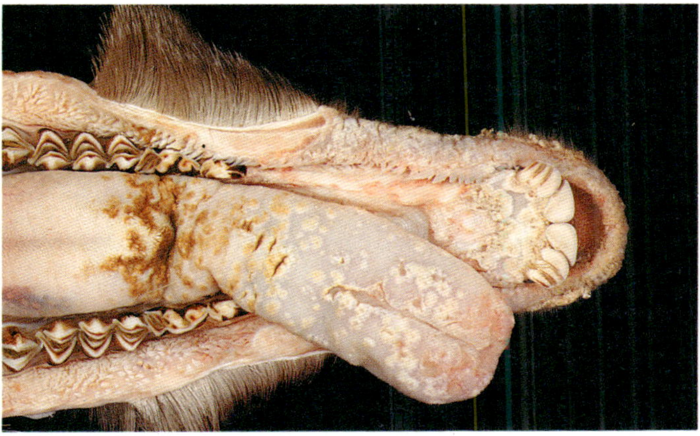

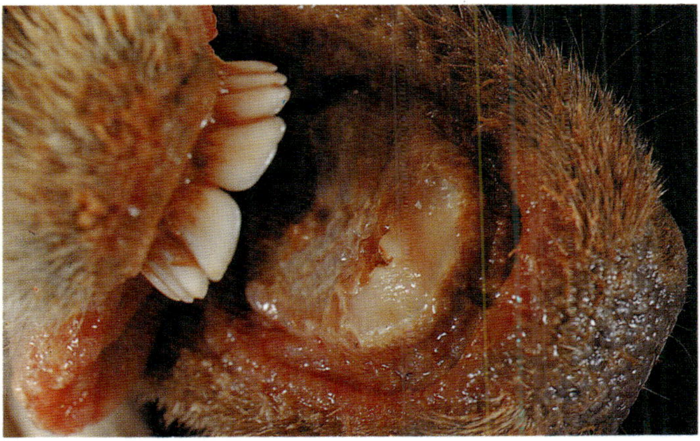

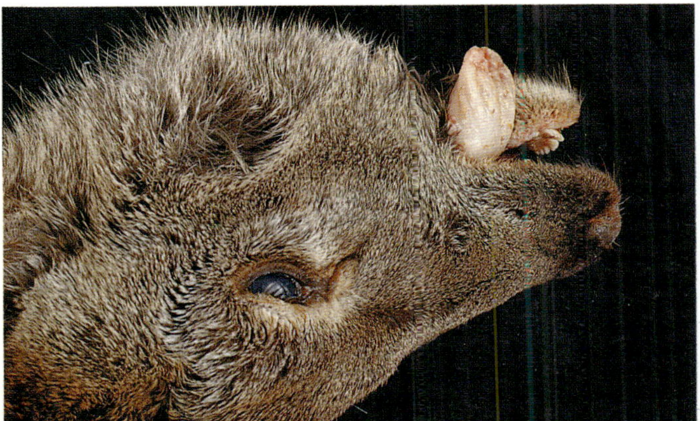

Papillomatose

Vorkommen, Verhaltenstörungen: Die infektiöse Papillomatose ist beim wiederkäuenden Schalenwild, vor allem Gams- und Steinwild, seltener bei Rot-, Dam- und Rehwild, aber auch bei Hasen und Wildkaninchen festgestellt worden. Sie tritt überwiegend in der kalten Jahreszeit auf, wenn ungünstige Witterungsbedingungen und Nahrungsmangel die Widerstandskraft der Tiere herabsetzen.
Die Veränderungen durch die Infektion entwickeln sich in den Schleimhäuten der Verdauungsorgane oder in der Haut, bevorzugt an den Läufen. Im erstgenannten Falle kommt es zu einer Behinderung der Nahrungsaufnahme, so daß die betroffenen Tiere abmagern und in Ausnahmefällen sogar verhungern können. Veränderungen an Läufen und Schalen verursachen Bewegungsstörungen.
Ursachen: Es handelt sich um eine durch Papovaviren hervorgerufene Krankheit. Die Infektion erfolgt über kleine Wunden, auch durch Insektenstiche (Zecken, Mücken, Wanzen), durch direkten Kontakt und über die Äsung. Als Infektionsquelle werden insbesondere Salzlecken genannt, die von kranken und gesunden Tieren gleichermaßen aufgesucht werden. Bevorzugt erkranken junge und geschwächte Tiere. Gelegentlich kommt es, namentlich in den Herbst- und Wintermonaten und bei einer Massierung des Wildes auf den verbleibenden Äsungsflächen, zu einem seuchenartigen Verlauf, wobei dem verharschtem Schnee als Ursache von Hautverletzungen an den Läufen eine besondere Bedeutung zugemessen wird. Im Frühjahr heilen die Papillome meist wieder ab.

Oben:
Papillome in der Zungenschleimhaut (Pfeile) einer Gemse. Die warzenförmigen Erhabenheiten sind im vorderen Teil der Zunge von beetartiger Struktur und ungefärbt, auf dem Zungenwulst sind sie vielhöckerig, zottig und durch Pflanzensäfte angefärbt.

Mitte:
Papillomatose des Rachens (R) und der Speiseröhre (S) einer durchfallerkrankten Rehgeiß. Der Kehlkopf ist zur besseren Darstellung bis auf den Kehldeckel (K) abpräpariert worden. Derartige Veränderungen werden beim Aufbrechen meist übersehen.

Unten:
Papillome (helle Knoten) in der Schleimhaut des ausgewaschenen Netzmagens der gleichen Rehgeiß. Auch diese Veränderungen werden leicht übersehen, wenn die Vormägen nach dem Aufbrechen nicht eröffnet und sorgfältig untersucht werden.

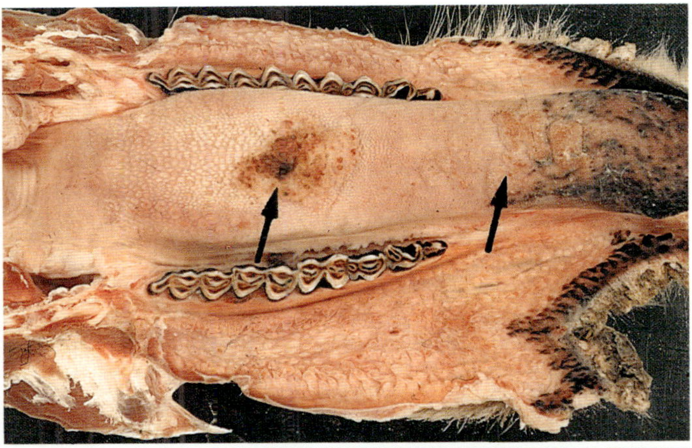

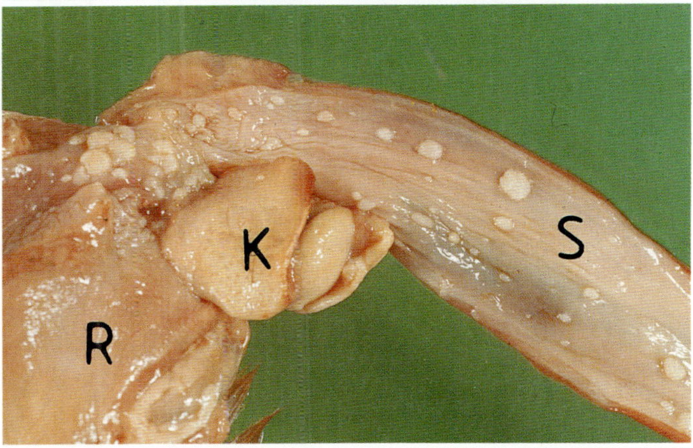
K
S
R

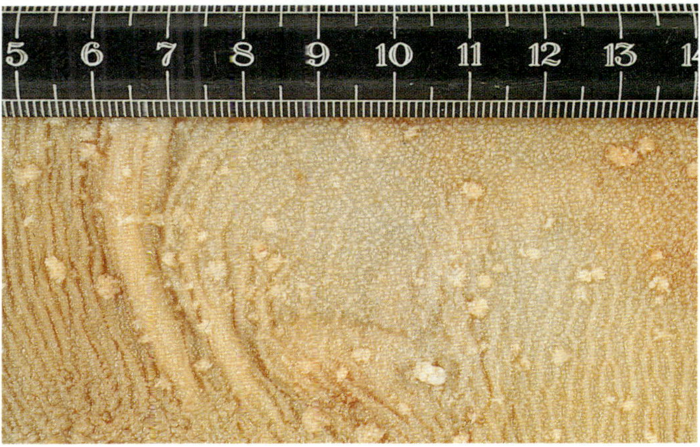
5 6 7 8 9 10 11 12 13 14

Organveränderungen: Die Krankheit kennzeichnet sich durch Warzenbildung in der Haut und in den Schleimhäuten der Maulhöhle, des Schlundes und der Vormagenabteilungen. Diese Tumoren sind beetartig oder pilzförmig gestielt. Ihre Ausmaße reichen bis Faustgröße und darüber. Oft sind sie blumenkohlartig zerklüftet oder pinselähnlich zerfranst. Stellt sich in den Vertiefungen eine bakterielle Infektion ein, zerfallen die Knoten geschwürig und sind eitrig entzündet. Die zugehörigen Lymphknoten sind dann geschwollen.
Beurteilung: Organe mit Papillomen sind unschädlich zu beseitigen. Bei eitriger Entzündung und Abmagerung ist eine Fleischuntersuchung zu veranlassen.

Oben:
Warzenbildung an Nase und Augenlidern eines erwachsenen Hasen. Das Tier befand sich noch in gutem Ernährungszustand. Eine Beeinträchtigung der Nahrungsaufnahme und der Sinneswahrnehmungen ist dennoch wahrscheinlich.

Mitte:
Papillomatöse Wucherung mit hochgradiger chronischer Entzündung am Hinterlauf einer zwölfjährigen Gamsgeiß. Das entzündete Gewebe ist oberflächlich geschwürig verändert und von Bakterien besiedelt.

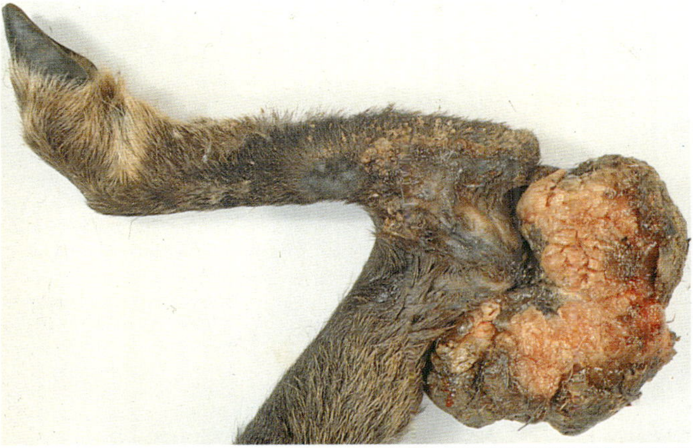

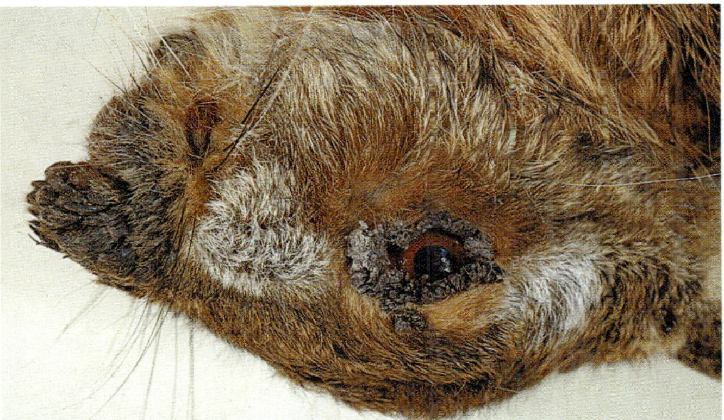

Bösartiges Katarrhalfieber

Vorkommen, Verhaltensstörungen: Am Bösartigen Katarrhalfieber kann außer Rindern und bestimmten Zootieren auch das wiederkäuende Schalenwild erkranken. In Europa wurde die weltweit verbreitete Krankheit beim Rot-, Sika-, Elch-, Reh-, Stein- und Gamswild festgestellt.
Infektionsgefährdet sind Tiere jeden Alters. Schon nach wenigen Tagen kann der Tod eintreten, es soll aber auch einen milden Verlauf geben. Erkrankte Tiere sind abgesondert und erscheinen matt, haben Durchfall, nehmen wenig oder keine Nahrung auf, speicheln verstärkt und haben oft einen schleimigen Nasenausfluß. Sie können erblinden, Lidbindehäute und Hornhaut sind entzündet. Auffallend sind darüber hinaus unkoordinierte Bewegungen, Muskelzuckungen, Zittern der Augen und Schüttelkrämpfe. Der fieberhafte Verlauf führt im Spätstadium zu Abmagerung und Schwäche.
Ursache: Virusinfektion (wahrscheinlich bovines Herpesvirus 3). Die Übertragung erfolgt durch Kontakt mit infizierten Tieren. Schafe gelten als ein Virus-Reservoir.
Organveränderungen: Bei akutem Verlauf sind die Tiere noch gut ernährt, später magern sie ab. Die Haut oberhalb der Schalen kann entzündet sein, die Gelenke sind geschwollen. Auch alle Lymphknoten sind geschwollen. Die Maulschleimhaut ist gerötet, feucht durchsaftet, eitrig entzündet und weist Geschwüre auf, ebenso die Schleimhäute des Schlundes, der Vormägen, des Labmagens und des Darmes. In Nieren und Leber findet man knotige grauweiße Entzündungsherde, im Gehirn Blutungen und braunrote Einschmelzungen.
Beurteilung: Alle beschriebenen Veränderungen lassen das Wildbret als gesundheitlich bedenklich erscheinen, weshalb eine Fleischuntersuchung erforderlich ist.

Oben:
Hochgradige entzündliche Rötung und herdförmig geschwürige Defekte in der Maulschleimhaut, besonders auffällig am Gaumen sowie an den Lippen einer Rehgeiß, die an Bösartigem Katarrhalfieber gestorben ist.

Mitte:
Zahlreiche entzündliche Herde in der Niere eines erwachsenen Rotwildtieres. Derartige Veränderungen können auch in anderen Organen vorkommen. Sie sind durch eine immunologische Reaktion an den Blutgefäßen verursacht.

Unten:
Entzündliche Trübung der Hornhaut und Ansammlung von ausgeflockten Blutbestandteilen (Fibrin) in der vorderen Augenkammer eines an Bösartigem Katarrhalfieber erkrankten Wisent aus einem Tierpark.

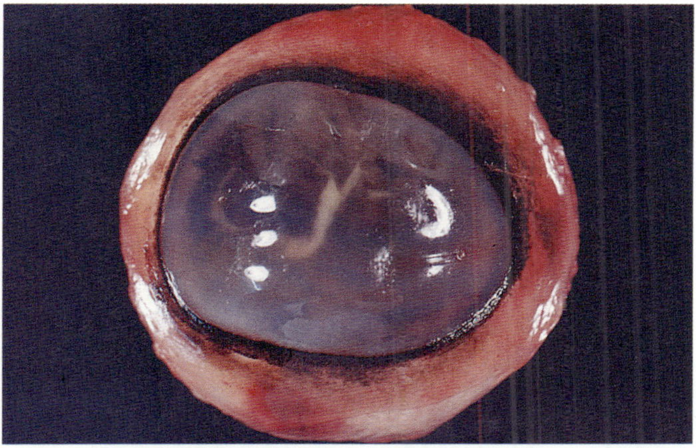

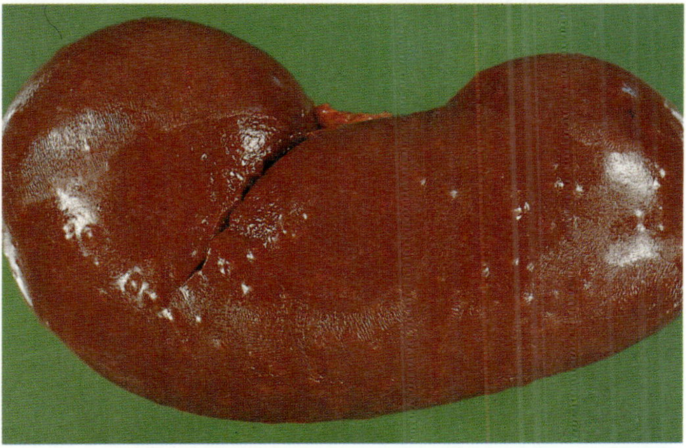

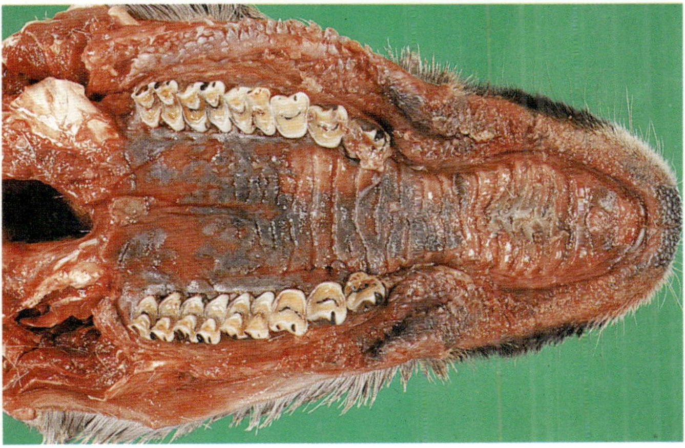

Virusbedingte Lungenentzündung

Vorkommen, Verhaltensstörungen: Eine virusbedingte Lungenentzündung verläuft in der Regel ohne auffällige Krankheitserscheinungen. Nur ausnahmsweise, und dann vor allem bei Gehegetieren, kommen Todesfälle vor, wenn die Widerstandsfähigkeit der Tiere herabgesetzt ist. Das ist gelegentlich bei Gehege-Damwild beobachtet worden, beispielsweise durch eine RSV-Infektion (RSV = Respiratory Syncytial Virus) bei einem möglichen latenten Kupfermangel.
Krankheitserscheinungen werden bei dem schnellen Verlauf kaum beobachtet. Zumeist werden die betroffenen Tiere tot aufgefunden, ohne daß vorher eine Beeinträchtigung ihrer Gesundheit aufgefallen ist.
Ursachen: Beim Schalenwild kann eine Vielzahl von Virusarten das Lungengewebe schädigen, z. B. die Erreger der Schweinepest, der Pseudowut (Aujeszkysche Krankheit), des Bösartigen Katarrhalfiebers, der infektiösen Nasen-Luftröhren-Entzündung (Infektiöse Bovine Rhinotracheitis) und schließlich die der erwähnten RSV-Infektion.
Eine häufige Komplikation ist die sekundäre Infektion mit Bakterien, welche die Vorschädigung des Lungengewebes nutzen und vor allem in den vorderen und unteren Lungenlappenbereichen eine Entzündung hervorrufen (vgl. Seite 50).
Organveränderungen: Typisch sind Schwellung und Rötung der ganzen Lunge ohne Bevorzugung bestimmter Areale. Das Gewebe ist feucht durchsaftet und diffus verfestigt. Mitunter liegen auch Gewebeblutungen vor, insbesondere bei der RSV-Infektion. Das Herz weist, wie auch andere Organe (z. B. Thymus, Unterhaut, Darm, Knochenmark) Blutungen auf.
Beurteilung: Die Befunde machen als erheblich sinnfällige Veränderungen eine Fleischuntersuchung erforderlich.

Oben:
Hochgradige Schwellung der Lunge eines Damschauflers bei RSV-Infektion, dargestellt an der rechten Lungenhälfte (S = Spitzen- oder Vorderlappen, M = Mittel- oder Herzlappen, H = Haupt- oder Hinterlappen).

Mitte:
Nahaufnahme des Gewebes im Lungenhauptlappen der in obiger Abbildung dargestellten Lunge. Die ausgeprägte Felderung beruht auf einem hochgradigen Flüssigkeitsaustritt (Ödem) in die Lungenbläschen und in das Bindegewebe.

Unten:
Nahaufnahme des Spitzenlappens der gleichen Lunge. Die dunkelroten Flecken sind Blutungen, die durch Thrombosen (Verstopfung von Blutgefäßen durch Blutgerinnsel) entstanden sind (weiße Flecken = Lichtreflexe).

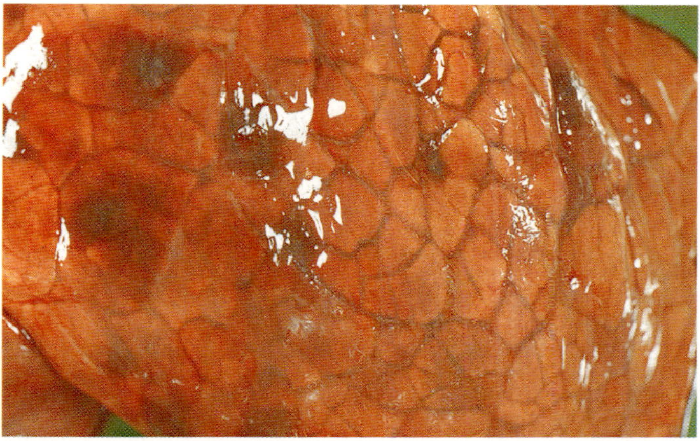

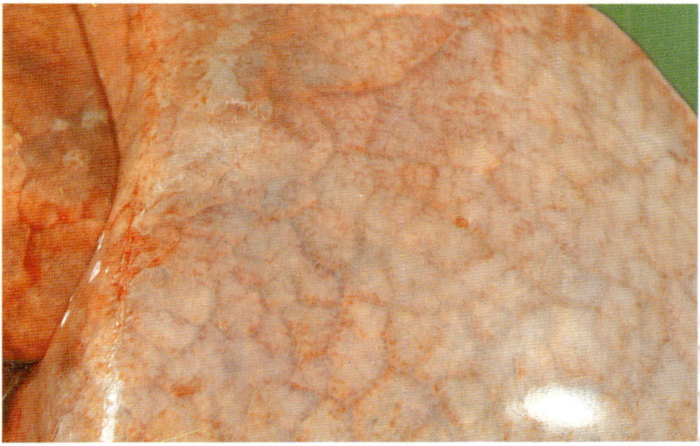

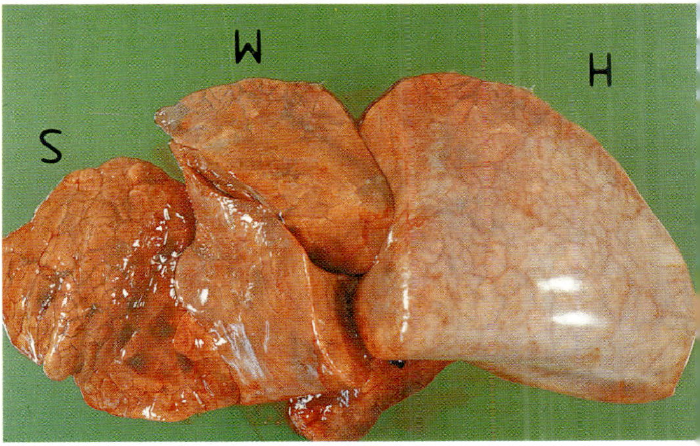
W
H
S

Myxomatose

Vorkommen, Verhaltensstörungen: Diese Infektionskrankheit der Kaninchen ist in Europa, Süd- und Nordamerika und Australien weit verbreitet und führte in mehrjährigen zyklischen Seuchenzügen wiederholt zu einer erheblichen Dezimierung der Wildkaninchenbestände. Es wird auch über eine gelegentliche Erkrankung von Hasen berichtet.
Eine Infektion kann zehn bis vierzehn Tage nach Krankheitsausbruch zum Tode führen. Offenbar wird sie von einzelnen Kaninchen überstanden, die dann für längere Zeit immun sind. Von diesen Tieren aus erfolgt der Neuaufbau der Population. Die fieberhaft erkrankten Tiere nehmen keine Nahrung mehr auf, magern ab, haben geschwollene, verklebte Augenlider und sind blind. Sie sind geschwächt, laufen orientierungslos herum und werden somit häufig Opfer eines Verkehrsunfalles. Todesursachen sind ferner sekundär entstehende Entzündungsprozesse in der Lunge oder Entkräftung infolge Nahrungsmangels.
Ursache: Infektion mit einem Pockenvirus. Die Ansteckung erfolgt überwiegend durch blutsaugende Hautparasiten (Stechmücken, Flöhe, Zecken, Läuse) und durch direkten Kontakt der Tiere untereinander über die Atemluft, die Schleimhäute des Kopfes und der Geschlechtsorgane sowie über Wunden. Stechmücken können die Krankheit über eine größere Entfernung verbreiten, entsprechend ihrem Vorkommen gefährden sie die Kaninchenbestände vor allem im Sommer und Herbst. Eine Übertragung durch jagdlich eingesetzte Beizvögel, Frettchen oder Hunde wird für unwahrscheinlich gehalten, hingegen wird nicht ausgeschlossen, daß die Viren durch Vögel übertragen werden, die von den Kadavern der an Myxomatose gestorbenen Kaninchen gefressen haben, beispielsweise Raubvögel und Krähen.

Oben:
Erhebliche Verdickung des Kopfes (sogenannter Löwenkopf). Die Augenlider sind durch eine Anschwellung verschlossen, die Haare unterhalb durch verstärkten Tränenfluß und Eiterabsonderung verklebt.

Mitte:
Knotig verdickte Augenlider bedingen einen nahezu völligen Verschluß des Auges. Die brillenförmige Aufhellung der umgebenden Haare wird mitunter als Kennzeichen einer länger bestehenden Myxomatose bezeichnet.

Unten:
Verklebte Augenlider und Haare im Augenbereich als Folge eines verstärkten Tränenflusses führen zum Verschluß der Augen. Innen in den Ohren erkennt man mehrere knotige Hautverdickungen.

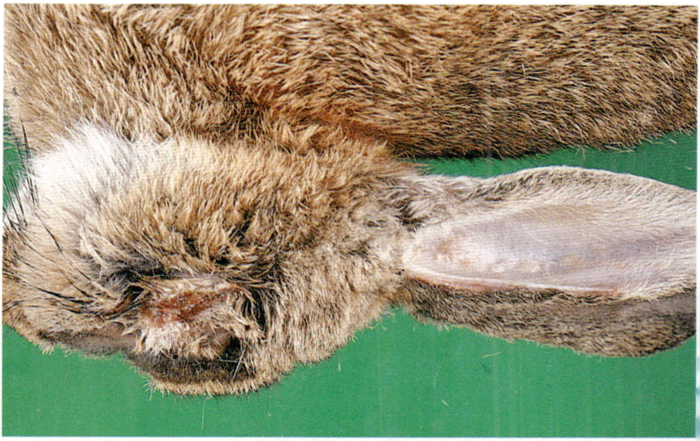

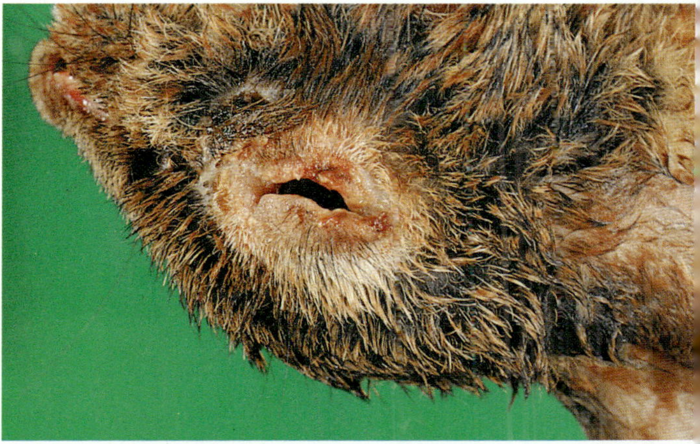

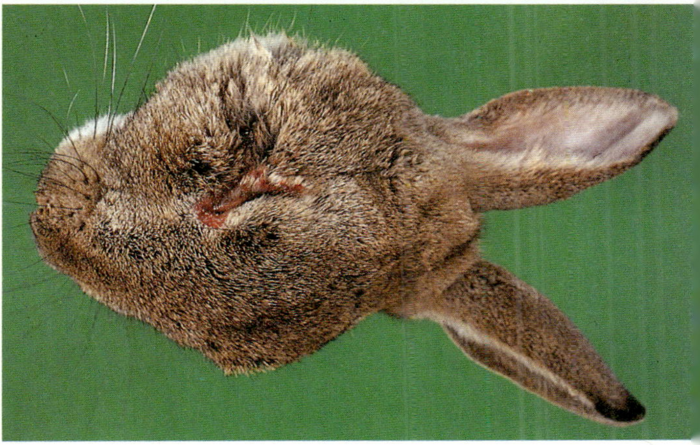

Organveränderungen: Beetartige, flache, meist runde, aber auch großflächige Hautverdickungen sind typische Veränderungen. Sie sind am deutlichsten an der Innenfläche der Ohren zu erkennen. Die Anschwellungen am Kopf können so ausgeprägt sein, daß ein löwenkopfartiges Aussehen entsteht. Die Lidbindehäute sind eitrig entzündet und hochgradig geschwollen, die Augen dadurch oft verschlossen und ihre Umgebung durch Sekret und Eiter verklebt. Auch Nase, Lippen, der Bereich um den After und die Geschlechtsorgane sowie die Pfoten sind geschwollen. Auf der Schnittfläche haben die Knoten ein schleimig-glasiges Aussehen.
Beurteilung: Die entzündlichen Organveränderungen und die Abmagerung sind erhebliche sinnfällige Veränderungen, weshalb eine Fleischuntersuchung durch einen amtlichen Tierarzt erforderlich wäre. Diese ist allerdings bei dem geringen Wirtschaftswert des Einzeltierkörpers wegen der mit ihr verbundenen Gebühren nicht vertretbar, weshalb Wildbret und Organe ohne aufwendige Untersuchung unschädlich zu beseitigen sind.

Oben:
Durchfeuchtete und verklebte Haare im Bereich der Nasenlöcher als Folge einer Nasenschleimhautentzündung (links). After- und Scheidenumgebung sind akut entzündlich gerötet und geschwollen (rechts).

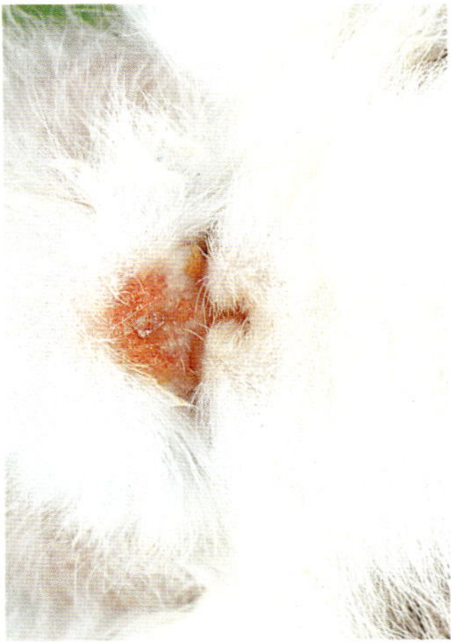

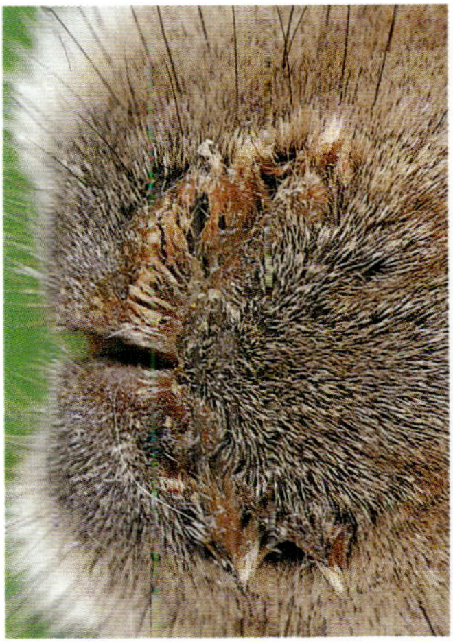

Virale Leberentzündung des Hasen

Vorkommen, Verhaltensstörungen: Seit 1986 ist die virale Leberentzündung des Hasen als **European Brown Hare Syndrome (EBHS)** bekannt. Berichte über das Auftreten der Krankheit liegen inzwischen aus zahlreichen europäischen Ländern vor.

Die Krankheit tritt bevorzugt in den Spätherbst- und Wintermonaten mit Schwerpunkt von Oktober bis Dezember und überwiegend bei erwachsenen Hasen auf. Als Krankheitserscheinungen sind tollwutähnliche Symptome beschrieben worden: Verlust der Scheu, gelegentliche Aggressivität, Orientierungslosigkeit, Schwäche, Muskelzittern, Bewegungsstörungen, apathisches Verhalten und Appetitmangel, außerdem Fieber. Die Krankheitsdauer bis zum Tode wird mit zwei bis drei Tagen angegeben. Viele infizierte Tiere überleben, was experimentell bewiesen wurde. Auch Blutuntersuchungen bei erlegten Hasen haben ergeben, daß sich zahlreiche Tiere mit dem Krankheitserreger auseinandergesetzt haben müssen und entweder gar nicht erkrankt oder wieder gesundet sind.

Ursache: Infektion mit Viren aus der Familie der Calici-Viren. Die Übertragung erfolgt von Tier zu Tier durch Kontakt, möglicherweise auch durch blutsaugende Insekten.

Organveränderungen: Auffällig ist der zumeist gute Ernährungszustand der an der Seuche gestorbenen bzw. krank angetroffenen Tiere mit reichlich Fettdepots im Nierenlager und am Herzen, ein Zeichen für den kurzfristigen Verlauf der Krankheit. Bei der äußerlichen Untersuchung zeigen Augen und Lidbindehäute eine Gelbfärbung (Ikterus).

Der Ikterus ist auch an den inneren Organen feststellbar, vor allem an der Unterhaut, an den Knorpelüberzügen der Gelenke, an der Innenfläche der großen Blutgefäße wie der Hauptschlagader, an Lunge und Leber.

Oben:
Hochgradige Gelbsucht, erkennbar an der Unterhaut eines teilweise abgezogenen Hasen (S = Schulterblatt). Eine derartige Verfärbung der normalerweise weißen Unterhaut spricht für einen fortgeschrittenen Leberschaden.

Mitte:
Gelbfärbung der Lederhaut am Auge eines erkrankten Hasen. Die Lidbindehäute erscheinen schmutzig verwaschen, die Hornhaut ist nach dem Tode getrübt. Im dritten Augenlid (Pfeil) sind spritzerartige Blutungen erkennbar.

Unten:
Hochgradige Leberveränderung bei einem tot aufgefundenen Hasen. Das Lebergewebe (Zwerchfellseite) ist gelblich verfärbt mit herdförmigen unscharf begrenzten Rötungen, zeigt eine feingenarbte Oberfläche und ist brüchig.

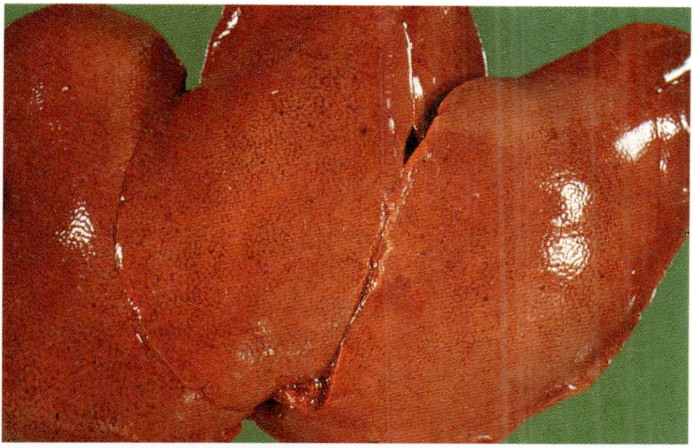

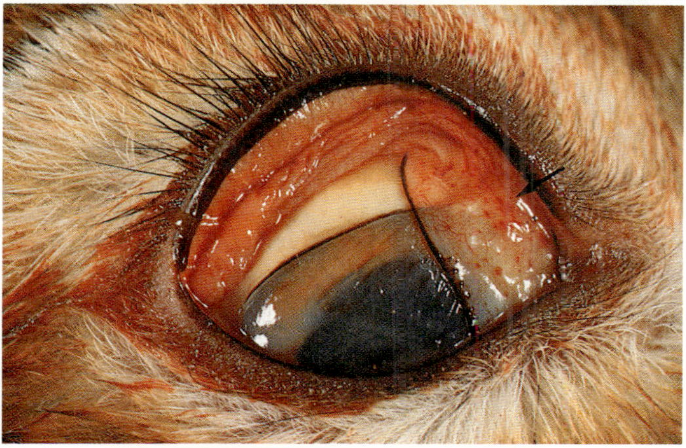

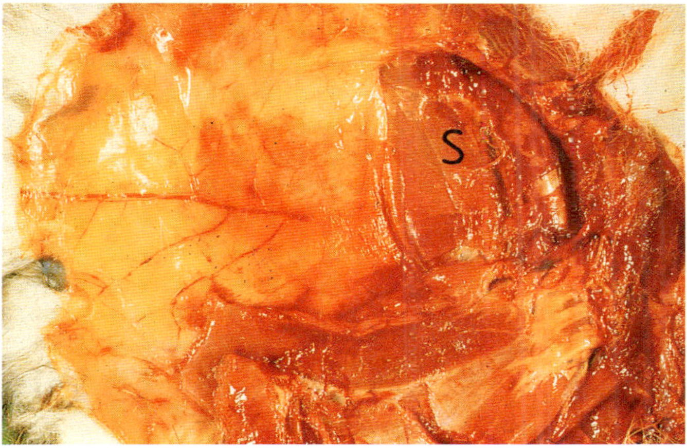
S

Die Leber ist geschwollen, ockerbraun verfärbt, zeigt eine feingranulierte Oberfläche und ist brüchig. Die Gallenblase ist mitunter erheblich gefüllt. Die Milz ist geschwollen. Die Schleimhaut der Luftröhre fällt durch eine hochgradige Blutfülle auf, die Lunge ist sehr feucht und überbläht und kann unterschiedlich große Blutungen aufweisen. Blutungen können auch an den Lidbindehäuten, am Magen-Darm-Kanal, in der Skelettmuskulatur und in der Milchdrüse vorliegen.

Gelegentliche Befunde sind Magengeschwüre und eine Lidbindehautentzündung. In einer Reihe von Fällen kann man ein katarrhalische oder blutige Entzündung der Dünndarmschleimhaut und eine schleimige Entzündung des Dickdarmes feststellen. Der Mageninhalt ist dabei trocken, der Inhalt im Dickdarm noch geformt, sehr fest und von Schleim umhüllt (sogenannter Fieberkot). Die Lymphknoten sind geschwollen und in der Randzone dunkelrot verfärbt. Die Nieren können geringgradig vergrößert und aufgehellt sein und kleine rote Flecken aufweisen. Der Harn in der Blase zeigt eine braune Farbe, die durch die aus der Niere ausgeschiedenen Blutfarbstoffe verursacht ist.

Beurteilung: Leber- und Milzschwellung und die sonstigen bei dieser Krankheit auftretenden erheblichen sinnfälligen Veränderungen sind bedenkliche Merkmale im Sinne der Bestimmungen der Fleischhygieneverordnung, nach der eine Fleischuntersuchung durch einen amtlichen Tierarzt zu veranlassen wäre. In aller Regel wird aber darauf aus wirtschaftlichen Überlegungen zu verzichten und der Tierkörper einschließlich der Organe unschädlich zu beseitigen sein.

Oben:
Die aufgeblähte Hasenlunge weist Blutungen auf, die sich als Bluterguß kissenartig vorwölben können (in den Vorderlappen). Die Schwarzrotfärbung der Luftröhrenschleimhaut beruht auf einer entzündlichen Blutfülle.

Mitte:
Akute Entzündung in einem Dünndarmabschnitt (Pfeile). Der Entzündungsprozeß ist auf den Anfangsteil des Darmes beschränkt. Der Enddarminhalt (ganz rechts) ist noch geformt, das Tier hat keinen Durchfall gehabt.

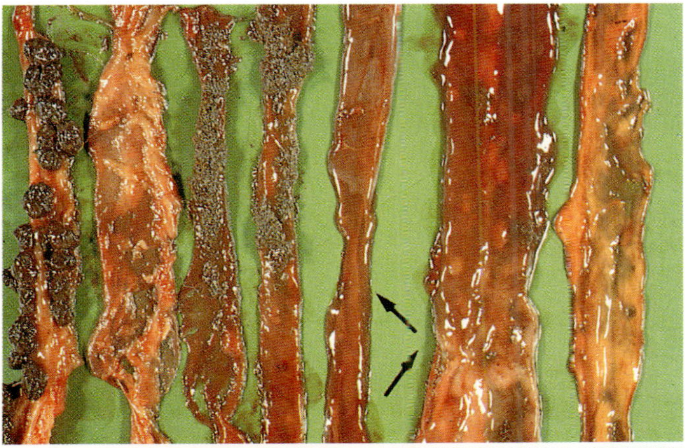

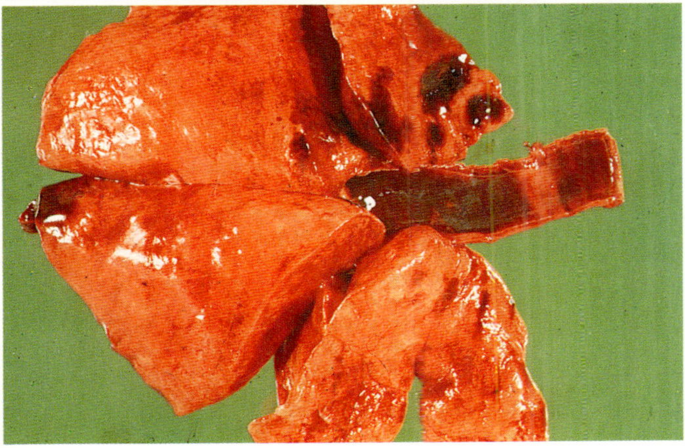

Wichtige Infektionskrankheiten

Krankheiten durch Bakterien

Tuberkulose

Vorkommen, Verhaltensstörungen: Tuberkulose kann bei allen Arten unseres Haar- und Federwildes auftreten. In der freien Wildbahn ist sie selten, hingegen kann sie in Rot- und Damwildfarmen, bei Zoo- und Gehegehaltung, in Volieren und Fasanerien zum Problem werden, teilweise sogar seuchenhafte Ausmaße annehmen.
Es handelt sich um eine chronisch verlaufende Krankheit. Im fortgeschrittenen Stadium kommt es zu Abmagerung und Schwäche. Lungentuberkulose führt manchmal zu Husten und Atemgeräuschen, Darmtuberkulose zu Durchfällen.
Ursachen: Die Krankheit wird durch eingeatmete oder mit der Nahrung aufgenommene Tuberkelbakterien hervorgerufen. Streßfaktoren, zu enger Lebensraum, ungünstiges Klima, unzureichende oder einseitige Ernährung und Behandlung mit Cortison-Präparaten können die Entstehung der Krankheit begünstigen.
Infektionsquellen für das Wild sind weidende Haustiere, in England ferner der Dachs, in Neuseeland Possums (Kletterbeutler), auf den hawaiischen Inseln Wildschweine. Farmtiere sind durch Zukauf infizierter Tiere gefährdet.
Organveränderungen: Die Tuberkelbakterien verursachen weißlich-gelbe, trockene und bröckelige Entzündungsherde. Diese werden zumeist von Bindegewebe eingekapselt, es entstehen abszeßartige Knoten, an Brust- oder Bauchfell in der Form der »Perlsucht«. Die Lymphknoten sind oft stärker verändert als das primär entzündete Organ. Eine Sonderform ist die sogenannte Miliartuberkulose der Lunge, bei der das ganze Organ mit kleinen Knötchen durchsetzt ist.
Beurteilung: Die tuberkulösen Veränderungen sind Abszessen gleichzusetzen, weshalb eine Fleischuntersuchung einzuleiten ist.

Oben:
Hochgradige kleinknotige Durchsetzung der Lunge eines Rothirschkalbes (Miliartuberkulose), von der Oberfläche her gesehen (links); auf der Schnittfläche (rechts) erkennt man die zentrale Verkäsung und Verkalkung der Knötchen.

Mitte:
Schnittfläche durch den tuberkulösen Hauptlappen einer Barasingahirsch-Lunge. Die verkästen Einschmelzungsherde fließen teilweise zusammen. Das Stützgewebe der Lunge ist chronisch entzündlich verbreitert.

Unten:
Tuberkulöse Veränderungen in Darmlymphknoten und Leber eines Rothirsches. Auffällig sind die bis zu Faustgröße geschwollenen Lymphknoten (Pfeile), während die Leber diffus mit Entzündungsherden durchsetzt ist.

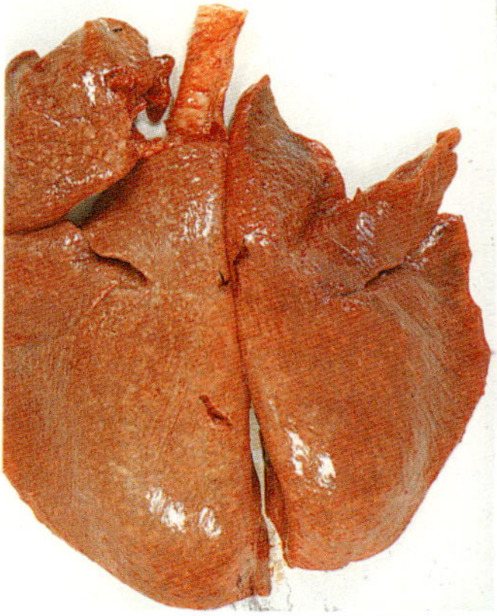

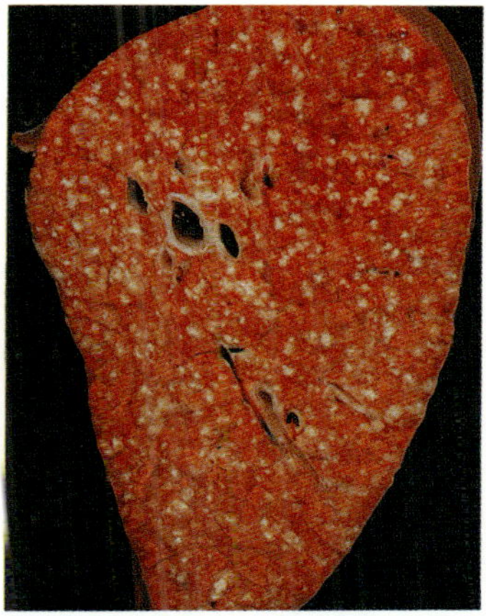

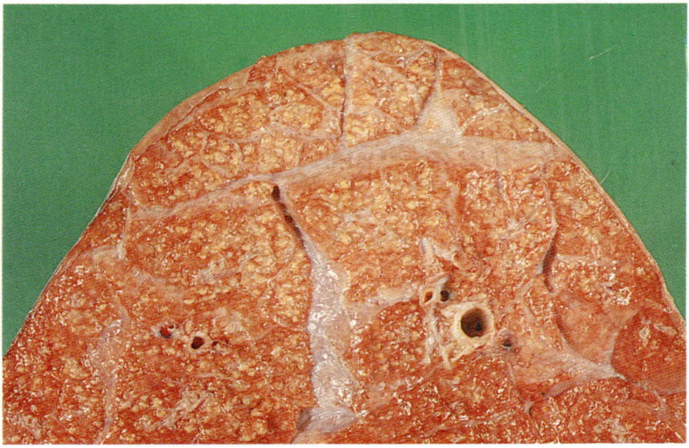

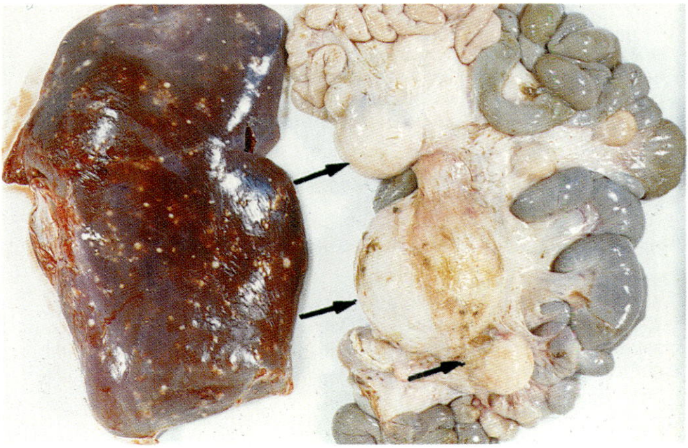

Paratuberkulose

Vorkommen, Verhaltensstörungen: Die Paratuberkulose kommt gelegentlich unter den Haustieren vor, wobei hauptsächlich Rinder und Schafe betroffen sind. Die Krankheit, auch als Johnesche Krankheit bezeichnet, kann in den Beständen erhebliche wirtschaftliche Verluste verursachen. Probleme ergeben sich auch bei Zootieren.
Bei Wildtieren gehört die Paratuberkulose zu den Seltenheiten. Dennoch wurde sie bislang bei verschiedenen Hirscharten, auch Rentieren, beim Reh-, Stein- und Muffelwild festgestellt.
In Gehegen kann die Paratuberkulose ein einschneidendes Ereignis darstellen. Hat erst einmal eine Infektion stattgefunden, können das ganze Jahr über einzelne, manchmal auch gleichzeitig mehrere Krankheitsfälle auftreten. Infektionsgefährdet sind vor allem junge und schwache Tiere. Die Krankheit entwickelt sich schleichend über einen langen Zeitraum (möglicherweise Jahre).
Die Krankheit ist demgemäß durch einen chronischen Verlauf gekennzeichnet. Sie ist an der auf eine Darmentzündung hinweisenden Kotverschmutzung des Spiegels und der Hinterläufe zu erkennen. Der durch den Durchfall verursachte Flüssigkeitsverlust und die durch die Darmentzündung eingeschränkte Verwertung der Nahrung bedingen eine Abmagerung der Tiere.
Von den Haustieren her weiß man, daß die Infektion nicht zwangsläufig zu einer Erkrankung führen muß. Bei manchen Tieren entwickelt sich eine Immunität, so daß nach vorübergehendem Durchfall eine scheinbare Gesundung eintreten kann. Diese Tiere können aber zu Dauerausscheidern der Bakterien werden. Es ist anzunehmen, wenngleich noch nicht

Oben:
Hochgradige Verschmutzung des Haarkleides im Afterbereich und an den Hinterläufen eines im Gehege gehaltenen Damspießers, der wegen fortgeschrittener Abmagerung und chronischer Durchfallerkrankung erlegt werden mußte.

Mitte:
Dünn- und Dickdarm eines an Paratuberkulose erkrankten Damspießers. Z = Zwölffingerdarm, L = Leerdarm, H = Hüftdarm, B = Blinddarm, D = Dickdarm, Gekröselymphknoten = Pfeile. Die Dünndarmwand ist stellenweise verdickt.

Unten:
Abschnittsweise Verdickung der Wand des Leerdarmes. Auffällig ist, daß der Darminhalt nicht in gleicher Weise grünlich hindurchschimmert wie in benachbarten Abschnitten, deren Wand nicht oder weniger verdickt ist.

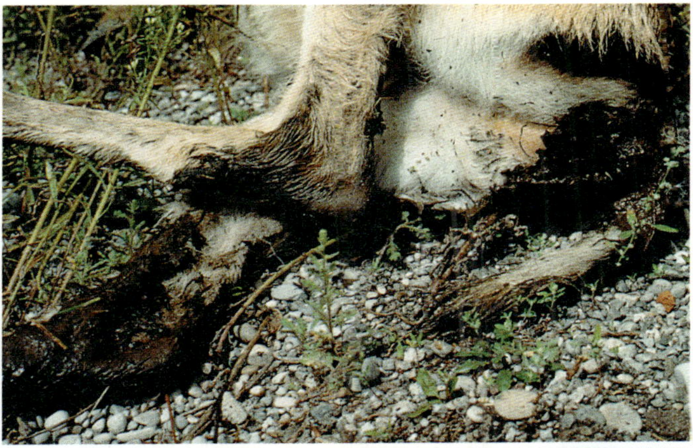

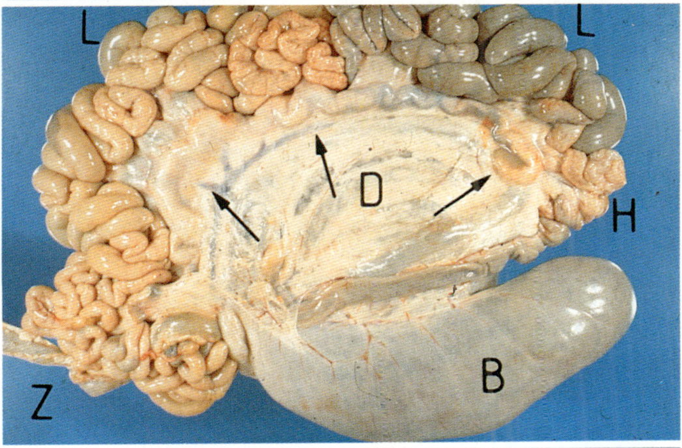
L
L
D
H
Z
B

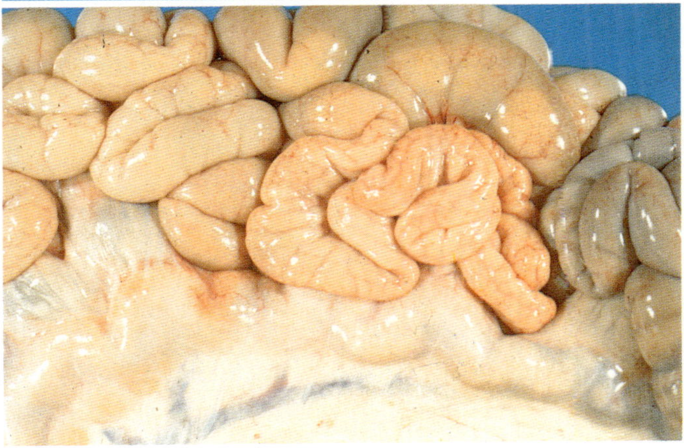

überprüft, daß beim Gehegewild auch derartige »stumme« Infektionen vorkommen.

Ursache: Es handelt sich bei der Paratuberkulose um eine Infektionskrankheit durch Bakterien. Diese sind mit den Erregern der Tuberkulose verwandt und haben ähnliche Eigenschaften. Im Freien sind sie gegen Witterungseinflüsse sehr widerstandsfähig und bleiben im Boden über Monate bis Jahre infektiös.

Die Infektion erfolgt über die Aufnahme der Bakterien mit der Nahrung oder kotverschmutztem Trinkwasser. Wild- und Gehegetiere infizieren sich bevorzugt auf Weiden, auf denen vorher erkrankte Schafe oder Rinder gehalten worden sind. Von Haustieren ist auch die Übertragung der Bakterien auf die in der Gebärmutter heranwachsenden Nachkommen und über die Milch bekannt.

Organveränderungen: Je nach dem Stadium der Erkrankung ist das betroffene Tier mehr oder weniger abgemagert. Bei der Eröffnung findet man in der Bauchhöhle vermehrt Flüssigkeit.

Die auffälligsten Veränderungen entwickeln sich am Dünndarm, an dem unterschiedliche Entzündungsformen erkennbar sind. Die Schleimhaut ist durchsaftet, abschnittweise gerötet und in anderen Abschnitten verdickt und weiß. In fortgeschrittenen Fällen kann diese Verdickung ein hirnwindungsartiges Aussehen bekommen. Der Dickdarm ist gelegentlich in gleicher Weise verändert.

Der Inhalt im Mastdarm ist in der Regel flüssig oder dünnbreiig. Allerdings gibt es auch Fälle, in denen eine besonders feste und trockene Beschaffenheit des Inhaltes auffällt (sogenannter Fieberkot).

Oben:
Am aufgeschnittenen Dünndarm erkennt man unterschiedliche Entzündungsformen: links rein katarrhalisch, in der Mitte mit spritzerartigen Schleimhautblutungen, rechts mit hirnwindungsartiger Verdickung der Schleimhaut.

Mitte:
Die streifenförmige Zeichnung im Gewebe zwischen dem Darm und dem Gekröselymphknoten (L) beruht auf einer chronisch entzündlichen Verdickung der Lymphgefäße, ein häufiges Kennzeichen der Paratuberkulose.

Unten:
Die Lymphknoten (L) sind als Abwehrorgane in den Entzündungsprozeß des Darmes einbezogen. Sie vergrößern sich durch eine knotenförmige oder unscharf begrenzte Vermehrung der Abwehrzellen.

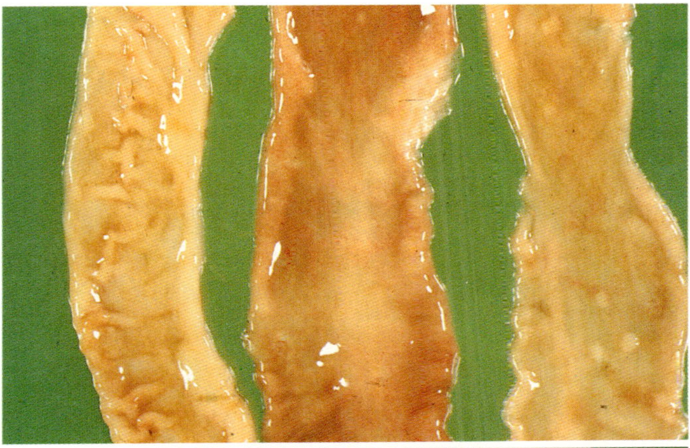

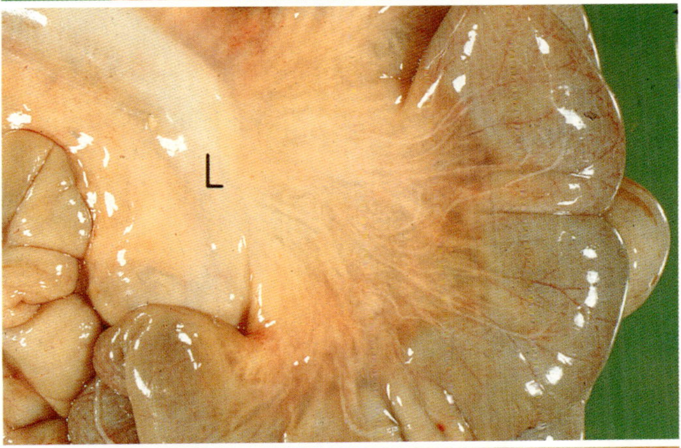
L

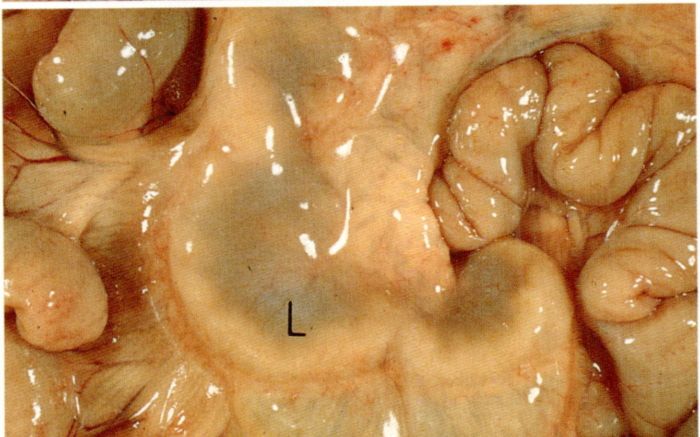
L

Die Gekröselymphknoten sind im fortgeschrittenen Krankheitsstadium vergrößert, geschwollen und feucht. Die Schnittfläche wölbt sich vor und ist homogen weiß, kann aber auch weißspeckige Knoten aufweisen. Mitunter sind trockene, verkäste oder verkalkte Herde eingelagert.
Die sich von den verdickten Darmabschnitten zu den Lymphknoten hinziehenden Lymphgefäße sind gleichfalls verdickt. Sie fallen bei der gewissenhaften Untersuchung als weiße Streifen auf, die mitunter einen geschlängelten Verlauf haben. Im übrigen ist das Gekröse sulzig durchsaftet.
Die Leber kann geschwollen sein und fleckige Aufhellungen aufweisen, was aber oft durch eine Blutfülle überdeckt wird. Das gleiche gilt für die Milz. Nur in Einzelfällen entwickelt sich ein sagokornartiges Aussehen des Milzgewebes. Eine Besonderheit der Paratuberkulose beim Damwild ist die teilweise hochgradige Einbeziehung der Lunge und der Lungenlymphknoten, die geschwollen und verfestigt erscheinen.
Beurteilung: Sofern nicht von vornherein eine unschädliche Beseitigung des Tierkörpers wegen Abmagerung vorgezogen wird, muß eine Fleischuntersuchung durch einen amtlichen Tierarzt vorgenommen werden. Keinesfalls dürfen Tierkörperteile oder die inneren Organe wegen der Ansteckungsgefahr für andere Tiere im Revier verbleiben.

Oben:
Auf der Schnittfläche zeigen die geschwollenen Lymphknoten häufig eine grobknotige Struktur, die sich durch die Bildung einer großen Zahl von Abwehrzellen entwickelt, von denen ein Teil Bakterien enthält.

Mitte:
Die Milz ist häufig lediglich blutreich und dadurch mäßig geschwollen (unten). In Einzelfällen kann aber auch eine Schwellung mit ausgeprägt knotigem, sagokornartigem Aussehen gefunden werden (oben).

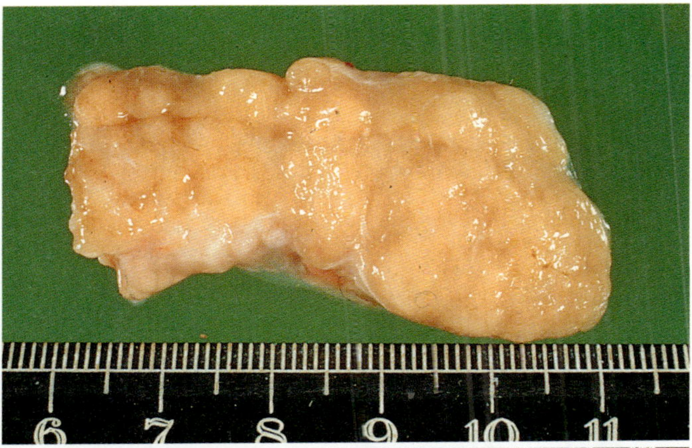
6 7 8 9 10 11

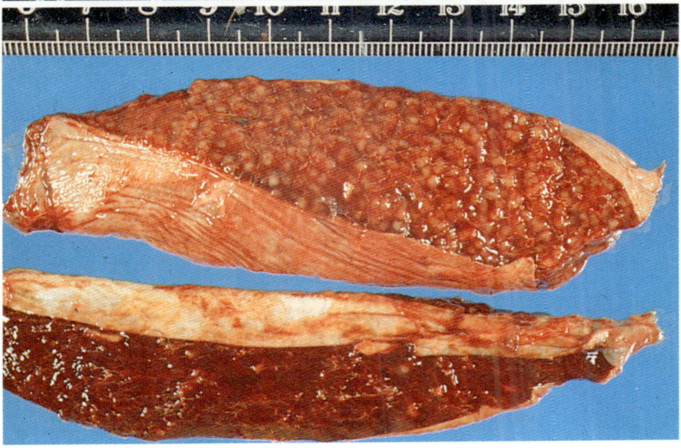
7 8 9 10 11 12 13 14 15 16

Aktinomykose/Aktinobazillose

Vorkommen, Verhaltensstörungen: Die auch als **Strahlenpilz** bezeichnete chronisch-entzündliche Erkrankung tritt am häufigsten beim Rehwild auf. In der Fachliteratur sind ferner Einzelfälle bei Rot-, Dam- und Schwarzwild, Dachs und Hase beschrieben worden. Auch Haustiere und der Mensch sind gefährdet.
Die Krankheitsdauer kann sich über lange Zeit (Monate bis Jahre) erstrecken. Die Erscheinungen richten sich nach der Lokalisation der Veränderungen. Die am häufigsten zu beobachtende Aktinomykose am Unterkiefer bewirkt im fortgeschrittenen Stadium eine Lockerung und ungleichmäßige Abnutzung der Zähne. Die Nahrungsaufnahme und das Wiederkäuen sind behindert, schließlich magern die Tiere ab und gehen infolge Schwächung zugrunde oder fallen Beutegreifern zum Opfer.
Ursachen: Die Krankheit wird durch Bakterien hervorgerufen (*Actinomyces bovis* und *israelii*, *Actinobacillus lignieresii*, häufig gemeinsam mit Eitererregern), ist also keine Pilzerkrankung, wie man früher annahm. Die Erreger leben normalerweise ohne Gewebeschädigung auf den Schleimhäuten der Verdauungsorgane (Maulhöhle, Schlund, Magen, Darm) oder auf der Haut.
Eine Entzündung entsteht erst, wenn die Erreger über Verletzungen in die Tiefe des Gewebes gelangen und sich dort unter Luftabschluß vermehren können. Am häufigsten ist die Infektion im Bereich zwischen Zahnhals und Zahnfleisch. Durch Zahnwechsel wird die Entstehung der Krankheit gefördert. Eine Ansteckung von Tier zu Tier ist unwahrscheinlich.

Oben:
Fortgeschrittene Aktinomykose des linken Unterkiefers einer erwachsenen Rehgeiß. Die Verdickung erwies sich als knochenharte Auftreibung. Das Tier war geschwächt und in erhöhtem Maße von Parasiten befallen.

Mitte:
Knochenaktinomykose an der Innenseite des linken Unterkieferastes eines Rehes. Die Nahrungsaufnahme dürfte in diesem Falle noch nicht gestört gewesen sein, da die Zähne keine ungleichmäßige Abnutzung aufweisen.

Unten:
Unterkieferpräparat eines Rehes mit Knochenaktinomykose. Typisch sind der schwammartige Umbau des Knochens sowie die Lockerung und mangelhafte Abnutzung der Zähne rechts. Die linke Zahnreihe ist verstärkt abgeschliffen.

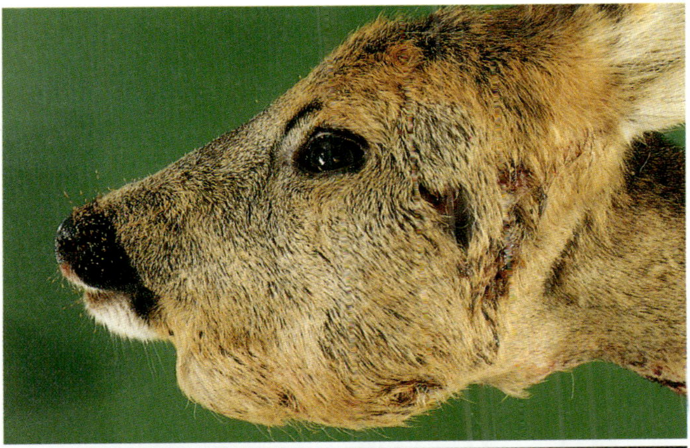
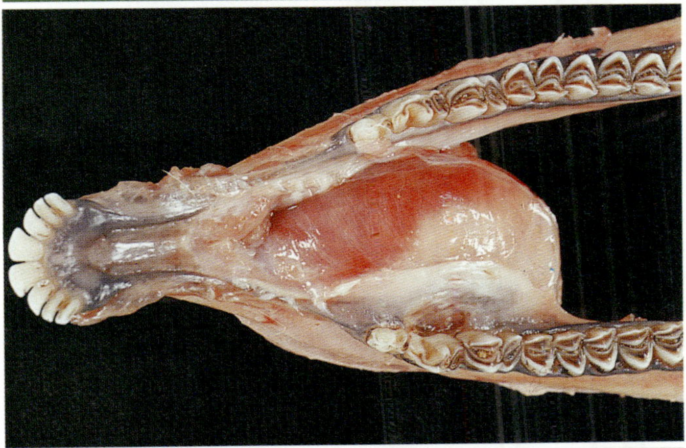
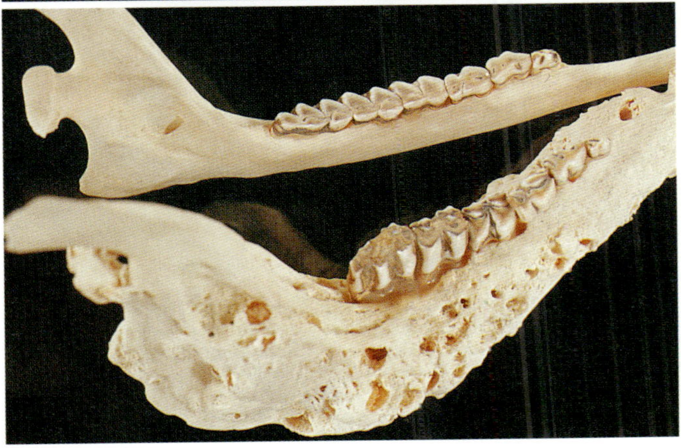

Organveränderungen: Man unterscheidet *Weichteilaktinobazillose* und *Knochenaktinomykose*, von denen die erstgenannte relativ selten ist. In jedem Falle entwickelt sich eine entzündliche Auftreibung des infizierten Gewebes, beispielsweise der Zunge, des Gesäuges oder des Knochens.
Die Aktinomykose der Kieferknochen ist in der Regel einseitig. Die Entzündung ruft einen Umbau des Knochens hervor, wodurch das Knochengewebe einen schwammartigen Aufbau erhält. In diesem Bereich sind die Zähne gelockert und nicht abgeschliffen, während die Zähne der anderen Seite einen verstärkten Abschliff zeigen.
Beurteilung: Das veränderte Organ oder der betroffene Körperteil ist als untauglich zu beurteilen. Falls bereits eine Abmagerung vorliegt, ist eine Fleischuntersuchung vorgeschrieben. Auch oberflächlich geschwürig zerfallene Entzündungsherde sind als erheblich sinnfällige Veränderungen eine Indikation zur Fleischuntersuchung.

Oben:
Knochenaktinomykose einer Rehgeiß im Stirnbereich. In der Tiefe der Auftreibung fand sich beim Durchsägen ein Erweichungsherd mit den Erregern. Das Reh war nicht abgemagert, das Wildbret genußtauglich.

Mitte:
Weichteilbazillose an der Pfote eines Hasen. Die Haut über der Auftreibung ist geschwürig zerfallen. In derartigen Fällen können sekundär eindringende Bakterien in die Blutbahn gelangen (Septikämie) und so zum Tode führen.

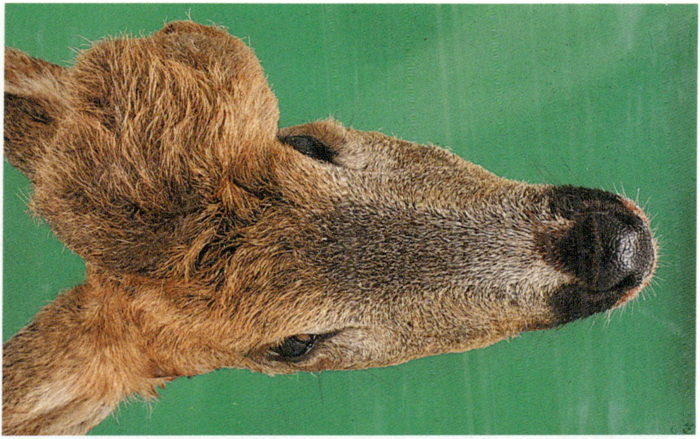
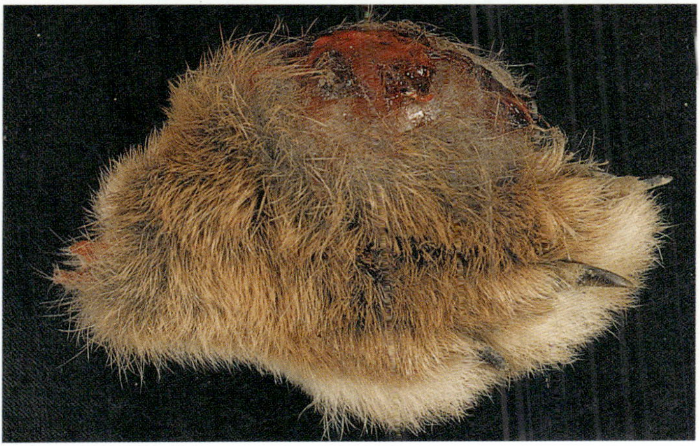

Yersiniose (Pseudotuberkulose)

Die wegen ihrer tuberkuloseähnlichen Organveränderungen als **Pseudotuberkulose** und wegen ihres gehäuften Auftretens bei Nagetieren unter der Bezeichnung **Rodentiose** bekannte Krankheit wird nach dem Schweizer Tropenarzt Yersin neuerdings als Yersiniose bezeichnet.

Vorkommen, Verhaltensstörungen: Die Yersiniose ist eine Infektionskrankheit bei einer Vielzahl von Haus-, Zoo- und Wildtieren. Auch Menschen sind gefährdet. Unter den Wildtieren verursacht sie namentlich bei Nagetieren, Hasen und Kaninchen hohe Verluste. Darüber hinaus wurden Einzelfälle bei Reh, Fuchs, Marderhund, Fasan und einer Reihe weiterer Vögel festgestellt.

Die Krankheit kann akut oder chronisch verlaufen. Die akute Yersiniose führt innerhalb weniger Tage zum Tode. Die chronische Verlaufsform erstreckt sich über einen längeren Zeitraum mit Durchfall, Abmagerung, Schwächung und Verlust der Scheu.

Ursachen: Die Krankheit wird durch Bakterien (*Yersinia pseudotuberculosis*) hervorgerufen. Als natürliche Infektionsquellen werden wildlebende Nagetiere angesehen, insbesondere Feldmäuse. Die Infektion erfolgt über die Aufnahme von mit den Ausscheidungen der Nagetiere behafteten Pflanzen.

Unter optimalen Umweltbedingungen kommt es kaum zur Erkrankung, da ein gesunder Organismus über eine belastungsfähige Resistenz verfügt. Hingegen wird die Entstehung krankhafter Organveränderungen durch verschiedene, in vielen Fällen zusammenwirkende Faktoren gefördert (Faktorenkrankheit).

Beim Hasen treten die meisten Verluste im Zeitraum vom Herbst bis zum Frühjahr auf. Folgende Faktoren begünstigen

Oben:
Hochgradige Schwellung der Milz eines Hasen mit Yersiniose im Vergleich mit einer normalen Hasenmilz (oben). Eine derartige Schwellung kommt auch bei Brucellose, Tularämie (Hasenpest) und Pasteurellose (Hasenseuche) vor.

Mitte:
Milz und Leber eines an Yersiniose gestorbenen Kaninchens. In diesem Falle ist die geschwollene Milz mit knotigen Entzündungsherden durchsetzt, die auch in der Leber (Zwerchfellseite) auffällig sind.

Unten:
Blinddarm eines Hasen mit Yersiniose. Durch die Oberfläche (a) des Darmteiles und am eröffneten Darm (b) erkennt man eine kleinknotige Durchsetzung der Darmwand mit hellen Herden, außerdem Schleimhautblutungen.

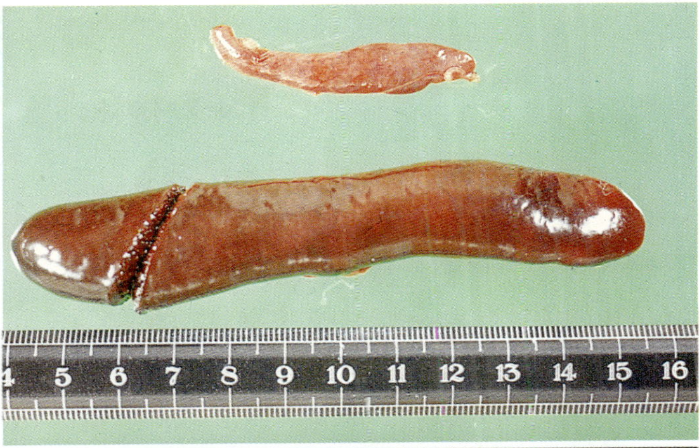
4 5 6 7 8 9 10 11 12 13 14 15 16

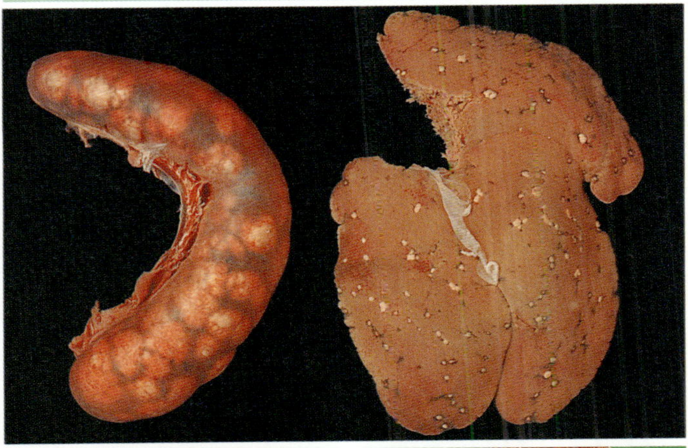

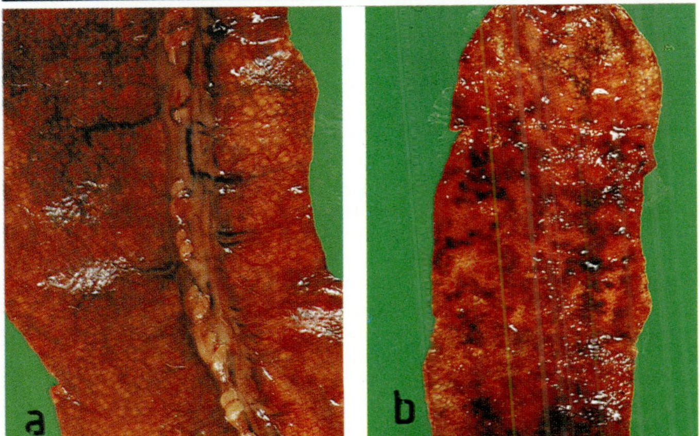
a
b

das Auftreten der Krankheit: naßkalte Witterung; Nahrungsmangel; hoher Populationsdruck (Dauerstreß); Massierung der Tiere an wenigen verbleibenden Äsungs- und Fütterungsplätzen, wenn die Feldflur nach der Ernte weitgehend ausgeräumt ist; agrochemische Maßnahmen in der Landwirtschaft mit dadurch bedingtem Fehlen der Krautflora (Apotheke der Wildtiere!)

Organveränderungen: Der akute Verlauf führt zu einer Darmentzündung mit Schwellung der Darmschleimhaut und der Milz. Die betroffenen Tiere sind in der Regel noch in gutem Ernährungszustand.

Die Tierkörper chronisch kranker Tiere sind abgemagert. Der Darm kann, wie bei der akuten Entzündung, nur eine katarrhalische Entzündung aufweisen, häufig sind aber Schleimhautareale abgestorben und erscheinen als heller, durch die Darmwand durchschimmernder Belag (sogenannte diphtheroide Entzündung). In den Darmlymphknoten und zahlreichen inneren Organen wie Leber, Lunge, Milz, Nieren und Hoden können sich unterschiedlich große, weißgelbe trockene Herde mit käsig-bröckeligem Inhalt entwickelt haben. Die Milz ist regelmäßig geschwollen, mitunter um ein Mehrfaches vergrößert. Die Lunge ist manchmal erheblich entzündet, besonders in den Vorderlappen, gelegentlich liegt auch eine schleimig-eitrige Luftröhrenentzündung und Bronchitis vor.

Beurteilung: Wenn der Tierkörper abgemagert ist oder eine Milzschwellung vorliegt, ist eine Fleischuntersuchung zu veranlassen. Gleiches gilt beim Vorliegen von Nekrosen, die Abszessen gleichzusetzen sind. Bei kleinen Tieren entfällt die Untersuchung aus wirtschaftlichen Erwägungen, sie sind unschädlich zu beseitigen.

Oben:

Luftröhrenentzündung bei einem Hasen mit Yersiniose. Die hochgradig gerötete Schleimhaut der in Längsrichtung eröffneten Luftröhre ist teilweise bedeckt von einer schleimig-eitrigen Masse, welche die Bronchien verlegt.

Mitte:

Zahlreiche Abszesse unter dem Lungenfell einer Hasenlunge bei Yersiniose. Gleichartige Entzündungsherde finden sich auch in der Tiefe des Lungengewebes. Der Lymphknoten (LK) ist ebenfalls eitrig entzündet und erheblich vergrößert.

Unten:

Linke Lungenhälfte eines an Yersiniose gestorbenen Hasen. Die Spitzenlappen (links) und der hintere Rand des Hauptlappens sind geschwollen, trocken und fest. Es handelt sich um einen entzündlichen Gewebsuntergang (Nekrose).

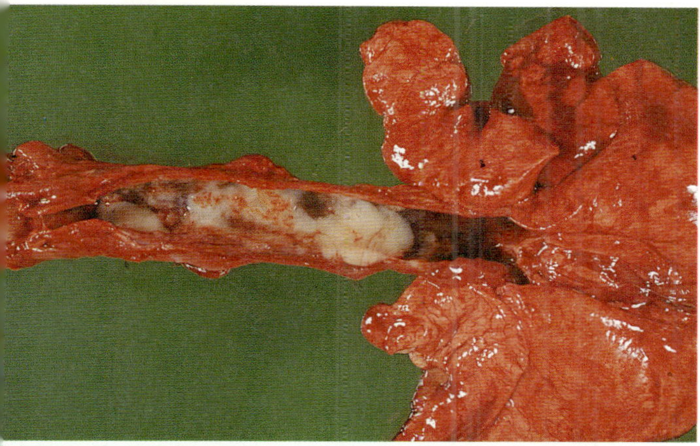

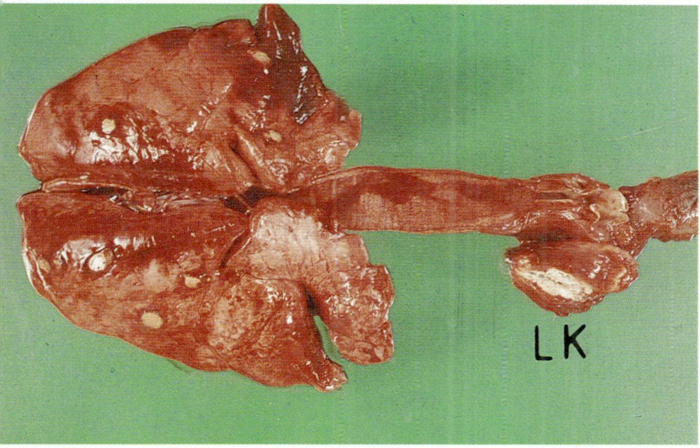
LK

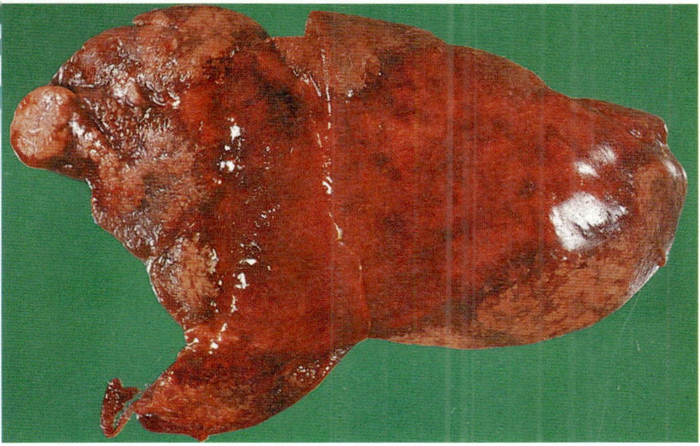

Nekrobazillose in inneren Organen

Vorkommen, Verhaltensstörungen: Es handelt sich um eine in der Regel bei Einzeltieren auftretende Infektionskrankheit. Unter bestimmten Umständen kann es allerdings zu gehäuften Erkrankungsfällen kommen.
Neben den Haustieren ist eine Vielzahl von Tierarten, vor allem Klauentiere, auch das Schalenwild, davon betroffen. Die Nekrobazillose ist eine der Hauptursachen von Verlusten in Damwildgehegen. Rotwild im Gehege ist in gleicher Weise gefährdet. Bevorzugt erkranken junge Tiere.
Die Art der Krankheitserscheinungen hängt von dem Organ ab, das durch die Nekrobazillose geschädigt ist. Sind beispielsweise Maulschleimhaut, Zunge oder Kehlkopf betroffen, kommt es zum vermehrten Speicheln, manchmal hängen Futterreste aus dem Maul heraus. Die Nahrungsaufnahme ist gestört oder wird ganz eingestellt. Ist der Kehlkopfbereich mitbetroffen, hört man möglicherweise röchelnde Atemgeräusche.
Eine Störung des Allgemeinbefindens stellt sich ein, wenn Magen, Darm oder Leber in fortgeschrittenen Fällen in ihrer Funktion beeinträchtigt sind. Gelegentlich wird Durchfall beobachtet. Bei Gehegewild sind wiederholt Tiere tot aufgefunden worden, ohne daß vorher Störungen im Verhalten festgestellt worden sind.

Ursache: Die Krankheit wird durch Bakterien (*Fusobacterium necrophorum*) hervorgerufen, die überall in der Umwelt, auch auf der Haut und den Schleimhäuten der Verdauungsorgane, insbesondere der Vormagenabteilungen, vorkommen können. Sie entfalten ihre gewebezerstörende Wirkung in sauerstoffarmem Milieu, wenn sie über Verletzungen in die Tiefe des Gewebes gelangen, beispielsweise im Bereich von durch-

Oben:
Nekrobazillose der Schleimhaut im Äser (einfacher Pfeil) bei einem Damkalb. Bei der Sektion wurden die Haut und ein Teil der Backenmuskulatur nach oben geklappt, so daß der Entzündungsherd nochmals sichtbar ist (Doppelpfeil).

Mitte:
Tiefgreifende geschwürige Entzündung seitlich an der Zunge bei einem dreijährigen Damtier aus einem überbesetzten Gehege, in dem wiederholt plötzliche Todesfälle durch Nekrobazillose aufgetreten sind.

Unten:
Herdförmige Entzündung der Wand und der Schleimhaut im Pansen (Weidsack) eines erwachsenen Damtieres durch Nekrosebakterien. Derartige Herde sind oft erst nach Entleeren und Auswaschen des Vormagens sichtbar.

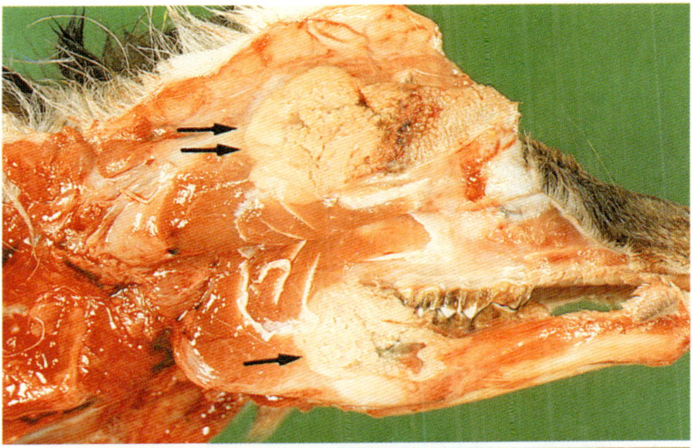

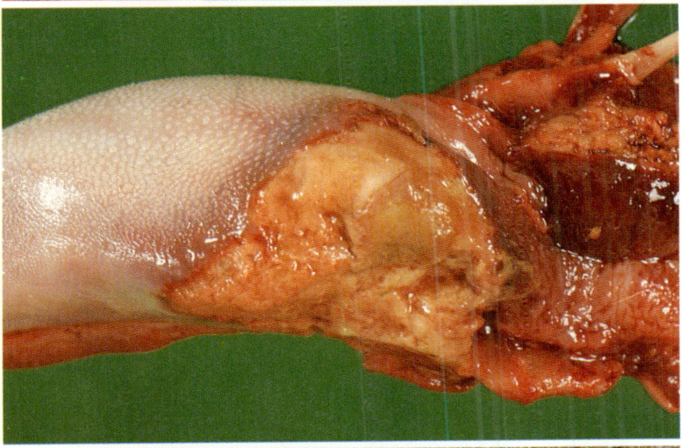

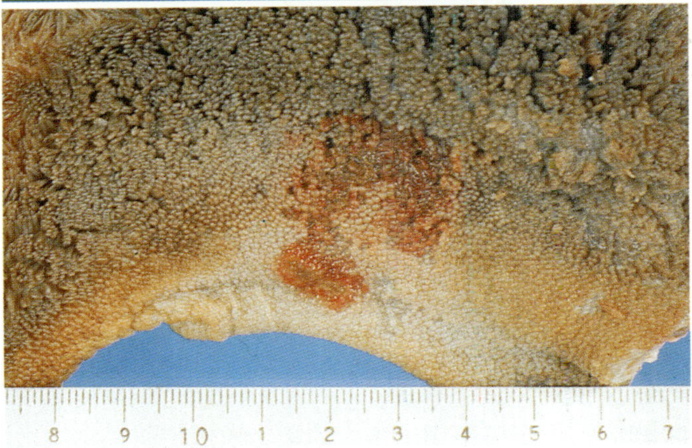
8 9 10 1 2 3 4 5 6 7

brechenden Zähnen oder von in die Maulschleimhaut oder in das Zahnfleisch eingespießten Pflanzenteilen.
Begünstigend für die Erkrankung sind Streßfaktoren und chronische Mangelzustände. So ist bei einem Überbesatz von Gehegen häufig zu beobachten, daß junge oder sozial abgestufte Tiere von der Fütterung abgedrängt werden und dadurch unter Nahrungsmangel leiden. Den gleichen Effekt kann eine Resistenzschwächung durch andere Krankheiten, z. B. durch eine virusbedingte Lungen- oder Darmentzündung haben. Auch ungünstige Witterungseinflüsse werden als Faktoren genannt.

Organveränderungen: Primärherde sind meistens in der Schleimhaut der Maulhöhle und in der Vormagenschleimhaut anzutreffen. Sie zeigen sich als trockene, gelbgraue, oberflächlich zerklüftete, teils feste, teils zerdrückbare Herde, die von einem roten entzündlichen Saum umgeben sind. Sie reichen meistens weit in die Tiefe der Schleimhaut hinein.
Die in der Nähe der Entzündung befindlichen Lymphknoten können in gleicher Weise verändert und geschwollen sein. Im Pansen oder Darm entwickeln sich nicht selten Geschwüre, die durchbrechen können.
Von den Entzündungsherden aus kann es zur Absiedelung der Bakterien in andere Organe kommen. Besonders häufig sind Leber, Lunge und Nieren, weniger häufig Milz, Herz, Gehirn und andere Organe betroffen. Gelegentlich greift die Entzündung auf benachbarte Organe über. Der Durchbruch eines Geschwüres kann eine Bauchfellentzündung hervorrufen, die lokal begrenzt oder generalisiert sein kann, Verklebungen und spätere Verwachsungen sind die Folge.

Oben:
Tiefgreifendes Geschwür an einem Pansenpfeiler eines Dam-Schmaltieres. Das Geschwür ist Folge einer ausgedehnten Entzündung, von der aus die Nekrosebakterien über das Blut in andere Organe, z. B. in die Leber, gelangen.

Mitte:
Hochgradige Durchsetzung der Leber eines Dam-Schmaltieres mit Entzündungsherden, die teilweise auch die Leberkapsel einbezogen und diese mit einem Schleier von entzündlichen Belägen (Fibrin) überzogen haben.

Unten:
Schnittfläche durch das Lebergewebe bei hochgradiger Nekrobazillose. Die teilweise zusammenfließenden Entzündungsherde zeigen eine trockene Beschaffenheit und eine entzündliche Blutfülle des umgebenden Gewebes.

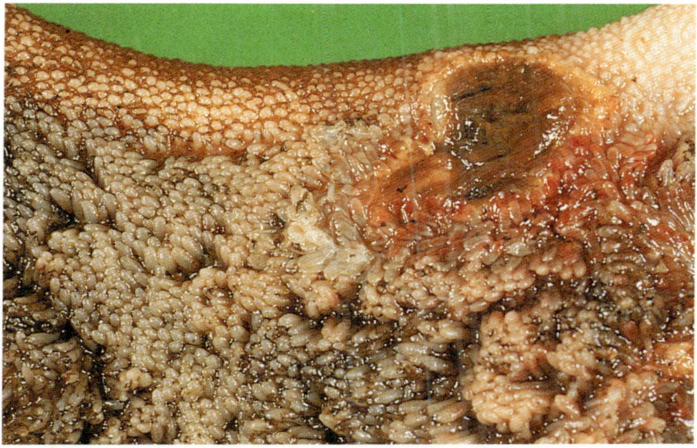
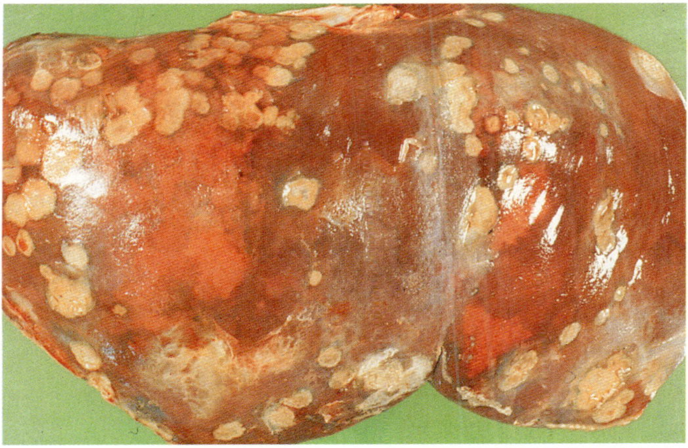
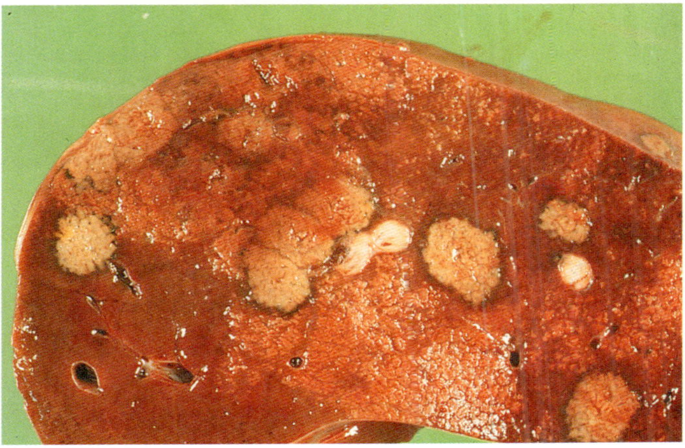

Beurteilung: Die Entzündungsherde sind vom medizinischen Laien Abszessen gleichzusetzen. Sind sie »*zahlreich und verteilt in inneren Organen*«, muß eine Fleischuntersuchung durch einen amtlichen Tierarzt durchgeführt werden. Gleiches gilt für Fälle mit Verklebungen und Verwachsungen. Auch bei Veränderungen in nur einem Organ empfiehlt es sich, eine Untersuchung zu beantragen. Die veränderten Organe sind in jedem Falle als untauglich zum Verzehr durch den Menschen zu verwerfen.

Oben:
Ausgedehnte Bauchfellentzündung bei hochgradiger Nekrobazillose der Leber (Pfeil) eines Damtieres. Alle Organe sind mit entzündlichen Belägen bedeckt, das Netz (N) ist von flohstichartigen Blutungen durchsetzt (L = Labmagen).

Mitte:
Nekrobazillose des Labmagens (L) und des Zwerchfelles (Z) an der Kontaktfläche mit der hochgradig entzündeten Leber bei einem Schmaltier, das an den Folgen dieser ausgedehnten Gewebeschäden verendet ist.

Unten:
Nekroseherd im Großhirn eines Damkalbes infolge Absiedelung von Nekrosebakterien aus einem Primärherd, wofür vor allem eine Entzündung in den Verdauungsorganen (Maulhöhle, Magen, Darm) in Frage kommt.

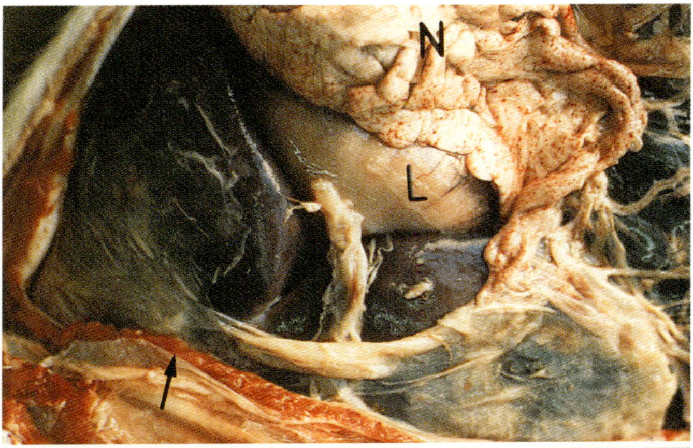
N
L

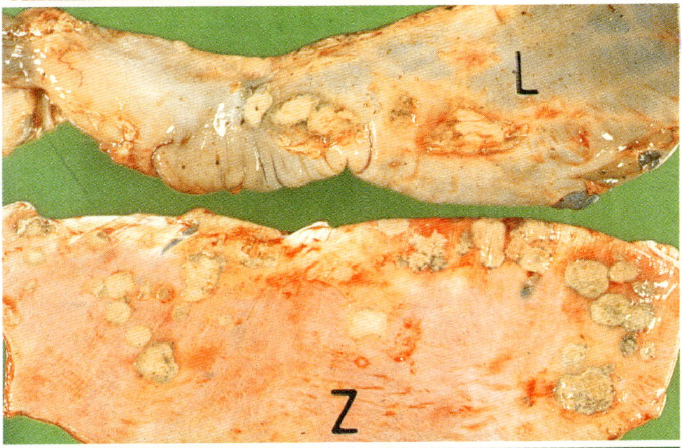
L
Z

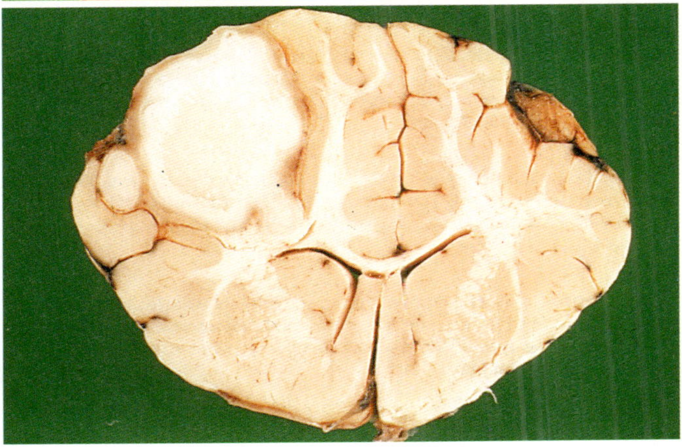

Moderhinke

Vorkommen, Verhaltensstörungen: Bewegungsstörungen infolge abnormen Schalenwachstums stellen bei wilden oder im Gehege lebenden Mufflons in Mitteleuropa ein seit ihrer Einbürgerung im letzten Jahrhundert bekanntes Problem dar. Es handelt sich um die gleiche Krankheit wie die bei Hausschafen auftretende Moderhinke. Die Erkrankungsrate ist bei männlichen Tieren (Widdern) höher als bei den weiblichen (»Schafe«), Widder erkranken bevorzugt im Herbst (Brunft), Schafe eher im Frühjahr (Lamm- und Führzeit). Krankheitserscheinungen sind Lahmheit und Bewegungsunlust, die betroffenen Tiere äsen häufig im Liegen oder auf den abgebeugten Vorderläufen, kommen ab, schuhen teilweise aus und verenden in vielen Fällen.

Ursache: Auslöser sind bestimmte Bakterien (*Bacteroides nodosus* und *Fusobacterium necrophorum*), die teils das Schalenhorn zersetzen, teils auf die Lederhaut übergreifen und ein verstärktes Hornwachstum bewirken. Begünstigend wirken hohe Besatzdichte, Beweidung des Reviers durch infizierte Hausschafe, feuchter, weicher Boden, ein unausgewogenes Nahrungsangebot und Parasitenbefall.

Organveränderungen: Die seitliche Schalenwand kann infolge verstärkten Wachstums nach innen eingerollt und nach vorne schnabelförmig ausgezogen sein. Ungleichmäßige Wachstumsschübe führen zu Wulstbildungen. Das Sohlenhorn ist meist weich, teilweise zersetzt, übelriechend und mit Pflanzenteilen und Bodenbestandteilen durchsetzt. Mitunter entwickelt sich eine eitrige Entzündung der Lederhaut, wodurch es zum »Ausschuhen« kommen kann.

Beurteilung: Abgekommene Tiere und solche mit Gelenkschwellungen sind zur Fleischuntersuchung anzumelden.

Oben:
Ausgewachsene Schalen am Hinterlauf eines erwachsenen Mufflons, der wegen hochgradiger Lahmheit erlegt werden mußte. Gleichartige Veränderungen hatten sich auch an den anderen Läufen entwickelt.

Mitte:
Deformierte Schalen am Vorderlauf eines Mufflons. Das Foto zeigt das übermäßige Wachstum des Seitenwandhorns, das nach innen eingebogen ist. Auch die Afterschalen weisen eine abnorme Verhornung auf.

Unten:
Abgewaschene Sohlenfläche eines Mufflon-Vorderlaufes. Die übermäßige Entstehung von weichem, zerfaserndem Sohlenhorn begünstigte die Entzündung durch das Einspießen von Pflanzenteilen und anderen Fremdkörpern.

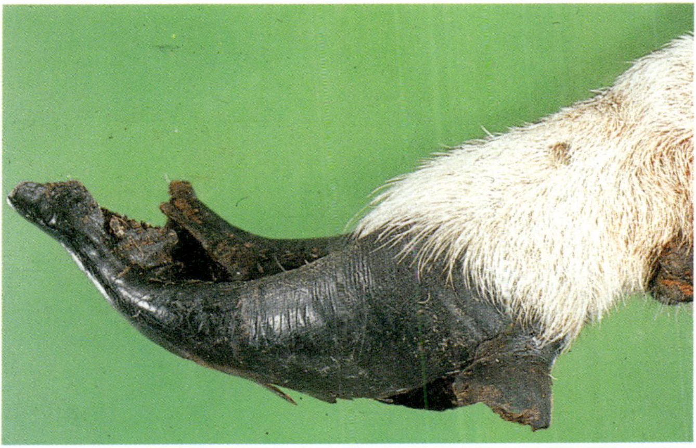
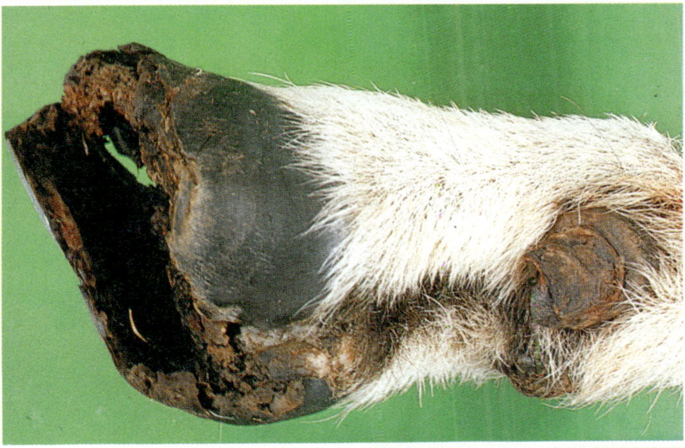
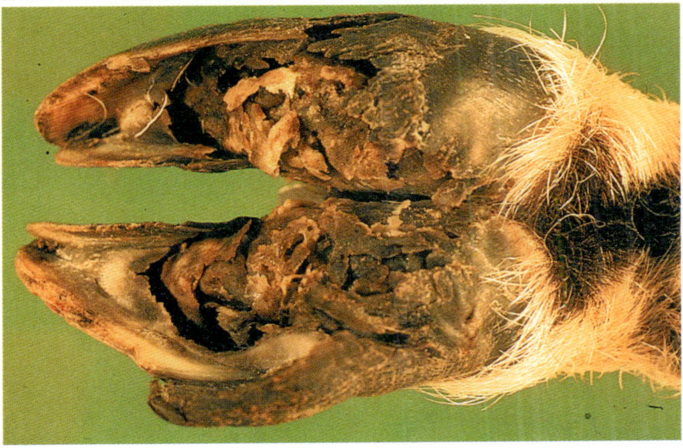

Wichtige Infektionskrankheiten

Krankheiten durch Parasiten

Sarkoptesräude

Vorkommen, Verhaltensstörungen: Unter verschiedenen Räudearten hat die Sarkoptesräude beim Wild besondere Bedeutung. Sie kommt bei allen Schalenwildarten und beim Raubwild, selten bei den Hasenartigen vor. Meist sind nur Einzeltiere betroffen. In Gamsrudeln wurde allerdings in manchen Gegenden ein seuchenartiges Auftreten beobachtet. In den Herbst- und Wintermonaten häufen sich die Fälle.
Befallene Tiere leiden unter Juckreiz, scheuern oder kratzen sich und magern mit Fortschreiten der Erkrankung zunehmend ab und sterben.
Ursachen: Es handelt sich um eine Erkrankung infolge Befalles der Haut mit Grabmilben. Die Weibchen der Milben bohren sich in die oberen Hautschichten ein, graben Gänge und legen dort ihre Eier ab. Ernährungsstörungen, Immunitäts- bzw. Resistenzschwäche und Streßfaktoren steigern die Empfänglichkeit der Wirtstiere.
Organveränderungen: Die Sarkoptesmilben verursachen eine zunehmende Verhornung und chronisch-fortschreitende Entzündung und dadurch eine Verdickung der oberen Hautschichten. Zunächst bestimmen kleieartige, später borkige Beläge das Bild. Die Borken werden rissig, manchmal blutig und, bei Infektion mit Bakterien, eitrig. Typisch ist eine fleckförmige Haarlosigkeit in den entzündeten Bereichen. Die Veränderungen entwickeln sich bevorzugt an Kopf, Hals und Läufen, in fortgeschrittenen Fällen am ganzen Körper. In aller Regel kommt es zu einer sekundären Infektion mit Bakterien, so daß Lymphknoten und Milz geschwollen sind.
Beurteilung: Die Veränderungen machen im fortgeschrittenen Stadium und bei Abmagerung eine Fleischuntersuchung erforderlich. Die Haut ist unschädlich zu beseitigen.

Oben:
Weit fortgeschrittene krustöse Entzündung am Haupt einer erheblich abgemagerten Gams durch Befall mit Sarkoptesmilben. Die Behaarung ist weitgehend ausgefallen, der Zügel kaum mehr zu erkennen.

Mitte:
Räudige Veränderungen bei einem Fuchs. Der Balg zeigt tiefe Schrunden. In diese rißartigen Vertiefungen dringen Fremdkörper, z. B. Pflanzenteile und Sand, aber auch Bakterien ein, wodurch die Entzündung verstärkt wird.

Unten:
Nahaufnahme des längs aufgeschnittenen, erheblich verdickten Balges an der Rute eines an Sarkoptesräude erkrankten Steinmarders. Die schmierig-eitrigen Krusten sind Anzeichen für eine sekundäre Besiedelung mit Bakterien.

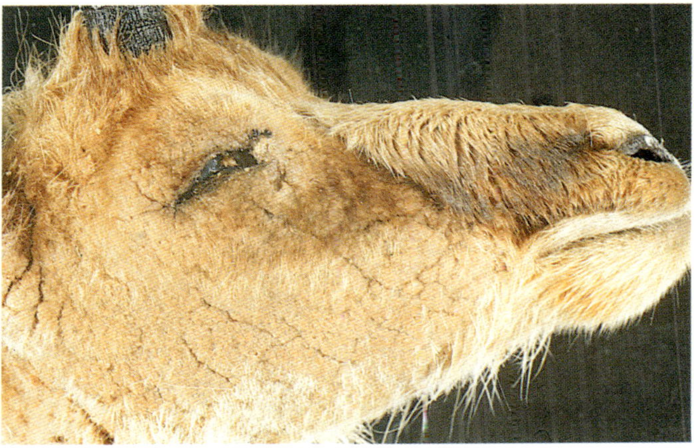

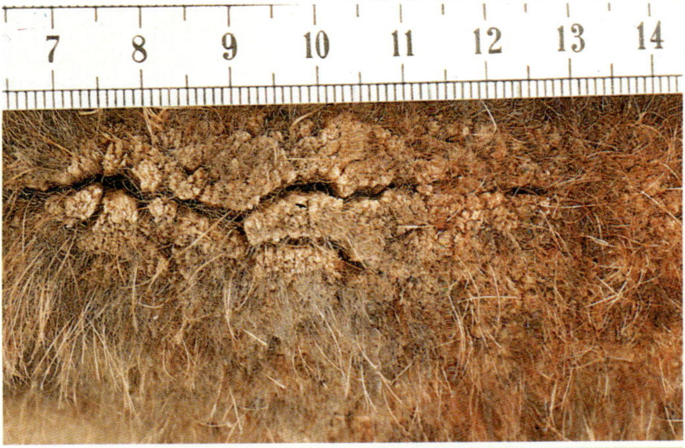
7 8 9 10 11 12 13 14

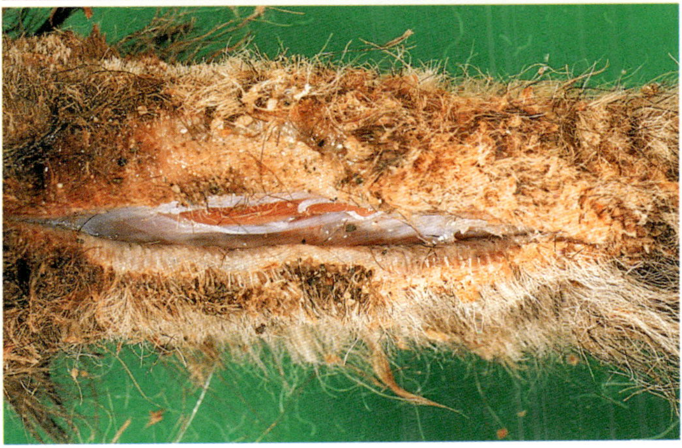

Echinokokkose

Vorkommen, Verhaltensstörungen: Die Echinokokkose ist eine Parasitose mit einem Zweiwirte-Zyklus. Im Endwirt parasitieren die Bandwürmer, im Zwischenwirt entwickeln sich die Larven in Form blasiger Finnen (= Echinokokken). Ihr Vorkommen hängt von der Verbreitung der Wirtstiere ab.
Krankheitserscheinungen treten im allgemeinen nur bei hohem Befallsgrad und im Spätstadium auf. Die Tiere sind geschwächt, manchmal haben sie einen aufgetriebenen Bauch.
Ursachen: Die Echinokokkose unserer Wildtiere wird durch die Finnen folgender Bandwurmarten hervorgerufen:
1. Dreigliedriger Hundebandwurm (*Echinococcus granulosus*). Bandwurmträger sind Hund, Schakal oder Wolf. Finnen treten bei Wildtieren bevorzugt in Leber und Lunge des Schalenwildes auf. Auch Menschen sind gefährdet.
2. Fünfgliedriger Fuchsbandwurm (*Echinococcus multilocularis*). Bandwurmträger ist hauptsächlich der Fuchs, seltener Hund und Katze. Die Finnen entwickeln sich in Nagetieren, beispielsweise Feldmaus, Schermaus, Rötelmaus, Hausmaus oder Bisam. Hund, Katze und Mensch sind vergleichsweise selten befallen. Die Finnen sitzen überwiegend in der Leber, seltener in der Lunge oder anderen Organen.
Organveränderungen: Die Finnen vergrößern und vermehren sich in den Organen, dadurch zerstören sie das umgebende Gewebe durch Druck oder wachsen wie eine Geschwulst und zersetzen es. Kennzeichnend sind mit klarer Flüssigkeit gefüllte Hohlräume.

Beurteilung: Die befallenen Organe sind unschädlich zu beseitigen, um den Entwicklungskreislauf der Parasiten zu unterbrechen. Abgemagerte Tiere sind zur Fleischuntersuchung anzumelden oder ebenfalls unschädlich zu beseitigen.

Oben:
Links: Exemplare des fünfgliedrigen Fuchsbandwurmes in der Dünndarmschleimhaut eines Jungfuchses (Pfeile). Rechts: Aufschwemmung eines Darmabstriches mit intakten Würmern und einzelnen Gliedern (Meßband in Millimetern)

Mitte:
Von einer Kapsel umgebene Echinokokkenblase in der Lunge einer Bisonkuh *(Echinococcus granulosus).* Die einkammerige Zyste enthält zahlreiche Kopfanlagen, aus denen sich im Darm des Endwirtes Bandwürmer entwickeln.

Unten:
Zahlreiche tumorartig erscheinende Finnen des Fuchsbandwurmes *(Echinococcus multilocularis)* in Leber (L), Niere (N), Zwerchfell (Z) und Gekröse von Magen (M) und Darm (D) eines erwachsenen, mit einer Falle gefangenen Bisam.

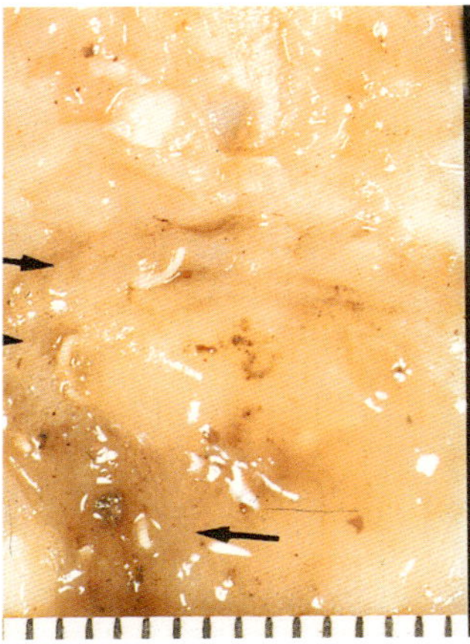

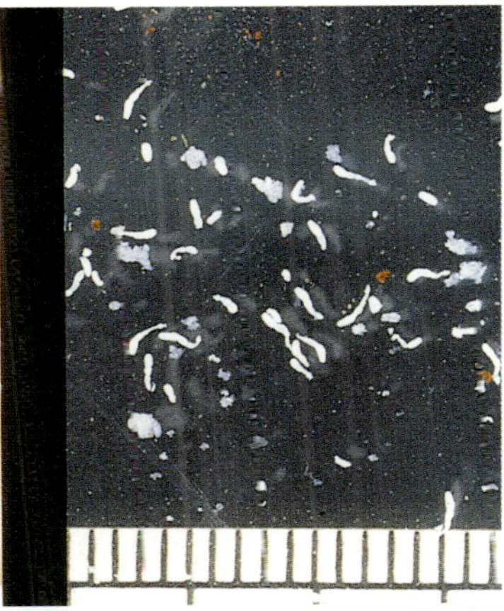

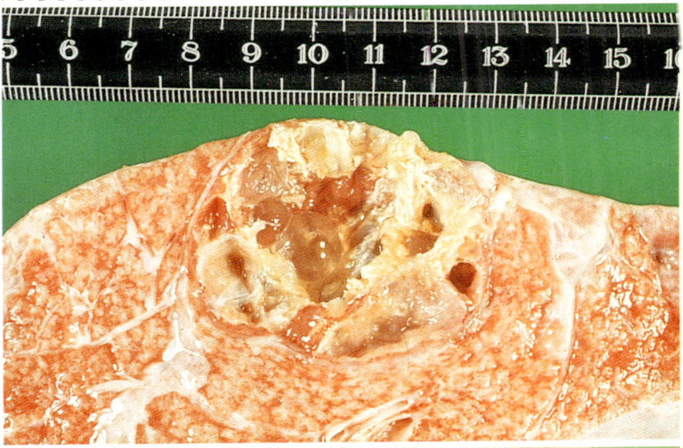
5 6 7 8 9 10 11 12 13 14 15

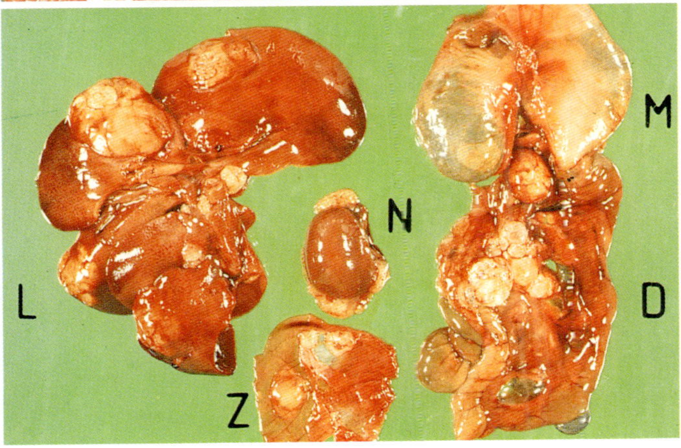
M
N
L
D
Z

Literatur-Hinweise

Auswahl derzeit im Handel erhältlicher Bücher, in denen unter anderem oder ausschließlich Wildkrankheiten behandelt werden:

Braunschweig, Albrecht von, 1984: Wildkrankheiten. Landbuch-Verlag, Hannover.

Boch, Josef, und Helmut Schneidawind, 1988: Krankheiten des jagdbaren Wildes. Verlag Paul Parey, Hamburg.

Dedek, Justus, und Theodora Steineck (Hrg.), 1994: Wildhygiene. Gustav Fischer Verlag, Jena, Stuttgart.

Gabrisch, Karl, und Peernel Zwart (Hrg.), 1987: Krankheiten der Wildtiere. Schlütersche Verlaganstalt und Druckerei, Hannover.

Gräfner, Günter (Hrg.), 1986: Wildkrankheiten. Gustav Fischer Verlag, Jena.

Ippen, Rudolf, Siegfried Nickel und Hans-Dieter Schröder, 1995: Krankheiten des jagdbaren Wildes. Deutscher Landwirtschaftsverlag, Berlin.

Krebs, Herbert (Begründer), 1995: Vor und nach der Jägerprüfung. BLV Verlagsgesellschaft, München.

Kujawski, Olgierd E. J. Graf, 1992: Wildbrethygiene – Fleischuntersuchung. Versorgen. Verwerten. Trophäenbehandlung. BLV Verlagsgesellschaft, München.

Nüßlein, Fritz (Begründer), 1995: Das praktische Handbuch der Jagdkunde. BLV Verlagsgesellschaft München.

Seilmeier, Gerhard (Hrsg.), 1995: Jagdlexikon. 6. Auflage. BLV Verlagsgesellschaft, München.

Stubbe, Hans (Hrsg.), 1989: Buch der Hege. I. Haarwild. Harri Deutsch Verlag, Frankfurt.

Stichwortverzeichnis

Fett gedruckte Zahlen bedeuten Hauptverweisung